常见
老年慢性病
诊疗手册

赵岩 孟庆丰 张涛 ◎ 主编

U0363280

清华大学出版社
北京

内 容 简 介

《常见老年慢性病诊疗手册》重点介绍了老年常见的慢性病诊治和健康管理，涉及神经、心血管、呼吸、消化、泌尿、肿瘤及一些常见的老年综合征，着重于早期诊治与慢性病管理，实践指导性强。旨在为各级医疗卫生机构、专业技术人员、老年患者提供包括慢性病规范化诊疗及疾病管理的最新理念和知识。

图书在版编目（CIP）数据

常见老年慢性病诊疗手册 / 赵岩，孟庆丰，张涛主编 . —北京：清华大学出版社，2021.11
（2022.9重印）
ISBN 978-7-302-59311-9

Ⅰ.①常… Ⅱ.①赵… ②孟… ③张… Ⅲ.①老年病 – 常见病 – 慢性病 – 诊疗 – 手册
Ⅳ.① R592-44

中国版本图书馆 CIP 数据核字（2021）第 200882 号

责任编辑：肖 军
封面设计：何凤霞
责任校对：李建庄
责任印制：丛怀宇

出版发行：清华大学出版社
　　　网　址：http://www.tup.com.cn, http://www.wqbook.com
　　　地　址：北京清华大学学研大厦 A 座　　　　邮　编：100084
　　　社总机：010–83470000　　　　邮　购：010–62786544
　　　投稿与读者服务：010–62776969, c-service@tup.tsinghua.edu.cn
　　　质量反馈：010–62772015, zhiliang@tup.tsinghua.edu.cn
印 装 者：天津鑫丰华印务有限公司
经　　销：全国新华书店
开　　本：165mm×235mm　　　印　张：20.25　　　字　数：368千字
版　　次：2021 年 11 月第 1 版　　　印　次：2022 年 9 月第 2 次印刷
定　　价：68.00 元

产品编号：094593–01

编 委 会

高双双　哈尔滨医科大学附属第一医院　皮肤性病科
黄　璐　哈尔滨医科大学附属第一医院　皮肤性病科
梁　艳　哈尔滨医科大学附属第一医院　风湿免疫科
廉　欣　哈尔滨医科大学附属第一医院　血液内科
樊昌东　哈尔滨医科大学附属第一医院　急诊外科

编写秘书

王梁钰　哈尔滨医科大学附属第一医院　皮肤性病科
李彩云　哈尔滨医科大学附属第一医院　皮肤性病科
张莉华　哈尔滨医科大学附属第一医院　变态反应科
高双双　哈尔滨医科大学附属第一医院　皮肤性病科
黄　璐　哈尔滨医科大学附属第一医院　皮肤性病科

　　现代老年医学发源于 20 世纪初的美国，近 50 年来发展迅速，是用于预防和治疗与老年人相关的疾病，最大限度地维持或恢复患者的功能，提高老年人生活质量的科学。

　　2021 年第七次人口普查结果最新数据公布显示我国 60 岁及以上人口为 26 402 万人，占全国人口 18.70%（其中，65 岁及以上人口为 19 064 万人，占 13.50%），是世界上唯一老年人口过亿的国家。与 2010 年相比，我国人口老龄化进一步加快，未来一段时间将持续面临人口均衡发展的压力，也使我国老年医学的发展面临巨大压力和空前机遇。

　　随着人均预期寿命的提升，慢性病高发成为老龄化社会的一大挑战。国家卫生健康委员会提供的数据显示，我国超过 1.8 亿老年人患有慢性病，患有一种及以上慢性病的比例高达 75%；老年人口因慢性病导致一种以上的伤残率是全部人口的 3.6 倍；因慢性病影响了个人或家庭的生活质量。老年人整体健康状况还存在着患病比例高、患病时间比较早、"带病生存"较长等问题。慢性病如心血管病、脑血管病和呼吸系统等疾病严重威胁人类健康，而老年人的患病率普遍高于人群平均水平。这就意味着，老年人的慢性病管理是中国健康管理必须攻克的一道难关。

　　目前国内针对常见老年慢性病诊疗的书籍并不多见，随着人口老龄化的不断进展，防控慢性病刻不容缓。无论是居家管理、社区管理还是个人管理，都能够加强老年慢性病相关知识的普及，能做到降低慢性病的发生率，提高整个国民的健康素质，从而真正实现有效地控制慢性病的发生，因此我们希望撰写一本关于常见老年慢性病诊疗的书，希望能为社区医生和老年慢性病患者提供重要帮助。

　　本书主要是针对社区医生和患有慢性病的老年患者而撰写的，这本书也同时适用于那些致力于研究老年慢性病并且对所有临床到科学理论上的相关信息进行归纳总结的学者，这本书从各个不同研究领域和现有发现的摘要中提取了相关信息，给广大读者提供了便利。全书分为概述和各分论，概述主要写了老年慢性病的概念、流行病学、常见的老年慢性病的特点及健康管理概述及要点；而分论则详细介绍了每种老年慢性病的概念、临床特点、鉴别诊断、实验室检查及治疗。打破了传统教科书的书写模式，将临床病例与理论知识相结合，采用通俗易懂的语言，为广大读者提供了全面、系统地学习老年慢性病知识的普及读物。

本书的编写工作得到了清华大学出版社的大力支持，全体编委以高度的责任心，团结协作，为致力于编写服务于广大读者的有用教材付出了辛勤劳动；本书还受到国家临床重点专科建设项目（国卫办医函 2013544 号）的支持，在此一并表示感谢。

由于我们的水平有限，这次编写中一定还存在不当之处，殷请广大读者惠予指正，谨致谢意。

赵　岩　孟庆丰　张　涛

2021 年 8 月

目 录

第1章

老年慢性病的特点

第一节　常见老年慢性病概念及流行病学

一、老年慢性病概述

由于我国经济水平的不断发展及医疗水平的不断进步，我国人口的平均寿命也随之延长，60 周岁及以上老年人口在人类总人口中的比例不断升高，人口老龄化已成为我国人口发展的必然趋势。截至 2017 年年底，我国老年人口已达 2.5 亿，占总人口数的 17.3%，成为世界高水平老龄化国家之一。随着老龄化趋势的发展，慢性病患者生存期的不断延长，我国慢性病患者基数将不断扩大，同时因慢性病死亡的比例也会持续增加。慢性病是由于多方面因素长期累积所致疾病的总称，主要以心脑血管疾病、糖尿病、肿瘤和慢性阻塞性肺部疾病等为主，其造成的死亡率约占全球老年人病死率的 60%，其导致的疾病负担约占全球疾病负担的 47%。慢性病是一种不具有明显临床表现、病程较长及病情容易反复的不具有传染性特征的疾病，发病机制较复杂，同时包括一些临床上尚未被明确的疾病。慢性病通常严重破坏患者心、脑、肺等重要脏器，影响其器官功能，对患者的日常生活及动手能力造成严重影响，且治疗费用昂贵，对患者及其家庭生活造成巨大的经济负担。慢性病的发生与个人生活习惯密切相关，其他次要因素包括遗传、医疗条件、环境和气候等。饮食、不合理运动、腹型肥胖、吸烟饮酒是诱发慢性病的主要风险因素。

二、常见老年慢性病流行病学

2015 年，我国卫生部发布了《中国居民营养与慢性病状况报告》，统计截至 2012 年，我国居民慢性病死亡人数占总死亡人数的 85% 左右，其中占比最高的是恶性肿瘤、心脑血管疾病和呼吸系统疾病。2019 年我国因慢性病导致的死亡占总死亡的 88.5%，其中心脑血管病、癌症、慢性呼吸系统疾病死亡比例为 80.7%，高血压、糖尿病、高胆固醇血症、慢性阻塞性肺疾病患病率和癌症发病率与 2015 年比有所上升。近年来，虽然我国居民慢性病患病率和死亡率均有逐渐上升趋势，但是一方面由于居民吸烟率、二手烟暴露率、经常饮酒率均有所下降，且家庭减盐取得成效，另一方面，居民对自己健康的关注程度也在不断提高，定期测量体重、血压、血糖、血脂等健康指标的人群比例显著增加，所以因慢性病导致的劳动力损失较前明显减少。据统计，因心脑血管疾病、癌症、糖尿病及慢性呼吸系统疾病等四类重大慢性病导致的过早死亡率也有所下降，与 2015 年相比下降了 2 个百分点，提前实现 2020 年国家规划目标。

第二节　常见老年慢性病特点

一、心血管疾病

随着老龄化进程和现代医疗手段进步，高龄合并慢性病越来越普遍，老年心血管病的发生率也逐年增加。在老年人中，心血管疾病是发病率最高的疾病之一，主要包括慢性心力衰竭、冠状动脉疾病、高血压病、瓣膜性心脏病、心律失常、晕厥、血管外科疾病（肢体动脉疾病、腹主动脉瘤、颈动脉疾病、慢性静脉功能不全）、静脉栓塞等。

高血压是老年人最常见的心血管疾病，而研究证明高血压是冠心病和脑卒中的重要危险因素。近十多年来，有关老年人（多在 80 岁以下）高血压大型临床试验表明，降压药物对单纯收缩期高血压和混合型高血压均有效果，能使致死性与非致死性心血管事件明显减少。

由于 60 岁以上的老年人机体自然老化，兼有多系统慢性疾病及其他脏器功能不同程度减退，使原有心脏病的老年患者心力衰竭的发病率与病死率不断增加，且症状常常隐匿而不典型。年龄是心力衰竭最主要的危险因素。随年龄的增长，心力衰竭的发病率和患病率均增加，从而提示高龄患者心肺、脑等重要脏器的储备功能均较差，容易受各种因素的影响而诱发心力衰竭。老年人最常见的死亡原因是冠状动脉疾病。冠状动脉粥样硬化在老年人中非常普遍，研究显示大于 70 岁的老年人中至少 70% 有此疾病。老年人单纯收缩期高血压占老年高血压人群 60% 以上，随增龄其发生率增加，同时脑卒中的发生率升高。冠心病是引起老年心律失常的主要原因，冠状动脉供血不足可致窦房结缺血、功能低下并波及心房，易引起窦性心动过缓、房颤，缺血致心肌应激性增高，易产生期前收缩。引起老年心律失常的第 2 位病因是肺心病，以房性心律失常最多见，其次为窦性心动过速和室性早搏。主要原因是慢性低氧血症、反复感染、心肌病变、血流动力学异常，若伴随高血钾、低血钾和用洋地黄纠正心力衰竭则会增加心律失常的发生率。

二、肿瘤

肿瘤是一类与衰老有关的疾病，其死亡率随年龄增加而升高，尤其在发达国家，60% 以上的肿瘤患者为 65 岁以上的老年人，老年人发生肿瘤的危险是青中年人的 11 倍。恶性肿瘤是老年人的常见病，又是主要的死亡原因。

三、老年人慢性阻塞性肺疾病

慢性阻塞性肺疾病是呼吸系统疾病中致死和致残的第一大原因，是老年人患病率仅次于心血管病而位居第二的老年慢性病，预计未来的几十年，这种形势更加严峻。慢性阻塞性肺疾病是一种常见的、可以预防和治疗的疾病，以持续性呼吸道症状和气流受限为特征，通常由于明显暴露于有害颗粒或气体导致气道和（或）肺泡异常。

四、阿尔兹海默病

阿尔兹海默病是一种中枢神经系统原发性退行性疾病，具有器质性病理现象，包括大脑神经元萎缩、血小板沉积以及大脑的第三脑室与第四脑室扩大，发作年龄在 50 岁以上，病程持续时间可超过 5 年，主要临床表现为进行性的语言表达功能丧失、运动神经功能丧失、人格与行为改变（如偏执、妄想、幻觉、不注意个人卫生、情绪处于备战状态以及丧失自我控制能力等）。

五、内分泌系统疾病

内分泌系统包括人体内分泌腺及某些脏器中内分泌组织所形成的体液调节系统。它们可以合成和分泌各种在生命活动中起特异作用的激素，从而调节人体的代谢过程、脏器功能、生长发育、生殖衰老等生命现象，并且维持体内环境相对稳定。内分泌系统的衰老以老年人维持内环境平衡的能力逐渐下降为特征，致使机体代谢活动减弱，老年人机体三大代谢活动均受老化影响：①蛋白质代谢：蛋白质消化、吸收功能减退，各种蛋白质的量和质均降低，体内蛋白质轻度缺乏，各种蛋白质的比例发生变化；②糖代谢：糖代谢功能下降，食糖后血糖浓度明显升高，回到食糖前水平的时间显著延长；③脂肪代谢：体内由不饱和脂肪酸形成的脂质过氧化物易积聚，而脂质过氧化物极易产生自由基，血中脂质明显增加，卵磷脂、游离脂肪酸和甘油三脂增加，血清脂蛋白脂酶的活性及含量降低，血浆总胆固醇含量相对增高。稳态调节的丧失说明激素的合成、代谢和靶器官对激素的敏感性均发生了不同程度的变化，尽管这些改变在基础状态下可能并不明显。

老年内分泌系统常见疾病有糖尿病、痛风、肥胖及营养不良等。总体来说，内分泌疾病在老年患者中表现的特点是非特异性的、隐匿的、不典型的，且随着年龄增长，表现为无察觉症状的情况越来越多；内分泌系统疾病的表现可能会被老年人同时并存的其他疾病或相关治疗所改变或掩盖，故而可能会影响医师对内分泌系统疾病的判断；另外一个使老年患者疾病诊断复杂化的因素是大多数内分泌实验室检验缺少随年龄调整的正常范围。因此，在老年常见慢性病中，应注意以上这些方面，加强对内分泌系统疾病的管理。

六、肌肉骨骼系统疾病

肌肉骨骼系统由肌肉、肌腱、韧带、软骨和骨等组成，在身体功能中发挥着重要作用，肌肉骨骼疾病影响肌肉骨骼系统，是 65 岁以上老年人逐渐丧失活动能力的最常见原因。在老年人中，肌肉骨骼系统组织中的老化相关改变可以引起许多慢性表现，肌肉骨骼系统中的每一环出现问题，必将牵一发而动全身，影响整个系统功能的下降。其中骨关节疾病作为老年人群常见疾病之一，显著降低了患者的生活质量。

七、泌尿系统疾病

泌尿系统是人类代谢产物的重要排泄途径，还能调节水盐代谢和酸碱平衡，并产生多种具有生物活性的物质，对维持机体内环境的稳定有重要作用。肾脏的衰老包括结构和功能的改变。结构上，肾脏重量和体积下降，主要发生在肾皮质，肾髓质的变化相对较小，包括肾单位数目减少、肾小球硬化、部分肾小管退化；功能上，肾血流量降低，肾小球滤过率下降，肾小管功能减退、肾功能减退。老年常见泌尿系统疾病主要有泌尿系感染、肾病、肾衰竭等，其中肾衰竭已是一个越来越严重的问题；同时还因老年人合并多种全身性疾病，更加损害肾功能，如某些疾病易导致肾衰竭，并加速年龄相关肾小球硬化的进程，其中最常见的是高血压和糖尿病。

肾病和肾衰竭是老年人群的主要疾病，应对所有老年患者的肾小球滤过率进行评估，老年人若出现明显的肾功能减退征象均应积极处理，以防止肾功能减退的进展。因此，对老年人来说，加强泌尿系统疾病的管理尤为重要。

八、感染性疾病

伴随着现代医疗技术的发展，人类疾病谱尽管已经开始发生改变：急性传染性疾病不再占据主导地位，但不可否认的是，感染性疾病仍是危害广大民众健康的重要疾病之一。而老年人逐渐成为感染性疾病中的高危、高发人群。其一，与年轻人相比，老年人感染的风险在多种因素作用下增加，如：老年人抵抗力差导致抗感染能力不足、并发症、免疫减退、营养状况不良、社会和环境等因素之间相互作用，共同增加了感染的风险。其二，老年患者往往集多种疾病于一身，病种多，增加了感染的可能性；且病变复杂，变化快，许多疾病的病因有共同的病理基础，可在同一机体同时发病而且互相影响，容易出现并发症。其三，治疗难度大，治愈率低，病情易反复。其四，大多数药物在肝肾代谢，治疗的同时，相关器官可能有所损伤，尤其在老年患者中，更易发生重要器官的不可逆损伤。老年人感染的抗生素耐药性问题更为严重，合理把控抗生素的使用时机也是一道难题。因此也应加强老年人感染性疾病的管理。

（黄璐　李彩云）

参 考 文 献

[1] 中华人民共和国国家统计局 . 中华人民共和国 2017 年国民经济和社会发展统计公报 [J]. 中国统计，2018，（3）：7-20.

[2] 刘颖，杨继红 . 老年综合评估干预在慢性肾脏病患者中的应用 [J]. 中华老年医学杂志，2020，39（11）：1365-1368.

[3] 戚圣香，王琛琛，周海茸，等 . 自我管理对社区慢性病患者生命质量的干预效果分析 [J]. 中国健康教育，2019，35（10）：885-889.

[4] 杨娟，朱慕云，樊硕 . 老年综合评估及干预策略影响老年慢性阻塞性肺疾病患者肺康复及预后的研究进展 [J]. 中华肺部疾病杂志（电子版），2021，14（1）：121-124.

[5] 朱晓英，蒋代富 . SMG 模式视角慢性病健康管理在老年体检人群中的应用效果 [J]. 中国老年学杂志，2021，41（13）：2744-2747.

第2章

常见老年慢性病管理要点

第一节 老年慢性病管理概述

　　慢性病具有病程长、致病因素复杂多样、易反复发作的特点，好发于机体功能衰退、免疫力降低的老年人群，老年人作为当今社会家庭中的角色担当，其健康水平直接影响一个家庭生活的幸福指数，因此对老年慢性病患者进行健康管理是提升我国整体居民生活幸福感的有效途径。我国健康管理起步较晚，健康服务形式单一，规范性较差，使得老年慢性病健康管理常不理想。近年来，随着我国老年慢性病者数量的持续增长，目前已引起当今社会的高度重视，防控慢性病已刻不容缓。

　　关于老年慢性病管理分为以下几个要点。

一、居家管理

　　1. **以家庭为单位的健康管理模式**　评估患者个人和家庭的健康需求及健康问题——利用家庭内部资源及患者的社会资源解决实际问题。这种巧妙利用家庭内部资源和社区医疗相结合的管理模式，在满足患者需求的同时，发挥了家庭成员的能动性，还加深了患者家庭和医师之间的信任。

　　2. **"互联网＋居家"管理模式**　随着互联网的崛起，"互联网＋居家"管理模式作为一种众人推崇的健康管理模式，可促进医患之间的有效互动，帮助患者形成良好的生活方式，改善自我管理行为。

二、社区管理

　　1. **建立健康档案**　根据患者的疾病类型进行分组、管理，为患者提供免费的健康体检，详细记录患者的个人信息、具体病情、检查结果等，全面评价其危险因素，制订有针对性的干预措施。

　　2. **健康教育**　定期举办慢性病健康管理知识讲座，向患者全面讲解各类慢性病的病因病机、危险或诱发因素、防治方法、相关注意事项等，提高患者对疾病及治疗的知晓度。同时发放健康管理手册，做好社区宣传，必要时对患者进行一对一健康教育，纠正患者对疾病的错误认知，提高自身遵医行为。

3. **针对性护理指导**　根据患者的具体病情、检查结果、自我健康管理及随访结果给予针对性的饮食及运动指导，向患者讲解遵医嘱用药、定期复查、病情监测的重要性及必要性，帮助患者掌握康复指导及风险防护方面相关知识，促进病情康复。

4. **自我健康管理**　在满足患者护理需求的基础上定期监护患者各项临床指标，评估其健康风险状况，帮助患者树立正确的健康管理理念，同时引导患者从饮食、运动、用药等方面养成良好的生活行为习惯，以提高其自身健康行为及护理干预质量。

第二节　老年慢性病管理内容

伴随着我国社会经济的快速发展，人们对生活水平和质量也有了较高的要求，而在实际生活中不合理的生活习惯会使老年人发生不同类型慢性病，进行合理的老年人慢性病管理不仅可以提高老年人用药依从性，还能促使老年人掌握用药知识，从而提高治疗效果。具体方法有以下两种。

一、居家管理

居家养老模式主要包含生活照顾、医疗保健、精神文明等服务，该模式在中国的普及率较高。该养老模式为老年人的日常生活和慢性病管理都提供了较大帮助。居家养老既能够使老人安心在家中和社区生活，又使老人享受政府、社区、社会组织提供的家政、生活照顾、医疗康复、精神慰藉等服务，成为适合我国大多数老年人养老的重要模式之一。

二、社区管理

1. 社区医师收集患者相关资料，为其建立个人档案，每月入户随访一次，每周电话随访一次，入户随访时，纠正患者错误的血糖检测、胰岛素注射、心率检测方法，并根据结果给出后续的治疗及护理方法，对患者及家属进行说明和教育。健康教育形式要多样，要符合患者的特点，常见的健康教育形式如讲座、视频、插图、宣传栏，多种多样的教育活动可使患者及家属对老年病的发生及发展有一个更充分的认识，引导其戒除不良习惯，享受更健康的生活方式。

2. 同时为社区老年慢性病患者举办康复知识讲座，邀请医院专家或邀请治疗效果较好的患者，向患者介绍发病机制、病情发展方向、治疗效果、预后情况，分享治疗经验，保持起居室良好的卫生状况，同时保持适宜的温度、湿度，定时更换床单、被罩，做好压疮预防，指导患者简单的自我护理方法；告知患者严格遵医嘱用药，不可私自减少用药剂量、种类、次数，同时不可随意服用广告药物、处方药物，客观地对待新药、普通药，了解药物禁忌证与不良反应，定时复查。对于出院患者需要定时开展随访工作。

3. 根据患者病情，制订相应的医疗护理康复方案，对患者实施用药指导、行为指导、生活功能指导等，将医疗护理延续到家庭，从而使社区老年人慢性病患者可以得到较好的医养护一体化管理服务。

老年人慢性病的管理逐渐由单纯病后治疗转向"预防、保健、治疗、康复"相结合的模式，人们更加重视亚健康状态的调整和恢复，对慢病康复人才的技能和模式提出了"专业化、团队化、智能化、身心化"的需求。因此，居家管理和社区管理结合是未来重要的发展方向。

（王梁钰　高双双）

参 考 文 献

[1] 许爱芳. 健康管理模式在社区老年慢性病患者中的应用效果 [J]. 中国卫生标准管理，2021，12（11）：147-149.

[2] 杨波，何彩娣. 医院—社区联动式健康教育在老年慢性病家庭护理管理的应用 [J]. 中医药管理杂志，2017，（24）：118-120.

[3] 王业霞. 医养护一体化管理模式在社区老年慢性病患者管理中的应用 [J]. 中国医药指南，2021，（10）：236-237.

[4] 曾佳，林惠仙. 老年慢性病患者居家管理模式探索及存在问题的研究 [J]. 中国老年保健医学，2021，19（2）：103-105＋110.

[5] 范利,邹晓.我国老年慢性病管理及预防保健的重要意义[J].中国临床保健杂志,2020,（2）：145-147.

第3章

高 血 压

第一节 老年高血压特点

一、单纯收缩期高血压多见

单纯收缩期高血压（isolated systolic hypertension，ISH）指收缩压升高超过正常范围而舒张压正常。诊断标准为血压持续升高或 3 次以上非同日坐位收缩压 ≥140mmHg、舒张压 <90mmHg 或袖带式电子血压计自测收缩压 ≥135mmHg、舒张压 <85mmHg。老年人收缩压水平随年龄增长而升高，舒张压亦随年龄增长平缓地升高，但经过平台期后在 60 岁左右呈缓慢下降趋势。在老年患者中，ISH 占半数以上，且随年龄增长，其患病率逐渐升高，成为老年高血压最为常见的类型。与舒张压相比，收缩压与高血压靶器官损害的关系更为密切，收缩压水平是心血管事件的独立预测因素。

二、脉压增大

脉压是反映动脉弹性的重要指标，也是心血管事件发生的预测因子。正常人脉压值多在 30~40mmHg 之间，老年人脉压常明显增大，可达 50~100mmHg，甚至超过 100mmHg。老年人大动脉硬化，其扩张能力降低，由此导致的脉压增大又可加速动脉壁和内皮功能损害，是心脑血管事件发生的主要原因。流行病学资料显示，60 岁以上老年人的脉压基线水平与全因死亡、心血管死亡、脑卒中和冠心病发病均呈显著正相关。

三、血压波动大

随着年龄增长，动脉壁僵硬度增加，血管顺应性降低，动脉壁上的压力感受器敏感性降低，血压调节功能减退，致使老年高血压患者的血压波动范围明显大于成年人。老年高血压患者的血压更易随情绪、季节的变化而出现明显波动；血压晨峰现象在老年人中亦较多见。老年高血压常伴随左心室肥厚、室性心律失常、冠状动脉以及颅内动脉病变等，血压急剧波动时，可显著增加心血管事件及靶器官损害的风险。老年人血压波动范围大，影响血压总体水平和治疗效果的评价且增加降压治疗的难度，因此在药物选择上需特别谨慎。

四、易发生体位性血压变化

血压正常人群和高血压患者在体位改变时均可出现一定范围的血压波动，这种血压波动超出了正常范围便可出现体位性低血压或体位性高血压。

五、餐后低血压多见

餐后低血压（postprandial hypotension，PPH）是指餐后血压较餐前下降而表现出的一组临床综合征，在老年人群较为常见。其发病机制主要是由于餐后内脏血流量增加、回心血量和心输出量减少，压力感受器敏感性减低，交感神经代偿功能不全，同时餐后具有扩血管作用的血管活性肽分泌增多所致。

六、高血压晨峰

老年人清晨高血压发生率高，60 岁以上老年人发生率约 44%。其发病机制主要是清晨交感神经的兴奋性增高或肾素 - 血管紧张素系统功能亢进。清晨高血压者心血管疾病病死率明显增加，及早控制清晨高血压有利于减少心血管事件的发生，为提高清晨高血压的检出应重视动态血压监测和家庭测压。

七、血压昼夜节律异常多见

老年高血压患者常伴有血压昼夜节律的异常，表现为夜间血压下降幅度小于 10%（非构型）或大于 20%（超构型），甚至表现为夜间血压不降反较白天升高（反构型），使心、脑、肾等靶器官损害的危险性增加。这与老年人动脉硬化、血管壁僵硬度增加和血压调节中枢功能减退有关。

八、白大衣高血压多见

与中青年患者相比，老年人诊室高血压更为多见。白大衣高血压（whietcoat hypertension，WCH）指患者仅在诊室内测得血压升高而诊室外血压正常的现象。

九、假性高血压

是指用普通袖带测压法所测血压值高于经动脉穿刺直接测得的血压值，多见于动脉严重钙化的老年人。假性高血压也常见于糖尿病、尿毒症患者。假性高血压患病率为 1.7%~50.0%，有随增龄而增加的趋势。其原因是各种因素导致严重的动脉硬化阻碍了血压测量时袖带对肱动脉的压迫从而使血压测值假性升高。

第二节 高血压基础知识

一、病例摘要

杨某，男，65 岁，头晕伴恶心、呕吐及心悸半小时。患者半小时前劳累后出现头晕、视物旋转伴恶心、呕吐，呕吐物为胃内容物，伴有心悸不适，觉胸闷，无胸痛。体格检查：血压 210/100mmHg，听诊：双肺呼吸音清，心律齐，未闻及病理性杂音，腹软，无压痛、反跳痛，双下肢无浮肿。四肢肌力肌张力正常，双下肢病理征阴性。诊断：高血压。

二、概述

高血压（hypertension）是老年人的常见疾病，是导致心脑血管疾病的重要危险因素。高血压可显著增加老年人发生缺血性心脏病、脑卒中、肾功能衰竭、主动脉与外周动脉疾病等靶器官损害的风险，是老年人致残、致死的主要原因之一。

三、流行病学

1991 年全国高血压抽样调查资料显示我国 ≥60 岁老年人高血压患病率是 40.4%，2002 年全国营养调查显示患病率是 49.1%，2012~2015 年全国高血压分层多阶段随机抽样横断面调查资料显示患病率 53.2%，患病率总体呈增高趋势。老年人群高血压患病率随增龄而显著增高，男性患病率为 51.1%，女性患病率为 55.3%。农村地区居民高血压患病率增长速度较城市快。2012~2015 年调查显示 ≥60 岁人群高血压的知晓率、治疗率和控制率分别为 57.1%、51.4% 和 18.2%，较 2002 年明显增高。不同人口学特征比较知晓率、治疗率和控制率均为女性高于男性，高血压治疗率城市显著高于农村；与我国北方地区相比，南方地区高血压患者的知晓率、治疗率和控制率较高；不同民族比较，少数民族居民的高血压治疗率和控制率低于汉族。值得注意的是我国人群高血压"三率"仍处于较低的水平，老年高血压患者血压的控制率并未随着服药数量的增加而改善。

第三节　高血压诊断和治疗

一、发病机制

老年高血压病的发病机制较为复杂，人体衰老改变在其发生与发展过程中具有一定的作用。

1. **大动脉粥样硬化**　随着年龄增长，大动脉中层弹力纤维减少、胶原纤维增多、中层钙化及内膜粥样硬化，使大动脉弹性降低。大动脉僵硬造成压力波反射传导加快，反射波的叠加提前到收缩期，产生较高的收缩压。而舒张期主动脉无足够的弹性回缩来维持舒张压，故舒张压下降，脉压增大。因此老年人单纯收缩期高血压（isolated systolic hypertension，ISH）多见。

2. **外周血管阻力显著升高**　有研究表明，20~40 岁人群外周血管阻力为（1323±6.2）kPa，而 60~70 岁为（2075±12.2）kPa，提示老年人外周血管阻力明显高于成年人。主要有两方面的原因：①器质性原因：随着年龄增长，小动脉粥样硬化的程度加重、管腔缩小甚至闭塞，导致血管阻力升高；②功能性原因：在衰老过程中，血管平滑肌对 β 受体的反应性降低，而对 α 受体的反应性却无明显变化，导致血管收缩占优势，外周血管阻力升高。在老年人高血压病的发生与发展过程中，外周血管阻力的显著升高起重要作用。

3. **细胞外容量增加**　多数老年高血压患者血浆肾素水平和血管紧张素 Ⅱ水平低下，且对食物中摄入的钠敏感，导致细胞外容量增加。由于老年人动脉扩张度和容积降低，容积压力曲线左移，轻度的血容量增加就可使血压尤其是收缩压明显升高。这也是临床上利尿剂对老年高血压治疗效果较好的原因之一。

二、诊断

老年高血压的诊断标准与成年人相同，按照 2010 年《中国高血压防治指南》的标准，即：年龄 ≥65 岁，血压持续或 3 次以上非同日坐位收缩压 ≥140mmHg和（或）舒张压 ≥90mmHg。老年人单纯收缩期高血压的诊断标准：收缩压 ≥140mmHg，舒张压 <90mmHg。

老年高血压的诊断需注意以下问题。

（一）血压测量

血压测量是评估血压水平、诊断高血压以及观察降压效果的主要方法。根据老年人可能具有血压波动大、夜间高血压、清晨高血压和体位性低血压等特点,应鼓励老年高血压患者开展家庭自测血压和动态血压监测,并定期(如每年)进行双上肢和不同体位(站立位、卧位)血压测量。特别注意临睡前、清晨时间段和服药前的血压监测。

1. **诊室血压测量**　诊室血压测量是指由医护人员在医院环境下按照血压测量规范进行的血压测量,是目前评估血压水平以及观察降压疗效的常用方法。

2. **诊室外血压测量**　诊室外血压监测更适合老年高血压患者,并且能更真实地反映个体生活状态下的血压状况,预测心血管风险能力优于诊室血压。诊室外血压监测包括家庭血压监测和动态血压监测两种方法。

(1)家庭血压监测(又称自测血压):可用于评估数日、数周、数月、甚至数年的血压控制情况,有助于改善患者治疗依从性。测量方法如下:①使用经过国际标准认证合格的上臂式家用自动电子血压计,不推荐腕式血压计和手指血压计,不推荐使用水银柱血压计进行家庭血压监测。电子血压计使用期间应定期校准每年至少1次;②家庭血压值一般低于诊室血压值,高血压的诊断标准为≥135/85mmHg(对应于诊室血压的140/90mmHg);③监测频率初始治疗阶段、血压不稳定者或是调整药物治疗方案时,建议每天早晨和晚上测量血压(每次测2~3遍,取平均值)连续测量7天,取后6天血压计算平均值。血压控制平稳者可每周只测1天血压,长期药物治疗患者建议监测服用前的血压状态以评估药物疗效;④最好能详细记录每次测量血压的日期、时间以及所有血压读数,而不是只记录平均值,以便医师指导和评价血压监测和控制效果;⑤精神高度焦虑患者不建议开展家庭血压监测。

(2)动态血压监测:使用自动血压测量仪器连续测量个体日常工作和生活状态下的血压水平和血压波动状态,特别是监测夜间睡眠期间的血压,可以全面和准确地评估个体血压水平和波动状态,鉴别白大衣高血压和检出隐匿性高血压、诊断单纯性夜间高血压。老年人全天血压波动大非杓型血压的发生率可高达69%。测量方法如下:①使用经过国际标准方案认证合格的动态血压监测仪并定期校;②通常白天每20分钟测量1次,晚上睡眠期间每30分钟测量1次。应确保整个24小时期间血压有效监测每个小时至少有1个血压读数;有效血压读数应达到总监测次数的70%以上;③动态血压监测指标包括24小时、白天(清醒活动)、夜间(睡眠状态)SBP和DBP平均值。高血压诊断标准为:24小时≥130/80mmHg;白天≥135/85mmHg,夜间≥120/70mmHg。根据动态血压监测数值还可以获得一些衍生指标,例如,夜间血压下降幅度、清晨血压水平、24小时血压变异、血压负荷、晨峰现象、动态动脉硬化指数(ambulatory arterial stiffness index,AASI)等。

（二）病史、体格检查和实验室检查

对于初诊的老年高血压患者应全面了解症状和病史包括以下内容：①病程：患者患高血压时间、最高血压、降压治疗情况、依从性；②既往史：有无冠心病、心力衰竭、脑血管病、肾脏疾病、外周血管疾病、糖尿病、血脂异常、高尿酸血症、睡眠呼吸暂停综合征、甲状腺功能异常和类风湿关节炎等疾病及治疗情况；③家族史：有无高血压、冠心病、脑卒中、肾脏疾病、糖尿病和血脂异常家族史；④有无提示继发性高血压的临床表现；⑤正在服用的药物以及曾经发生过的药物不良反应；⑥生活方式：膳食脂肪、盐、酒、咖啡摄入量、吸烟时间和支数及体质量变化；⑦心理社会因素：包括家庭情况、生活环境及有无精神创伤史。

仔细的体格检查有助于发现继发性高血压线索和靶器官损害情况：①测量体质量指数、腰围及臀围；②观察有无特殊面容、向心性肥胖、皮肤紫纹、多毛和甲状腺功能亢进性突眼征等；③触诊甲状腺、有无肾脏增大（多囊肾）或肿块；④听诊颈动脉、胸主动脉、腹部动脉和股动脉有无杂音；⑤全面的心肺查体；⑥检查四肢血压（至少需要检测双上臂血压）、动脉搏动和神经系统体征；⑦检眼镜检查视网膜有无异常。除血生化（包括空腹血糖、血脂、血尿酸、肝肾功能及电解质，特别是血钾）、血常规、尿液分析和心电图等基本检查外，推荐监测老年高血压患者空腹和餐后 2 小时血糖、糖化血红蛋白、尿微量白蛋白测定、24 小时尿蛋白定量（用于尿常规检查蛋白阳性者）、24 小时动态血压监测、超声心动图等，有条件可进一步检测颈动脉超声、胸片、眼底检查、脉搏波传导速度、踝－臂血压指数等，并对老年人进行衰弱评估。随年龄增长，患者左室壁厚度增加，超声心动图有助于鉴别老年人生理性的与增龄相关的左室壁增厚和高血压所致的靶器官损害。对于怀疑继发高血压者应进行相应的辅助检查。

（三）与继发性高血压鉴别

老年人肾性高血压相对较多，需进行鉴别。慢性肾小球肾炎、糖尿病肾病、慢性肾盂肾炎及淀粉样变性等疾病，均可导致肾性高血压，需询问病史了解患者高血压和蛋白尿等症状出现的时间顺序，进行鉴别诊断。肾血管性高血压也是老年继发性高血压重要因素，如腹部血管杂音或高血压治疗过程中血压急速上升、难以控制或用血管紧张素转换酶抑制剂（angiotensin converting enzyme inhibitors, ACEI）引起肾功能恶化时，均应考虑继发性高血可能。

（四）高血压危险分层

尽管血压水平是影响心血管事件发生和预后的重要因素，但并非唯一因素。因此需要全面、整体地评估老年高血压患者的心血管危险。

1. **危险因素评估**　包括血压水平（1~3 级）、吸烟或被动吸烟、血脂异常

（总胆固醇 ≥5.2mmol/L，或低密度脂蛋白胆固醇 ≥3.4mmol/L，或高密度脂蛋白胆固醇 <1.0mmol/L）、糖耐量受损（餐后 2 小时血糖 7.8~11.0mmol/L）和（或）空腹血糖异常（6.1~6.9mmol/L）、腹型肥胖（腰围：男性 ≥90cm，女性 ≥85cm）或肥胖（体质量指数 ≥28kg/m²）、早发心血管病家族史（一级亲属发病年龄 <50 岁）等，其中高血压是目前最重要的心血管危险因素；而高钠、低钾膳食超重和肥胖、饮酒、精神紧张以及缺乏体力活动等又是高血压发病的重要危险因素。还需强调老年本身就是心血管病和高血压的危险因素。无论是初诊，还是正在治疗随访期间的高血压患者，均应进行危险因素的定期评估。

2. 靶器官损害筛查　采用相对简便、花费较少、易于推广的检查手段在高血压患者中检出无症状性亚临床靶器官损害是高血压诊断评估的重要内容。包括左心室肥厚（室间隔或左室后壁厚度 ≥11mm 或左心室质量指数（男性）≥115g/m²，女性 ≥95g/m²），颈动脉内膜中层厚度增厚（厚度 ≥0.9mm）或斑块颈动脉 - 股动脉脉搏波传导速度 ≥12m/s，踝 / 臂指数 <0.9，估算肾小球滤过率（estimated glomerular filtration rate, GFR）降低 [30~59mL/（min·1.73m²）] 或血清肌酐轻度升高（男性 115~133μmol/L，女性 107~124μmol/L）微量白蛋白尿（30~300mg/24h 或白蛋白 / 肌酐比值 30~300mg/g）。一个患者可以存在多个靶器官损害。

3. 伴发的相关临床疾病　这些伴发疾病包括：心脏疾病（心肌梗死、心绞痛、冠脉血运重建、充血性心力衰竭）、脑血管疾病（缺血性卒中、脑出血、短暂性脑缺血发作）、糖尿病、肾脏疾病（糖尿病、肾病、肾功能受损）以及外周血管疾病。

4. 危险分层　对老年高血压患者进行评估整体危险度有助于确定降压治疗时机、优化治疗方案以及心血管风险综合管理。因老年本身即是一种危险因素故老年高血压患者至少属于心血管病的中危人群。

三、治疗

（一）概述

1. 降压治疗的目的　主要是延缓高血压所致心血管疾病进程、最大限度降低心血管疾病发病率和死亡率、改善生活质量延长寿命。老年高血压降压治疗应强调收缩压达标，在能耐受的前提下逐步使血压达标。在启动降压治疗后需注意监测血压变化避免降压过快带来的不良反应。老年高血压的降压目标及原则降压目标为：①年龄 ≥65 岁，血压 ≥140/90mmHg，在生活方式干预的同时启动降压药物治疗，将血压降至 140/90mmHg 以下；②年龄 ≥80 岁，血压 ≥ 150/90mmHg，启动降压药物治疗，首先应将血压降至 150/90mmHg，若耐受性良好则进一步将血压降至 140/90mmHg；③经评估确定为衰弱的高龄高血压患

者血压 ≥160/90mmHg，应考虑启动降压药物治疗收缩压控制目标为 150mmHg，但尽量不低 130mmHg，如果患者对降压治疗耐受性良好不应停止降压治疗。

2. **综合干预危险因素** 在追求降压达标的同时针对所有可逆性心血管危险因素（如吸烟、血脂异常或肥胖、血糖代谢异常或尿酸升高等）干预处理，同时关注和治疗相关靶器官损害及临床疾病。大多数患者需长期甚至终生坚持治疗。

3. **推荐起始药物治疗的血压值和降压目标值** 老年高血压患者心血管风险较高更能从严格的血压管理中获益。

（二）非药物治疗

非药物治疗是降压治疗的基本措施无论是否选择药物治疗都要保持良好的生活方式，主要包括：健康饮食、规律运动、戒烟限酒、保持理想体质量、改善睡眠和注意保暖。

1. **健康饮食** 减少钠盐摄入、增加富钾食物摄入有助于降低血压。WHO 建议每日摄盐量应 <6g，老年高血压患者应适度限盐。鼓励老年人摄入多种新鲜蔬菜、水果、鱼类、豆制品、粗粮、脱脂奶及其他富含钾、钙、膳食纤维、不饱和脂肪酸的食物。

2. **规律运动** 老年高血压及高血压前期患者进行合理的有氧锻炼可有效降低血压。建议老年人进行适当的规律运动每周不少于 5 天、每天不低于 30 分钟的有氧体育锻炼，如步行、慢跑和游泳等。不推荐老年人进行剧烈运动。

3. **戒烟限酒** 戒烟可降低心血管疾病和肺部疾患风险。老年人应限制酒精摄入量，男性每日饮用酒精量应小于 25g，女性每日饮用酒精量应小于 15g。白酒、葡萄酒（或米酒）或啤酒饮用量应分别小于 50ml、100ml、300ml。

4. **保持理想体质量** 超重或肥胖的老年高血压患者可适当控制能量摄入和增加体力活动。维持理想体质量（体质量指数 $20.0 \sim 23.9 kg/m^2$）、纠正腹型肥胖（男性腹围 ≥90cm，女性腹围 ≥85cm）有利于控制血压，减少心血管病发病风险，但老年人应注意避免过快、过度减重。

5. **改善睡眠** 睡眠的时程、质量与血压的升高和心血管疾病发生风险有关。保证充足睡眠并改善睡眠质量对提高生活质量、控制血压和减少心脑血管疾病并发症有重要意义。

6. **注意保暖** 血压往往随着季节的变化而变化。老年人对寒冷的适应能力和对血压的调控能力差常出现季节性血压波动现象。应保持室内温暖经常通风换气，骤冷和大风低温时减少外出，适量增添衣物，避免血压大幅波动。

（三）药物治疗

1. **老年人降压药物应用的基本原则** 老年高血压患者药物治疗应遵循以下

几项原则：①小剂量：初始治疗时通常采用较小的有效治疗剂量，并根据需要逐步增加剂量；②长效：尽可能使用1次/天、24小时持续降压作用的长效药物有效控制夜间和清晨血压；③联合：若单药治疗疗效不满意，可采用两种或多种低剂量降压药物联合治疗以增加降压效果，单片复方制剂有助于提高患者的依从性；④适度：大多数老年患者需要联合降压治疗，包括起始阶段，但不推荐衰弱老年人和年龄大于80岁老年人初始联合治疗；⑤个体化：根据患者具体情况、耐受性、个人意愿和经济承受能力选择适合患者的降压药物。

2. 常用降压药物的种类和作用特点 常用降压药物包括：钙通道阻滞剂（calcium channel blocker，CCB）、ACEI、血管紧张素受体阻滞剂（angiotensin receptor blocker，ARB）、利尿剂、β 受体阻滞剂。其他种类降压药有时亦可应用于某些特定人群。CCB、ACEI、ARB、利尿剂及单片固定复方制剂均可作为老年高血压降压治疗的初始用药或长期维持用药。根据患者的危险因素、亚临床靶器官损害以及合并临床疾病情况优先选择某类降压药物。

（1）利尿剂 主要是噻嗪类利尿剂，属于中效利尿剂：根据分子结构又可分为噻嗪型（如氢氯噻嗪）和噻嗪样利尿剂（如吲达帕胺）。保钾利尿剂属于弱效利尿剂，分为两类：一类为醛固酮受体拮抗剂，代表药物包括螺内酯和依普利酮。另一类作用不依赖醛固酮代表药物，包括氨苯蝶啶和阿米洛利。利尿剂尤其适合老年高血压、难治性高血压、心力衰竭合并高血压和盐敏感性高血压等患者。利尿剂单药治疗推荐使用小剂量以避免不良反应发生。

（2）CCB 根据血管和心脏的亲和力及作用比将其分为二氢吡啶类 CCB 与非二氢吡啶类 CCB。不同制剂的二氢吡啶类 CCB 作用持续时间、血管选择性及药代动力学不同，其降压效果和不良反应存在一定差异。

（3）ACEI 各类 ACEI 制剂的作用机制大致相同，ACEI 具有良好的靶器官保护和心血管终点事件预防作用，尤其适用于伴慢性心力衰竭以及有心肌梗死病史的老年高血压患者。ACEI 对糖脂代谢无不良影响，可有效减少尿白蛋白排泄量，延缓肾脏病变进展，适用于合并糖尿病肾病、代谢综合征、慢性肾脏病（chronic kidney disease, CKD）、蛋白尿或微量白蛋白尿的老年高血压患者。

（4）ARB 对于高血压伴心血管事件高风险患者，ARB 可以降低其心血管死亡、心肌梗死、卒中或因心力衰竭住院等复合终点事件发生风险，ARB 可降低糖尿病或肾病患者的蛋白尿及微量白蛋白尿，尤其适用于伴左室肥厚、心力衰竭、糖尿病肾病、代谢综合征、微量白蛋白尿或蛋白尿患者以及不能耐受 ACEI 的患者。

（5）β 受体阻滞剂 β 受体阻滞剂适用于伴快速性心律失常、心绞痛、慢性心力衰竭的老年高血压患者，在与其他降压药物的比较研究中，β 受体阻滞剂对于降低卒中事件发生率并未显示出优势。因此不建议老年单纯收缩期高血压患者和卒中患者首选 β 受体阻滞剂，除非有 β 受体阻滞剂使用强适应证，如合并冠心病或心力衰竭。

（6）降压药物的联合应用　单药治疗血压未达标的老年高血压患者可选择联合应用 2 种降压药物，初始联合治疗可采用低剂量联用方案，若血压控制不佳可逐渐调整至标准剂量。联合用药时药物的降压作用机制应具有互补性并可互相抵消或减轻药物不良反应。如 ACEI 或 ARB 联合小剂量噻嗪类利尿剂。应避免联合应用作用机制相似的降压药物，如 ACEI 联合 ARB。但噻嗪类利尿剂或袢利尿剂和保钾利尿剂在特定情况下（如高血压合并心力衰竭）可以联合应用，二氢吡啶类 CCB 和非二氢吡啶类 CCB 亦如此。若需 3 药联合时，二氢吡啶类 CCB＋ACEI（ARB）＋ 噻嗪类利尿剂组成的联合方案最为常用。对于难治性高血压患者，可在上述 3 药联合基础上加用第 4 种药物，如醛固酮受体拮抗剂、β 受体阻滞剂或 α 受体阻滞剂。单片复方制剂通常由不同作用机制的降压药组成。与自由联合降压治疗相比，其优点是使用方便，可增加老年患者的治疗依从性。目前我国上市的新型固定配比复方制剂主要包括：ACEI＋ 噻嗪类利尿剂、ARB＋ 噻嗪类利尿剂、二氢吡啶类 CCB＋ARB、二氢吡啶类 CCB＋β 受体阻滞剂、噻嗪类利尿剂 ＋ 保钾利尿剂等。我国传统的单片复方制剂，如长效的复方利血平、氨苯蝶啶片（降压 0 号）以氢氯噻嗪、氨苯蝶啶、硫酸双肼屈嗪、利血平为主要成分；因价格经济并能安全有效降压，符合老年人降压药物应用的基本原则，且与 ACEI 或 ARB、CCB 等降压药物具有良好的协同作用，可作为高血压患者降压治疗的一种选择。

（四）高血压及其合并症的治疗

1. 单纯高血压

（1）一般成年人降压目标是单纯高血压患者血压应降至 130/80mmHg：老年高血压患者启动降压治疗的时机及目标值应根据年龄、衰弱状态、血压水平、靶器官损害以及合并疾病等情况确定。

（2）常用降压药物降压药物应用的基本原则：常用的五大类降压药物均可作为初始治疗用药，建议根据患者的危险因素、亚临床靶器官损害以及合并临床疾病情况进行个体化治疗。一般患者采用常规剂量，老年患者初始治疗时通常采用较小的有效治疗剂量，然后逐渐增加至血压达标。优先使用长效降压药物。应根据血压水平和心血管风险选择初始单药或联合治疗（单片复方制剂或自由联合）。强调早期达标降压达标时间为 4 周或 12 周以内。常用降压药物包括 CCB、ACEI、ARB、利尿剂和受体阻滞剂五大类以及由上述药物组成的固定配比复方制剂。五大类降压药物均可作为初始和维持用药应根据患者的危险因素、亚临床靶器官损害以及合并临床疾病的情况合理选择药物。此外 α 受体阻滞剂或其他种类的降压药物也可应用于某些高血压患者或与前述五大类药物联合使用。

2. 高血压合并糖尿病

（1）降压目标：推荐高血压合并糖尿病患者血压降至 130/80mmHg，老年或伴严重冠心病者宜采取较为宽松的降压目标值即 140/90mmHg。

（2）治疗方案：①收缩压 130~139mmHg 和（或）舒张压 80~89mmHg 的糖尿病患者如不伴微量白蛋白尿，可先通过改善生活方式控制血压，观察期不超过 3 个月；②血压 ≥140/90mmHg 的糖尿病患者应在改善生活方式的基础上开始药物治疗；③高血压合并糖尿病患者出现微量白蛋白尿时应立即启动药物治疗。首先考虑使用 ACEI 或 ARB。如需联合用药应以 ACEI 或 ARB 为基础加用利尿剂或二氢吡啶类 CCB；④合并心绞痛可加用 β 受体阻滞剂；⑤糖尿病合并高尿酸血症的患者慎用利尿剂；⑥反复低血糖发作者慎用 β 受体阻滞剂以免掩盖低血糖症状。

3. 高血压合并慢性肾脏病

（1）降压目标：建议将合并慢性肾脏病患者的血压降至 130/80mmHg，对于 80 岁及以上老年慢性肾脏病患者血压降至 140/90mmHg。

（2）治疗方案：①初始降压治疗应包括 1 种 ACEI 或 ARB 单独或联合其他降压药物，但不建议两药联合应用。用药后血肌酐较基础值升高 <30% 时仍可谨慎使用，≥30% 时可考虑减量或停药并同时注意筛查肾动脉狭窄；②估算的肾小球滤过率（eGFR）≥30mL/min 的患者噻嗪类利尿剂有效。eGFR<30mL/min 的患者应改用襻利尿剂。利尿剂应选择低剂量利尿过快可导致血容量不足出现低血压或 eGFR 下降。不推荐醛固酮拮抗剂与 ACEI 或 ARB 联用，因其可能加速肾功能恶化和发生高钾血症的风险；③ β 受体阻滞剂可以对抗交感神经系统过度激活而发挥降压作用。α/β 受体阻滞剂具有较好的优势，可发挥心肾保护作用，可应用于不同时期慢性肾脏病患者的降压治疗。

4. 高血压合并冠心病

（1）降压目标：推荐高血压合并冠心病患者血压降至 130/80mmHg，应注意舒张压不宜降至 60mmHg。高龄、存在冠状动脉严重狭窄的患者血压不宜过低。

（2）治疗方案：①合并稳定性心绞痛或恶化劳力型心绞痛的高血压患者降压药物首选 β 受体阻滞剂或 CCB。血压控制不理想可联合应用 ACEI 或 ARB 以及利尿剂。考虑血管痉挛因素存在时，应该注意避免使用大剂量 β 受体阻滞剂；② β 受体阻滞剂、ACEI、ARB 在心肌梗死后长期服用作为二级预防可明显改善患者远期预后，无禁忌证者应早期使用。血压控制不理想时可联合应用 CCB 及利尿剂。

5. 高血压合并心力衰竭　对于高血压合并心力衰竭的患者推荐血压降至

130/80mmHg 以下。首先推荐应用 ACEI（不能耐受者可使用 ARB）、β 受体阻滞剂和醛固酮受体拮抗剂，可联合应用襻利尿剂或噻嗪类利尿剂。如血压仍不达标需要加用 CCB 时推荐应用氨氯地平、非洛地平。有负性肌力效应的 CCB，如地尔硫草和维拉帕米，可应用于射血分数保留的心力衰竭患者。

6. 高血压合并心房颤动　推荐高血压合并心房颤动的患者血压降至 130/80mmHg 以下。应根据现行指南应用华法林或非维生素 K 拮抗剂类口服抗凝剂进行抗凝治疗。如需控制心室率可考虑应用 β 受体阻滞剂或非二氢吡啶类 CCB。应用 ARB 作为降压药物有助于减少心房颤动复发。

7. 高血压合并卒中

（1）高血压合并缺血性卒中急性期的患者：推荐在 24~48 小时启动降压药物治疗将血压控制于 140~160/80~99mmHg。应严格监测血压并适度缓慢降压，血压不宜过低，保证全身器官灌注。急性期在溶栓时间窗内接受阿替普酶静脉溶栓治疗的患者，溶栓治疗后 24h 需监测血压，保证患者血压水平低于 180/100mmHg。

慢性期缺血性卒中患者需将血压降至 140/90mmHg 以下。但对于合并已知严重颅内外大动脉狭窄的患者，血压的管控不宜过于严格。对于脑小血管病造成的卒中应严格控制血压，避免血压剧烈波动。

常用的各类降压药物均可应用，应针对患者的个体情况选择降压药物。

（2）高血压合并脑出血急性期：即应积极进行降压药物治疗，推荐降压目标为收缩压 140mmHg 以下。同时应监测血压，避免血压变异性过大。推荐将血压长期控制在 130/80mmHg 以下。

8. 高血压合并血脂异常　高血压合并血脂异常的患者在生活方式干预的基础上，应积极进行降压药物治疗和适度调脂药物治疗，应遵循《中国成人血脂异常防治指南》（2016 年修订版）。在下列情况下高血压患者应考虑应用他汀类药物高血压，合并 ≥1 种代谢性危险因素或伴靶器官损害应使用他汀类药物进行心血管疾病的一级预防，高血压合并临床疾病（包括心、脑、肾、血管等）应使用他汀类进行二级预防。

（五）降压治疗后的随访

适当的随访和监测可以评估患者治疗依从性和治疗反应有助于血压达标，并发现不良反应和靶器官损害。启动新药或调药治疗后需要每月随访评价依从性和治疗反应直到降压达标。随访内容包括血压值达标情况、是否发生过体位性低血压、是否有药物不良反应、治疗的依从性、生活方式改变情况、是否需要调整降压药物剂量，实验室检查包括电解质、肾功能情况和其他靶器官损害情况。启动降压药物治疗后，家庭测量血压的应用团队照顾以及恰当的远程医疗，均有助于改善老年患者的血压达标率。

第四节　高血压健康管理

一、健康人群的血压管理流程

健康人群的血压管理目标是倡导健康生活方式，保持合理膳食、适量运动、戒烟限酒、心理平衡预防高血压。

二、营养指导

1. 膳食原则　对于血压正常、无高危因素的一般健康人群应遵循《中国居民膳食指南》（2016）的建议，以平衡膳食原则安排每日餐食。平衡膳食指吃的食物种类和食用量之间的比例适宜能够最大限度地满足营养需求使身体保持健康状态。膳食的关键建议：①食物多样谷类为主；②吃动平衡健康体重；③多吃蔬果、奶类、大豆；④适量吃鱼、禽、蛋、瘦肉；⑤少盐少油控糖限酒；⑥杜绝浪费，兴新食尚。

2. 指导方法

（1）食物多样，控制每日总能量摄入，选择小份量食物，选用小份菜肴，增加食物种类。平均每日摄入 12 种以上的食物每周 25 种以上。

对于每日能量摄入在 1600~2400kcal（1kcal=4.184kJ）的 18 岁及以上成年人，主要类别食物每日摄入量如下：谷类食物 200~300g、全谷物和杂豆类 50~150g、薯类 50~100g、蔬菜 300~500g、水果 200~350g、水产 40~75g、畜禽肉 40~75g、蛋类 40~50g、奶制品 300g。另外每周摄入大豆 105~175g、坚果 50~70g。

（2）口味清淡　减少食用腌、熏制食品。每日食盐摄入量小于 5.0g。

（3）科学选择包装食品　注意食品标签合理选择包装食品。食品标签通常标注了食品的生产日期、保质期、配料、质量（品质）等级等，有助于了解食物是否新鲜、产品特点、营养信息等，其中能量、蛋白质、脂肪、碳水化合物和钠是营养成分表强制标示的内容。关注具有"低盐、减盐、低脂、减脂、低糖、减糖"等营养标签的食物。

三、运动指导

1. 体质测定　体质测定是指通过体质测量来评估体质水平，其结果可显示体质的总体状况和各体质成分的水平，是制订运动健身计划的重要依据。可针对体质的薄弱环节，确定运动健身的目标和优先进行的锻炼内容，根据体质水平确定起始运动强度。如心肺耐力差者需着重进行有氧运动来提高心肺功能。

2. 体质测定的主要内容

（1）心肺耐力：有条件时进行极量测试或亚极量心肺耐力测试，如功率车二级负荷测试、台阶测试等。老年人可选用 2min 原地高抬腿测试。

（2）身体成分：BMI、体脂率。

（3）肌肉力量和耐力：如握力、背力、俯卧撑和仰卧起坐。老年人可选用30 秒坐站测试。

（4）柔韧性：如坐位体前屈。同时还应关注儿童和青少年的速度、平衡能力以及身体的灵敏度和协调性，老年人应增加平衡和反应时间的测定等。具体可参考《国民体质测定标准》。

3. 干预方法　高血压患者的运动干预需重点强调运动安全和运动监控。注意事项：①高血压患者不需要进行较大强度（≥60% 心率储备）的有氧运动，中等强度的有氧运动（40%~60% 心率储备）可取得最佳风险收益比；②降压药物如 β 受体阻滞剂、CCB 以及血管扩张剂会引起运动后血压突然下降，需要延长整理活动时间并密切观察；③运动方案时效与调整运动 3 周后可增加运动时间和强度或评估是否继续运动或是调整下一阶段的训练；④跟踪和复诊运动初期以及运动一段时间后随访患者运动后的情况复诊血压情况。

四、高血压患者的心理干预

（一）干预原则

1. 全面的心理和行为干预　应常规给予高血压患者"心理平衡处方"，必要时结合抗焦虑、抗抑郁药物治疗。

2. 躯体疾病与精神疾病"同诊共治"　心内科医师与精神科医师共同进行会诊，确诊患者在患高血压同时是否伴有焦虑和抑郁症状，共同制订治疗方案，实现躯体疾病与精神疾病的"同诊共治"。

3. 兼顾疗效与安全性　选择药物时应充分评估抑郁或焦虑症状、药物潜在不良反应、药物相互作用和潜在疾病条件等，兼顾疗效与安全性原则。

（二）干预方法

1. 高血压患者心理平衡处方　正视现实生活，正确对待自己和别人大度为怀。处理好家庭和同事间的关系。避免负性情绪保持乐观和积极向上的态度。

寻找适合自己的心理调适方法，如旅行、运动、找朋友倾诉、养宠物等。增强心理承受力，培养应对心理压力的能力。心理咨询是减轻精神压力的科学方法，必要时进行心理咨询，避免和干预心理危机。

2. **心理与行为干预**　可进行放松深呼吸训练，保持站姿或坐姿注意力集中在腹部肚脐下方，用鼻孔慢慢吸气，想象空气从口腔沿着气管逐渐抵达腹部，腹部随着吸气不断增加、慢慢地鼓起来吸足气后，稍微停顿 2~3 秒，呼气时想象空气逐渐从口腔或鼻腔缓慢、平稳流出而非突然呼出。重复上述步骤每次 3~5 分钟。坚持每日练习 3~5 次，开始时可以每次练习 1~2 分钟逐渐增加至 3~5 分钟。熟练后也可增加到 10~15 分钟，每日早、晚各 1 次。可进行认知行为疗法，这是一种由专业心理治疗师操作的结构、短程、认知取向的心理治疗方法，主要针对抑郁、焦虑症等不合理认知所致的心理问题或躯体疾病伴发的抑郁、焦虑问题，通过改变患者对己、对人或对事的看法与态度改变心理问题。可进行正念减压疗法，这是一种由心理治疗师协助慢性病患者通过正念练习处理压力、疼痛、焦虑和抑郁情绪的治疗方法，可有效降低压力、焦虑、抑郁改善个体生活质量。对于高血压伴焦虑、抑郁状态者，可联合应用抗高血压和抗焦虑、抑郁药物。抗焦虑药物临床以苯二氮䓬类抗焦虑药物，最为常用如地西泮、劳拉西泮、奥沙西泮、阿普唑仑、氯硝西泮等。非苯二氮䓬类抗焦虑药物也常用于缓解高血压等躯体疾病伴发的焦虑情绪，如丁螺环酮、坦度螺酮、氟哌噻吨美利曲辛片等。抗抑郁药物常用的有选择性 5- 羟色胺再摄取抑制剂，如氟西汀、帕罗西汀、舍曲林、氟伏沙明、西酞普兰、艾司西酞普兰等。疗效欠佳者也可试用如米氮平等去甲肾上腺素能和特异性 5- 羟色胺抗抑郁药物。

五、高血压患者的戒烟干预

烟草依赖的诊断标准及评估、干预方法及药物治疗参照高血压易患人群。同时建议增加戒烟干预的次数和持续时间，关注患者的体重变化指导控制体重。

总之，高血压对于老年人的危害更大，老年高血压患者发生靶器官损害以及死亡的危险更高，积极控制老年患者的血压可使患者获得更大益处。治疗中我们应结合老年高血压的临床特点，遵循个体化治疗的原则，缓慢平稳降压。同时，要从整体上看待老年高血压个体，在降压治疗的同时，综合考虑并干预伴随的相关疾病和临床情况，才能最大限度地降低老年高血压患者的心脑血管事件的发生率和死亡率，提高患者生活质量。

（宋　涛）

参 考 文 献

[1] 中国医师协会高血压专业委员会中国高血压联盟中华医学会心血管病学分会 . 家庭血压监测中国专家共识 [J]. 中华高血压杂志，2012，20（6）：525−57.

[2] 中国老年医学学会高血压分会 . 老年人异常血压波动临床诊疗中国专家共识 [J]. 中国心血管杂志，2017，22（1）：1−11.

[3] 国家卫生计生委疾病预防控制局 . 中国居民营养与慢性病状况报告（2015 年）[M]. 北京：人民卫生出版社，2015，33−50.

[4] 国家心血管病中心 . 中国心血管病报告 2018[M]. 北京：中国大百科全书出版社 .

[5] 中国成人血脂异常防治指南修订联合委员会 . 中国成人血脂异常防治指南（2016 年修订版）[J]. 中华心血管病杂志，2016，44（10）：833−853.

[6] Williamson J D, Supiano M A, Applegate W B, et al. Intensive vs standard blood pressure control and cardiovascular disease outcomes in adults aged ≥75 years: a randomized clinical trial[J]. JAMA, 2016, 315（24）：2673−2682.

第4章

稳定型心绞痛

第一节　稳定型心绞痛基础知识

一、病例摘要

患者，女，56 岁，劳累后阵发性胸痛 2 年，疼痛放射至后背部、左肩及下颌，持续 3~5 分钟，伴乏力、胸闷症状，休息或含服硝酸甘油后可缓解，劳累时上述症状加重。无头晕、头痛，无咳嗽、咳痰，无恶心、呕吐，无肢体活动障碍等。辅助检查：心电图示：窦性心律，V1~V4 ST 段压低，心率：62 次 / 分钟。心脏彩超示：各房、室内径正常范围，二、三尖瓣少量返流，左室舒张功能障碍 I 级。

诊断：稳定型心绞痛。

二、概述

稳定型心绞痛（stable angina pectoris, SAP）也称劳力性心绞痛，是在冠状动脉固定性严重狭窄的基础上，由于心肌负荷的增加引起心肌急剧的、暂时的缺血缺氧的临床综合征。其特点为阵发性的胸前区压榨性疼痛或憋闷感，休息或者含服硝酸甘油制剂后疼痛消失。疼痛发作的程度、频率、性质及诱发因素 1 个月内无明显变化。稳定型心绞痛的治疗原则是改善冠状动脉血液供应和降低心肌耗氧量以改善患者症状，提高患者生活质量，同时治疗冠状动脉粥样硬化，预防心肌梗死和死亡，以延长生存期。治疗方法包括药物治疗、血运重建治疗和康复治疗。

三、流行病学史

2011 年中国心血管疾病报告结果显示，根据中国冠心病政策模型预测得知，2010~2030 年中国 35~84 岁人群心血管疾病（心绞痛、心肌梗死、冠心病猝死和卒中）事件数至少增加 50%。全球急性冠状动脉事件注册（GRACE）研究数据表明，冠心病患者出院后 6 个月内死亡、卒中和再住院率高达 25%，4 年累计病死率高达 22.6%，而且死亡患者中有 50% 死于再发心肌梗死。即使存活，30%

的冠心病患者活动受限，30% 的患者无法正常工作，45% 的患者存在焦虑、抑郁症状。

第二节　稳定型心绞痛诊断与治疗

一、危险因素

（一）年龄、性别

多见于 40 岁以上中老年人，49 岁以上进展较快。近年来，临床发病年龄有年轻化的趋势。与男性相比，女性发病率较低，因为雌激素有抗动脉粥样硬化的作用，女性在绝经后期发病率迅速上升。

（二）血脂异常

脂质代谢异常是动脉粥样硬化最重要的危险因素。临床资料表明，动脉粥样硬化常见于高胆固醇血症。实验动物表明，给予实验动物高胆固醇饲料可以引起其动脉粥样硬化。在临床实践中，LDL-C 是最重要的指标和治疗靶目标。

（三）高血压病

高血压患者动脉粥样硬化发生率明显增高。60%~70% 的动脉粥样硬化患者有高血压病史，高血压患者本病发生率较血压正常者高 3~4 倍。收缩压和舒张压增高都与本病密切相关。

（四）吸烟

与不吸烟者比较，吸烟者本病的发病率和病死率增高 2~6 倍，且与每日吸烟的支数成正比。被动吸烟也是危险因素。吸烟者血中碳氧血红蛋白浓度可达 10%~20%，动脉壁内氧合不足，内膜下层脂肪酸合成增多，前列环素释放减少，血小板易在动脉壁黏附聚集。另外，烟草中所含有的尼古丁可直接作用于冠状动脉和心肌，引起冠状动脉痉挛和心肌受损。

（五）糖尿病和糖耐量异常

糖尿病患者中不仅本病发病率较非糖尿病者高出数倍，且病变进展迅速。本病患者糖耐量减低者也十分常见。糖尿病者多伴有高甘油三脂血症或高胆固醇血症，如再伴有高血压，则动脉粥样硬化的发病率明显增高。糖尿病患者还常有凝血因子Ⅷ增高及血小板功能增强，加速动脉粥样硬化血栓形成和引起动脉管腔闭塞。有研究认为，胰岛素抵抗与动脉粥样硬化的发生有密切关系，2 型糖尿病患者常有胰岛素抵抗及高胰岛素血症伴发冠心病。

（六）肥胖

超过标准体重 20% 或 BMI>24 者称肥胖症。肥胖也是动脉粥样硬化的危险因素。肥胖可导致血浆甘油三脂及胆固醇水平的增高,并常伴发高血压或糖尿病,近年来,研究认为肥胖者常有胰岛素抵抗,导致动脉粥样硬化的发病率明显增高。

（七）家族史

有冠心病、糖尿病、高血压、血脂异常家族史者,冠心病的发病率增加。

（八）其他

1. **A 型性格者**　A 型性格者有较高的冠心病患病率,其精神过度紧张可能与体内长期过高的儿茶酚胺类物质浓度有关。

2. **口服避孕药**　长期口服避孕药可使血压升高、血脂异常、糖耐量异常,同时改变凝血机制,增加血栓形成机会。

3. **饮食习惯**　进食高动物脂肪、高热量、高糖饮食、高胆固醇易患冠心病。其他还有微量元素摄入量的改变等。

二、临床表现

（一）诱因

劳累最为常见,比如快步走、爬楼梯、爬坡等。情绪激动或精神打击亦可为其诱发因素。

（二）性质

患者有钳夹样、收缩样、挤榨样、烧灼感、沉重感、挤压、令人窒息样、憋气样或压石样等感觉。常伴有焦虑或濒死的恐惧感。有些患者的感觉很难用语言说清楚,如轻度压迫样不适或不舒服的麻木样感觉。

等同症状有：呼吸困难,全身疲乏,嗳气。其上症状老年患者尤其多见。

不正常的劳力性呼吸困难可能是冠心病的一种早期症状,即使在还没有心绞痛症状或显现心肌缺血证据的时候。

（三）部位

疼痛的部位通常在胸骨后,范围常为手掌大小或拳头般大小。也可位于牙床、下颌骨或喉咙（嗓子眼）。疼痛放射较常见：可放射至左臂内侧、右臂、双臂的外侧面、腕部或手指。放射至下颌以上及上腹部以下者较少见。

（四）持续时间

疼痛持续时间多为 3~5 分钟。短者亦可为 30 秒，长者可达 20 分钟。心绞痛的症状是逐渐加重的，需数分钟达高峰。心绞痛很少在数秒内疼痛程度即达高峰。

（五）缓解方式

休息（静止）或含化硝酸甘油。后者常为有用的诊断工具，而食管疾病或其他引起胸痛的症状，有时亦可通过含化硝酸甘油而缓解。硝酸甘油对劳力性或自发性心绞痛均有良好的疗效，其特点为：

1. 一般在 3~5 分钟或更短时间之内心绞痛症状即可迅速缓解。

2. 缓解心绞痛的作用是完全的，而不是部分的。

3. 口含硝酸甘油可预防心绞痛的发作，并能增加心绞痛患者的运动耐量。

对于一些冠状动脉固定性狭窄大于 90% 的患者，若自发性心绞痛发作时伴有血压明显升高，这种心绞痛的持续时间往往较长，硝酸甘油的缓解作用较差，常需含硝苯地平使其血压迅速下降才能使心绞痛得以缓解。一般而言，有动力性阻塞因素参与的心绞痛对硝酸甘油的反应均较好，没有动力性阻塞因素参与的心绞痛对硝酸甘油反应的好坏取决于冠状动脉机械性阻塞的严重程度，阻塞程度越重则硝酸甘油的疗效越差，因此硝酸甘油能否迅速缓解心绞痛可作为粗略判断血管固定性狭窄程度的指标。

若含化硝酸甘油 5~10 分钟后心前区不适症状仍不缓解，常提示：其一，心前区不适非心肌缺血所致；其二，心肌缺血严重。

心绞痛患者发作时喜欢静止、坐位或停止步行。某些患者在步行中出现心绞痛，但继续行走心绞痛反而缓解被称为"走过心绞痛"。关于这种心绞痛的发生机制有两种可能。其一，可能与血管痉挛和收缩因素有关；其二，代谢产物扩张、侧支循环血管使缺血区血流增多，多见于有严重冠状动脉固定性狭窄并伴有良好的侧支循环者。也有学者认为，这是一种心肌缺血的预适应现象。

正确诊断的关键是仔细地询问病史，特别在当前注重各种辅助检查的医学时代。症状典型者，根据临床病史即可诊断。

稳定劳力性心绞痛的典型描述为"走路快或上楼时出现胸骨后压榨样疼痛，需停止活动，休息或者含服硝酸甘油数分钟可以很快缓解"。

（六）非心绞痛的胸痛特点

1. 短暂几秒的刺痛或持续几个小时甚至几天的隐痛、闷痛。

2. 胸痛部位不是一片而是一点，可用 1~2 个手指指出疼痛的位置。

3. 疼痛多于劳力后出现，而不是劳力当时。

4. 胸痛与呼吸或其他影响胸廓的运动有关。

5.胸痛症状可被其他因素所转移，如转移注意力患者其胸痛症状可好转。

6.含服硝酸甘油 10 分钟以后才见症状缓解。

三、鉴别诊断

许多疾病可导致心绞痛类似症状，需加以鉴别。

1. **食管疾病** 食管反流及食管动力异常（包括弥漫性痉挛等）为常见食管类疾病，这些疾病可刺激心绞痛发生，亦可与心绞痛并存。经典的食管痛的特点是"烧心（胃灼热）"，与体位改变及用餐有关。食管痉挛亦可引起胸骨后持续疼痛。

2. **胆绞痛** 慢性胆囊炎或胆石症患者可由于胆囊或胆管的阻塞致胆囊压力增高而产生胆绞痛，疼痛部位多在右上腹，局部可有压痛，但也在上腹部或心前区。疼痛持续时间在 2~4 小时之间，常伴有恶心、呕吐，严重者可伴有巩膜黄染、发热、白细胞增高。既往病史中常有消化不良、胀气和厌油的情况。腹部 B 超可明确诊断。

3. **颈、胸脊神经根病变** 有累及颈、胸脊神经根的疾病均可引起胸痛，其部位和放射范围与心绞痛相似，疼痛的发生常与颈部和脊椎的动作有关，如平卧或提重物，有时可伴有感觉缺失。此类疾病有椎间盘病变、颈椎病和胸廓出口综合征等。

4. **胸壁神经** 软组织来源的疾病，包括扭伤、肋间神经炎和肋软骨炎等。其胸痛的共同特点是：

（1）疼痛固定于病变局部，并有明显的压痛。

（2）胸廓运动，如深咳嗽和举臂或深呼吸，可使疼痛加重。

5. **肺动脉高压性疼痛** 疼痛可发生在所有能引起肺动脉高压疾病的情况下，如二尖瓣狭窄，存在左向右分流的艾森门格综合征，原发性肺动脉高压，肺动脉栓塞和由于慢性肺部疾病所致的肺源性心脏病。胸痛的产生与肺动脉压的高低无关，也不是由于肺动脉扩张所致，主要是与右室肥厚使心肌需氧量增加而产生心肌相对供血不足有关。这种胸痛也多发生在活动时，常伴有气短、头晕和晕厥症状。检查可发现胸骨旁抬举性搏动、第二心音亢进以及心电图显示右心室肥厚的特点。

6. **急性心肌梗死** 胸痛时间常大于 30 分钟，心电图动态改变及心肌酶学升高有利于鉴别诊断。

7. **肺栓塞** 主要症状为呼吸困难，但也可伴有胸痛。胸膜痛可能提示肺梗死。吸气时胸痛加重、可闻及胸膜摩擦音等特点可与心绞痛鉴别。可行肺动脉 CTA 行鉴别诊断。

8. **急性心包炎** 很多情况下很难与心绞痛鉴别。然而，心包炎多发于年轻的患者，可闻及心包摩擦音，胸痛常突然发生，程度较重，持续时间较长，咳嗽、吞咽及吸气可加重胸痛，可与心绞痛鉴别。坐位及往前靠可减轻胸痛，心电图示 ST 段改变较广泛。有些心包疾病的患者仅表现为一种说不清的心前区不适，而无其他胸膜、心包炎症的特异症状，且与劳力无关。

通过仔细询问病史及体格检查，常可将上述症状与心绞痛区别。然而，冠心病常可与这些症状并存，这些症状亦可诱发心绞痛发作。

四、稳定劳力性心绞痛的分级

1972 年，加拿大心血管病学会对劳力性心绞痛制订了分级标准（CCS）即加拿大分级，类似于纽约心功能分级：

1 级，一般在日常活动不引起心绞痛。

2 级，日常体力活动稍受限制。

3 级，日常体力活动明显受限。

4 级，轻微活动可引起心绞痛，甚至休息时亦有。

该分型的缺点：分级依赖于对患者的仔细观察，患者对症状的耐受性变异很大。

五、辅助检查

（一）心电图

1. **静态心电图**　近一半的稳定型心绞痛者 ECG 正常，静态 ECG 正常者也可能有严重心绞痛，但他们通常无广泛心肌梗死病史。最常见的心电图异常表现是非特异性 ST-T 改变。

2. **运动心电图（心电图运动试验）**　作为一项冠心病的诊断筛查试验，因为相对简单、便宜，尤其对那些胸痛症状具有冠心病可能性及心电图（静态）正常的患者（假如他们能达到适当的运动负荷）。运动试验还可提供有关缺血的严重程度、功能受限程度及预后方面的有用及更多的信息。

（二）核素检查

1. **运动心肌灌注显像**　这种技术是在运动高峰或出现心绞痛或呼吸困难时静脉注射放射性核素。之后再运动 30~45 秒，以确保在运动峰值时心肌放射性核素初始摄入状况。接着让患者休息数分钟后采集图像。评价心肌存活和缺血方面的重要进展：①24 小时延迟重分布显像。②静息铊再注射方案。

2. **药物放射性核素负荷试验**　老年及周围血管病或有呼吸困难运动受限者，或其他运动受限的患者，可采用双嘧达莫或腺苷放射性核素负荷试验来检测冠心病。

（三）超声心动图

1. **运动超声心动图** ①二维超声心动图（UCG）：通过测定有无缺血时整体或节段性左室功能状态，对评价冠心病患者有用，还可确定左室肥厚及伴随的瓣膜病。超声心动图相对不贵且安全。②运动超声心动图：是让患者运动后立即做超声心动图检查，来发现因缺血而诱发的节段性室壁运动异常。85% 患者可获满意图像，而且该项检查的重复性高。虽然不能在运动高峰时采集图像，但因为缺血所诱发的室壁运动异常并不会在患者停止运动后很快恢复，因此并不影响超声检查的结果。

多项研究表明，运动超声心动图检测冠心病的准确性与放射性核素运动心肌显像相似，而且比平板运动试验更佳。

2. **药物负荷超声心动图** 对于不能运动的患者或运动中或运动后超声心动图图像质量不佳的患者可行药物负荷超声心动图试验。

（四）冠脉 CTA

对于根据临床症状诊断的稳定型冠心病患者可考虑行 CTA 检查以了解冠状动脉病变情况。CTA 对狭窄部位病变程度的判断仍有一定局限性，当存在明显钙化病变时，会影响狭窄程度的判断，而冠状动脉钙化在冠心病患者中相当普遍，因此，CTA 对冠状动脉狭窄程度的显示仅作为参考。有碘对比剂过敏者，严重心、肾功能不全者，未经治疗的甲状腺功能亢进者及妊娠期妇女禁忌行 CTA 检查。有哮喘、高敏体质、频发期前收缩或心房颤动者慎行 CTA 检查。

（五）冠脉造影

尽管通过典型的临床表现及无创检查结果对诊断稳定型心绞痛很有价值，并且对总体评价患者状况很有帮助，然而只有冠脉造影才对稳定型心绞痛有确诊价值，并且可明确显示病变的部位、严重程度。稳定型心绞痛患者冠状动脉造影结果为：单支病变、双支病变及三支病变各占 25%，左主干病变占 5%~10%，约 15% 的患者无显著冠脉病变（狭窄程度 <50%）。

慢性稳定型心绞痛（SAP）与急性心肌梗死（AMI）者冠状动脉造影结果有所不同。急性心肌梗死者病变支数较少，而慢性稳定型心绞痛者却相反，且有心肌梗死病史的慢性稳定型心绞痛者在一支或多支冠脉上存在慢性完全闭塞者较多，反映了两者之间在发病机制及血栓形成倾向上的不同。

六、治疗原则

慢性稳定型心绞痛的治疗原则为缓解症状、改善预后、阻止病情进展。包括调整生活方式、控制危险因素、循证药物治疗、血运重建和心脏康复等。

（一）建议健康的生活方式

戒烟限酒、健康饮食、有规律的体育活动、体重和血脂管理、控制血压及血糖。

（二）血运重建

对于慢性稳定型心绞痛患者，治疗的主要目的是改善预后和缓解症状。血运重建的价值要从这两方面进行全面评价。对不同临床特征（包括病史、症状、辅助检查指标等）、不同危险度（包括危险因素数量、冠状动脉病变情况、心脏及全身合并疾病等）的患者，治疗方法的选择、达到的治疗目的以及治疗效果也可能不同。

（三）药物的选择和合理使用

慢性稳定型心绞痛的药物治疗原则：缓解心绞痛/心肌缺血；预防危险事件。

1. **缓解心绞痛/心肌缺血治疗的药物**　一线治疗药物：β受体阻滞剂、CCB、短效硝酸酯类药物；二线治疗药物：长效硝酸酯类药物、伊伐布雷定、尼可地尔、雷诺嗪、曲美他嗪等其他抗心肌缺血药物，可根据患者的并发症和耐受性，必要时将二线药物用作一线治疗药物。

（1）硝酸酯类药物：硝酸酯类药物可选择性地扩张心外膜下大的传输动脉，也可预防或逆转冠状动脉的收缩或痉挛，舒张侧支循环动脉，使侧支循环血流增加，改善缺血区域的血流供应，扩张因粥样硬化而狭窄的冠状动脉。但硝酸酯类药物对微动脉不产生舒张效应。对于慢性稳定型心绞痛，其治疗的主要目标是预防和减少缺血事件的发生，提高患者生活质量。依托于2010年《硝酸酯在心血管疾病中规范化应用的专家共识》及2014年《硝酸酯类药物静脉应用建议》等相关指南，本指南在硝酸酯类药物应用中进行如下推荐：短效硝酸酯类药物与β受体阻滞剂联合进行抗缺血治疗，二者可相互取长补短，相得益彰。硝酸酯类药物降低后负荷后，反射性地增加交感神经紧张度，引起心动过速，β受体阻滞剂可予以抵消；β受体阻滞剂显著减慢心率后，可能增加左心室容量、舒张末期压力和室壁张力，从而增加心肌氧耗，应用短效硝酸酯类药物可克服这一不利因素。因此，二者联用较单独用药可发挥更大的抗缺血效果。对于无心绞痛的患者避免常规应用硝酸酯类药物。舌下含服或喷雾用硝酸甘油仅作为心绞痛发作时缓解症状的用药，也可在运动前数分钟使用规避心绞痛发作风险。可间隔5分钟重复用药，最多3次，如胸痛仍未能缓解可静脉给药。长效硝酸酯类药物用于降低心绞痛发作的频率和程度，可增加患者的运动耐量，但不适宜于心绞痛急性发作的治疗。长期、持续使用硝酸酯类药物时应注意预留足够的无药间期，以减少耐药性的发生。硝酸酯类药物的不良反应包括头痛、面色潮红、心率反射性加快和低血压，以应用短效硝酸甘油时最为明显。第 1 次含服硝酸甘油时，应注意发生体位性低血压的可能。如应用磷酸二酯酶 -5 抑制剂者（如西地那非），24 小时内不能应用硝酸甘油等硝酸酯类药物，避免引起低血压，危及患者生命安全。对因严重主动脉瓣狭窄或梗阻性肥厚型心肌病引起的心绞痛，不宜使用硝酸酯类药物，因为硝酸酯类药物可降低心脏前负荷，减少左室容量，进一步增加左室流出道梗阻程度，而严重主动脉瓣狭窄患者应用硝酸酯类到物也因前负荷的降低，而进一步减少心搏出量，存在造成患者晕厥甚至猝死的风险。

（2）β 受体阻滞剂：只要无禁忌证，β 受体阻滞剂应作慢性稳定型心绞痛的初始治疗首选药物之一。心肌缺血面积较大（大于 10%）且无症状的患者则必须使用 β 受体阻滞剂。β 受体阻滞剂能阻断心脏 β 肾上腺素能受体合成，减慢心率、减弱心肌收缩力、降低血压，减少心肌耗氧量及心肌缺血发作，增加患者运动耐量。特别适用于伴有高血压、既往有心肌梗死病史或心室功能不全的患者。建议优先使用选择性 β₁ 受体阻滞剂用药后要求静息心率降至 55~60 次 / 分钟，严重心绞痛患者如无心动过缓症状，可降至 50 次 / 分钟。对于慢性稳定型心绞痛患者临床首选的 β₁ 受体阻滞剂，常用药物包括美托洛尔、比索洛尔、阿替洛尔，宜从小剂量开始（即目标剂量的 1/4），若患者能够耐受，逐渐增加至目标剂量：比索洛尔每次 10mg，每日 1 次；美托洛尔每次 50~100mg，每日 2 次（缓释片每次 200mg，每日 1 次）；阿替洛尔每次 25~50mg，每日 2 次。给药剂量应个体化，可根据患者症状、心率及血压随时调整药物剂量，撤药或停药过程应渐进缓慢。

（3）CCB：若 β 受体阻滞剂改善症状不明显或患者不能耐受，建议应用CCB。血管痉挛性慢性稳定型心绞痛建议使用 CCB 和硝酸酯类药物，避免使用 β 受体阻滞剂。CCB 分为二氢吡啶类和非二氢吡啶类，均可用于慢性稳定型心绞痛治疗。长效二氢吡啶类 CCB 因其能阻断钙离子内流，升高血浆一氧化氮（NO）含量，改善血管内皮细胞功能，抑制血管平滑肌细胞增殖，延缓动脉粥样硬化病变的病理生理进程，因而其可作为慢性稳定型心绞痛患者的初始治疗药物之一；血压正常的慢性稳定型心绞痛患者可首选 β 受体阻滞剂，必要时可换用或加用二氢吡啶类 CCB。当慢性稳定型心绞痛患者合并高血压时，可应用长效 CCB 作为初始治疗药物。若病情需要且患者能够耐受，上述剂量可加倍。非二氢吡啶类 CCB 中，地尔硫草或维拉帕米可作为对 β 受体阻滞剂有禁忌证患者的替代治疗，但 β 受体阻滞剂加用维拉帕米和地尔硫卓通常不会增强疗效，并可能会造成心动过缓。值得重视的是，目前国内外指南推荐使用具有明确临床研究证据的长效二氢吡啶类 CCB，避免使用短效 CCB。

（4）其他抗心肌缺血药物

①三甲氧苄嗪（曲美他嗪）：能部分抑制耗氧多的游离脂肪酸氧化，促进葡萄糖氧化，利用有限的氧产生更多 ATP，增加心脏收缩力；减少缺血再灌注时细胞内离子的改变：减少酸中毒及钙超载，从而达到优化线粒体能量代谢、保护心肌细胞的作用，缓解心肌缺血和心绞痛，增强患者的运动耐量。可与 β 受体阻滞剂等抗心肌缺血药物联用。常用剂量为每次 20mg，每日 3 次。

②伊伐布雷定：能抑制心脏去极化期 F 钾离子通道，显著延长心脏动作电位的时间间隔，降低窦房结的节律性，降低静息心率和运动心率，减少心肌耗氧量。推荐用于不能耐受 β 受体阻滞剂的患者，或使用 β 受体阻滞剂后心率仍大于 60 次 / 分钟的患者，常用剂量为每次 5mg，每日 2 次，3~4 周后改为每次 7.5mg，每日 2 次。

③尼可地尔：是一种 ATP 敏感性钾通道开放剂，同时具有类硝酸酯作用，对于症状顽固的患者推荐使用尼可地尔。与硝酸酯类药物不同的是，尼可地尔还可治疗冠状动脉微循环障碍。常用剂量为每次 5mg，每日 3 次。

④雷诺嗪：能使心肌由利用脂肪酸代谢产能变为利用葡萄糖代谢产能，使心脏能够利用氧做更多的功，并降低心绞痛发作的可能性。常用剂量为每次 30~60mg，每日 3 次。

2. 预防危险事件治疗的药物

（1）抗血小板治疗的药物：长期服用低剂量阿司匹林可降低心肌梗死、脑卒中或心血管性死亡的发生风险。有禁忌证患者除外，建议每天服用低剂量阿司匹林（75~100mg，常用每日 100mg）。不能耐受阿司匹林的患者可改用氯吡格雷。同时建议，实施介入性血运重建术后的冠心病患者应终身服用阿司匹林（每日 75~150mg，常用每日 100mg）。依据 2017 ESC 的 DAPT 指南推荐，置入裸金属支架的患者应至少坚持服用不少于 1 个月的双联抗血小板治疗（阿司匹林 ＋ 氯吡格雷或替格瑞洛），置入药物洗脱支架的患者应将双联抗血小板治疗的疗程延长至 12 个月。

（2）他汀类药物：脂代谢紊乱是稳定型心绞痛的重要危险因素。稳定型心绞痛患者应积极纠正脂代谢紊乱。其中低密度脂蛋白（LDL-C）的作用尤其重要，其每增加 1%，不良冠状动脉事件的发生风险增加 2%~3%，故调脂治疗的首要目标是降低 LDL-C 水平。只要无禁忌证，稳定型心绞痛患者应接受积极的降低 LDL-C 治疗，应尽量将稳定型心绞痛患者的血浆 LDL-C 控制于 1.8mmol/L 以下，或至少较基础值降低 50%。美国 2016 年 ACC 会议发布的 HOPE-3 试验，更是支持稳定型心绞痛中危人群使用他汀类药物。若采用强化降脂治疗，应严密监测转氨酶及肌酸激酶等生化指标，及时发现药物可能引起的肝脏损害和肌病。其他控制血脂的药物还包括贝特类、烟酸类及选择性胆固醇抑制剂等。

（3）ACEI/ARB：所有稳定型心绞痛伴高血压、糖尿病、LVEF<40% 合并慢性肾脏病（chronic kidney disease，CKD）的患者，如无禁忌均应接受 ACEI 治疗；不能耐受 ACEI 时改用 ARB。对冠心病合并其他血管病变患者，ACEI 或 ARB 治疗也是合理的。

（4）中医药：在治疗稳定型心绞痛药物方面，中医药也作出了特殊而重要的贡献，已经有相当多的研究证实了中医药在治疗甚至改善稳定型心绞痛患者预后拥有值得期待的疗效。虽然中成药可用于治疗稳定型心绞痛，但尚需大样本、随机对照的长期循证医学研究证实。

七、心脏康复

心脏康复除药物处方外，还有运动处方、心理处方、睡眠处方、戒烟处方。

（一）运动能力评估

在心肺康复过程中要注意运动形式、运动时间、运动强度、运动频率等。

1. **运动形式**　心肺康复中的运动形式以有氧运动（行走、慢跑、游泳、骑自行车等）为主，无氧运动（静力训练、负重等运动）作为补充。

2. **运动时间**　心脏病患者的运动时间通常为 10~60 分钟，最佳运动时间为 30~60 分钟。对于刚发生心血管事件的患者，从 10 分钟 / 天开始，逐渐增加运动时间，最终达到 30~60 分钟 / 天的运动时间。

3. **运动强度**　运动强度的评估包括最大氧耗量、最大心率以及症状分级法。建议患者开始运动从 50% 的最大氧耗量或最大心率运动强度开始，运动强度逐渐达到 80% 的最大摄氧量或最大心率。BORG 劳累程度分级法达到 10~14 级。可通过心肺运动试验测得最大氧耗量，最大心率 =220 - 年龄（次 / 分钟）。每 3~6 个月评价一次患者的运动强度是否需调整。

4. **运动频率**　每周至少 3 天为最佳。康复过程中需注意对运动过程中的患者进行监测，并给予必要指导。运动时或运动后出现以下情况，暂时停止运动：运动时感觉胸痛、呼吸困难、头晕；运动时心率波动范围超过 30 次 / 分钟；运动时血压 >200/100mmHg，收缩压升高 >30mmHg 或下降 10mmHg 以上；运动时心电图监测 ST 段下移 ≥0.1mv 或上升 ≥0.2mv；运动时或运动后出现严重心律失常。

（二）心理评估

心内科的临床诊疗节奏较快，对患者的精神心理问题常常容易忽略，所以心理问题筛查尤为重要。可在诊疗同时采用简短的三问法，初步筛查出可能有心理问题的患者。三个问题是：

1. 是否有睡眠问题，已明显影响白天的精神状态或需用药；

2. 是否有心情烦躁不安，对以前感兴趣的事情失去兴趣；

3. 是否有明显身体不适，但多次入院检查都没有发现相应的器质性疾病。

若三个问题中有两个以上回答"是"，则符合心理障碍的可能性为80%左右。

对精神心理状态的评定通常应用量表法，通常使用的量表包括患者健康问卷9项（patient health question nairede pression scale，PHQ9）、广泛焦虑问卷7项（generalized anxiety disorder7-itemscale，GAD7）、综合医院焦虑抑郁量表（hospital anxiety and depression scale，HADs）和躯体化症状自评量表。这4种自评量表在心血管科经过效度和信度检测，有较好的阴性预测值，同时条目少，简单方便。自主神经测定仪和心理量表软件可作为补充工具。我们可以根据量表提供的抑郁焦虑严重程度给予缓解症状治疗。轻度患者可由心血管科医师进行一些药物或非药物治疗，中度患者请心理科医师或精神科医师会诊，重度患者则转诊至精神科。

（三）睡眠评估

随着现代生活压力的增加和生活节奏的加快，睡眠障碍的患病率明显升高。通过临床观察发现，在心脏病患者中有很多患者存在睡眠障碍症状，表现为入睡困难、睡眠浅、易觉醒及白天嗜睡等，需要评估。

（四）烟草嗜好评估

1998年世界卫生组织正式给出烟草依赖综合征的诊断标准，在过去一年内体验过或表现出下列6条中的至少3条即可确诊烟草依赖综合征：

1. 对吸烟的强烈渴望或冲动感。

2. 对吸烟行为的开始、结束及剂量难以控制。

3. 当吸烟被终止或减少时出现生理戒断状态。

4. 耐受性增加，必须使用较高剂量的烟草才能获得过去较低剂量的效应。

5. 因吸烟逐渐忽视其他的快乐或兴趣，在获取。

6. 坚持吸烟不顾其明显的危害性后果，如过度吸烟引起相关疾病后仍然继续吸烟。

对于存在烟草依赖的患者，可根据两个量表（烟草依赖评估量表和吸烟严重度指数）进行烟草依赖严重程度的评估。烟草依赖评估量表是从生理学侧面对尼古丁依存症的程度进行简易评估的量表。烟草依赖评估量表和吸烟严重度指数（heaviness of smoking index，HSI）的累计分值越高，说明吸烟者的烟草依赖程度越严重，该吸烟者从强化戒烟干预，特别是戒烟药物治疗中获益的可能性越大。

第三节 稳定型心绞痛健康管理

一、血脂管理

饮食治疗和改善生活方式是血脂异常治疗的基础措施。无论是否选择药物调脂治疗，都必须坚持控制饮食和改善生活方式。强烈推荐稳定型心绞痛患者坚持日常体育锻炼和控制体重，建议低脂饮食，药物治疗推荐以他汀类药物为主。

二、血压管理

建议所有稳定型心绞痛患者进行生活方式调整：控制体重、增加体育锻炼、节制饮酒、限盐、增加新鲜果蔬和低脂饮食，避免过度劳累。如果稳定型心绞痛患者血压 ≥140/90mmHg（1mmHg=0.133kPa），在调整生活方式的同时，考虑使用降压药物。降压药物应根据患者具体情况选择，但建议包括 ACEI 或 ARB 或 β 受体阻滞剂，治疗目标应低于 140/90mmHg。糖尿病患者血压控制目标建议为 130/80mmHg 以下。

三、糖尿病患者血糖管理

对于糖尿病病程较短，预期寿命较长的稳定型心绞痛患者，HbA1c 目标值 ≤7% 是合理的。对年龄较大、糖尿病病程较长、存在低血糖高危因素患者，HbA1c 目标应控制在低于 7.5%，对慢性疾病终末期患者，如纽约心脏协会（NYHA）心功能Ⅲ～Ⅳ级、终末期肾脏病、恶性肿瘤伴有转移、中重度认知功能障碍等，HbA1c 控制目标可适当放宽至低于 8.5%。为达到 HbA1c 的目标值，推荐给予药物治疗。稳定型心绞痛患者不应选用罗格列酮治疗。

四、体育锻炼

建议所有稳定型心绞痛患者在日常锻炼强度（如工作间歇的步行，家务劳动）的基础上，每周至少 5 天进行 30~60 分钟中等强度的有氧锻炼，如健步走，以增强心肺功能。对所有患者，建议根据体育锻炼史或运动试验情况进行风险评估来指导治疗和改善预后。推荐首诊时发现具有缺血风险的患者参与医学监督项目（如心脏康复）和由医师指导下基于家庭的锻炼项目。

五、体重管理

医师应建议稳定型心绞痛患者通过有计划的锻炼、限制热量摄取和日常运动来控制体重，体重指数目标 18.5~24.9kg/m²。减重治疗的起始目标为体重较基线下降 5%~10%。如成功，可尝试进一步减重。

六、戒烟

稳定型心绞痛患者应戒烟，避免被动吸烟，必要时可借助药物戒断。

七、社会心理因素管理

对于稳定型心绞痛患者筛查其是否合并抑郁、焦虑、严重失眠等心理障碍症状，如有相关症状，建议进行心理治疗或药物治疗。

八、酒精管理

酒精对心血管系统的影响尚有争议，故不推荐饮酒。对于有饮酒史的稳定型心绞痛患者，如对酒精无禁忌，建议非妊娠期女性每天饮用酒精不超过 15g（相当于 50° 白酒 30mL），男性每天不超过 25g（相当于 50° 白酒 50mL）。

（李　雪）

参 考 文 献

[1] Dattilo A M, Kris-Etherton P M. Effects of weight reduction on blood lipids and lipoproteins: ameta-analysis[J]. AmJClinNutr, 1992, 56（2）: 320−328.

[2] Turnbull F. Effects of different blood-pressure-lowering regimens on major cardiovascular events: results of prospectively-designed overviews of randomised trials[J]. Lancet, 2003, 362（9395）: 1527−1535.

[3] Duckworth W, Abraira C, Moritz T, et al. Glucose control and vascular complications in veterans with type2 diabetes[J]. NEnglJMed, 2009, 360（2）: 129−139.

[4] Taylor R, Brown A, Ebrahim S, et al. Exercise-based rehabilitation for patients with coronary heart disease: systematic review and meta-analysis of randomized controlled trials[J]. AmJMed, 2004, 116（10）: 682−692.

[5] Arnlöv J, Ingelsson E, Sundström J, et al. Impact of body mass index and themetabolic syndrome on the risk of cardiovascular disease and death in middle-aged men[J]. Circulation, 2010, 121（2）: 230−236.

第5章

脑 血 管 病

第一节　老年脑血管病发病危险因素

　　脑卒中（stroke），又称中风或脑血管意外，是一组急性脑血管病的总称，指供应脑部血液的血管病变所致的一组神经系统疾病；以突然起病、迅速出现局灶性或弥漫性脑功能缺损为临床特征：主要包括脑血栓形成、脑栓塞、脑出血、蛛网膜下腔出血。

　　脑卒中是我国老年人群常见病、多发病，随着社会老龄化和脑卒中危险因素普遍暴露，脑卒中的发病率和患病率持续上升，老年患者多伴有高血压病、糖尿病、高脂血症或动脉粥样硬化等危险因素，加速疾病的发生发展。

　　1. **年龄**　中国卒中流行病学调查（National Epidemiological Survey of Stroke in China, NESS-China）研究结果显示，我国男性、女性脑卒中患者的平均发病年龄分别为 65.5 岁和 67.6 岁。另有研究表明，55 岁以后每增加 10 岁，卒中发生率增加 1 倍。

　　2. **高血压**　国内外报道均证实，高血压是脑卒中发病率、死亡率上升的独立、直接、持续的危险因素。国内研究显示，收缩压每升高 10mmHg，脑卒中发病的相对危险增加 49%。

　　3. **糖尿病**　糖尿病是缺血性卒中的独立危险因素，有研究表明，糖尿病患者的脑血管病病死率是非糖尿病患者的 7.9 倍。

　　4. **高脂血症**　低密度脂蛋白（low density lipoprotein, LDL）升高及高密度脂蛋白（High Density Lipoprotein, HDL）的降低能增加脑卒中的风险。

　　5. **心脏病**　弗明汉心脏病研究（Framingham Heart Study）的研究结果显示，房颤患者发生卒中的危险性与年龄增高呈正相关，50~59 岁发病率为 1.5%，80~89 岁发病率增至 23.5%。

　　6. **吸烟**　可使卒中及颈内外动脉粥样硬化风险增加，是缺血性卒中的独立危险因素。机制包括：血黏度和纤维蛋白原水平增加、血管内皮损伤和随后动脉粥样硬化的产生、血小板聚集、血管收缩等。

　　7. **颈动脉狭窄**　是缺血性卒中的主要危险因素之一，15%~20% 缺血性卒中是由颈动脉狭窄引起。斑块表面不光滑者 5 年内卒中危险为 6.8%。

8. **高同型半胱氨酸血症**　是动脉粥样硬化的独立危险因素，也是缺血性脑卒中的独立危险因素。

9. **其他因素**　有的老年人长期饮食结构不合理，缺乏适当的体育运动等与脑卒中的发生密切相关。

第二节　脑血管病基础知识

一、病例摘要

患者，男性，65岁，因"突发言语不清，右侧肢体麻木无力2小时"入院，于入院前2小时前突发言语不清，右侧肢体麻木无力，跌倒于地，无头部磕碰。当时无头晕，头痛，无视物不清，无胸闷，心悸，无意识丧失，无肢体抽搐，无大小便失禁，遂送至附近医院，初步诊断脑卒中，为进一步诊治收入院。既往史：原发性高血压病史20年；糖尿病史1年；吸烟史20年，20支/天；体格检查：T：36.3℃，R：16次/分钟，P：80次/分钟，BP：155/78mmHg，神志清楚，言语流利，双瞳孔等大同圆，对光反射灵敏，视野正常。右侧鼻唇沟浅，伸舌右偏，右侧肢体肌张力折刀样增高，肌力4级，左侧肢体肌张力、肌力正常，右侧偏身痛觉减退，右侧巴宾斯基（Babinski）征（＋）。美国国立卫生研究院卒中量表评分（national institute of health stroke scale, NIHSS）7分，两肺呼吸音清，未闻及干湿罗音，心率90次/分钟，心律绝对不规则，各瓣膜区未闻及杂音，腹部平坦，无压痛及反跳痛，肝脾肋下未触及，双下肢无水肿。实验室及影像学检查如下：急诊查头颅CT显示：双侧半球血管腔隙增宽，老年性脑改变；入院后头颅MRI＋MRA：双侧半球多发腔隙性老年性脑改变，左侧基底节偏外侧区可见新鲜梗死病灶，MRA未见明显异常。诊断：急性脑梗死。

二、概述

脑血管病是指各种血管源性原因引起的脑部疾病的总称。血管源性病因包括两个方面：一是颅内外血管本身的疾病，如血管发育异常、创伤、肿瘤等；二是心血管系统和其他系统或器官的病损，累及脑部血管和循环功能，最常见的为动脉粥样硬化、心源性栓塞等。根据损伤的血管部位，大体可分为视网膜、脊髓及脑血管病变。而根据损伤的血管性质，可分为动脉、静脉及毛细血管。根据起病的方式，可将脑血管分为急性及慢性。急性脑血管病又称（脑）卒中或中风；慢性脑血管病，包括血管性痴呆、大脑缺血（慢性）及脑动脉粥样硬化等。根据病理和生理性质，脑血管病可分为缺血性及出血性脑血管病。前者主要由于各种原因（如动脉梗阻或脑血流灌注量下降）导致了脑、脊髓或视网膜细胞缺血、缺氧，后者主要由于各种原因导致脑、脊髓血管破裂，溢出的血液对脑组织形成压迫导致的病理和生理改变。脑卒中为突然起病的脑血液循环所致的神经功能缺损。包括缺血性卒中（ischemic stroke，IS），如脑血栓形成、脑栓塞及分水岭脑梗死等，也可统称为脑梗死（影像学概念）；出血性卒中（hemorrhagic stroke, HS），如脑出血、蛛网膜下腔出血。短暂性脑缺血发作（transient ischemic attack, TIA），为短暂性的、可逆的、局部的脑血液循环障碍，可反复发作，多与动脉粥样硬化有关，也可以是脑梗死的前驱症状。短暂性脑缺血发作的病理、生理过程与缺血性卒中也是基本一致的，因此本文主要将其作为一个整体阐述。

三、流行病学

世界范围内卒中在导致死亡的原因中占第二位，而在我国排在第一位。同时卒中是第一位的致残性疾病。缺血性卒中占卒中的80%以上，缺血性卒中30天死亡率为10%，低于出血性卒中的死亡率（45%），但其复发风险高，每年复发率为2.4%~9.6%，而复发患者中近1/3死亡。

第三节　缺血性脑卒中诊断与治疗

一、病因

各种原因如动脉硬化、血管炎、先天性血管病、外伤、药物、血液病及各种栓子和血流动力学改变都可以引起急性或慢性脑血管病。根据解剖结构和发病机制不同，可将脑血管疾病的病因归为以下几类。

（一）血管壁病变

以高血压性动脉硬化和动脉粥样硬化所致的血管损害最为常见，其次为结核、梅毒、结缔组织疾病和钩端螺旋体等病因所致的动脉炎，再次为先天性血管病和各种原因（如外伤、颅脑手术、插入导管、穿刺等）所致的血管损伤，另外还有药物、毒物、恶性肿瘤所致的血管病损等。

（二）心脏病和血流动力学改变

如高血压、低血压或血压的急骤波动，以及心功能障碍、传导阻滞、风湿性或非风湿性心脏瓣膜病、心肌病及心律失常，特别是心房纤颤。

（三）血液成分和血液流变学改变

包括各种原因所致的血液凝固性增加和出血倾向，如脱水红细胞增多症、高纤维蛋白原血症等高黏血症，遗传性高凝状态，各种血液系统疾病导致的凝血机制异常。

（四）其他病因

包括空气、脂肪、癌细胞和寄生虫等栓子、脑血管受压、外伤、痉挛等。

二、发病机制

缺血性卒中的发病机制，目前提到的有微栓子学说及血流动力学危象学说，另外还提到了血管痉挛、血管的机械梗阻、炎症、盗血综合征、血液学异常等学说。

1. **微栓子学说**　目前，国内外学者普遍认为，微栓子是引起缺血性脑卒中的最主要发病机制。微栓子的来源主要有三个方面，即来源于心脏、近端大动脉中央硬化斑块及反常栓子，如心脏先天畸形伴右至左分流时出现的栓子。

2. **血流动力学危象学说**　血流动力学危象导致的脑血流灌注减少，可以导致神经功能缺损，随着血流动力学恢复正常，脑血流灌注量也可恢复正常，神经功能缺损可以是短暂的。

3. **其他发病机制**　血管痉挛可使血管狭窄，并导致相应的病态血管远端缺血。原则上局灶性的血管痉挛应有血管壁的局灶刺激。弥漫性脑血管痉挛，常见于动脉血管造影，其缺血往往是广泛的。静脉血栓形成、血管壁病变、血液学中血液黏稠度增高异常很难单独引起局灶症状，往往是在脑血管狭窄或梗阻基础上促发缺血性脑卒中的。盗血综合征，如锁骨下动脉盗血综合征，可导致椎 - 基底动脉短暂性脑缺血发作，也是一种血流动力学危象导致缺血性脑卒中的机制。动脉粥样硬化实质上就是一种特殊的炎症过程。机体炎症成分上调时，栓子易脱落，栓子栓塞血管后的继发性反应也是一种炎症反应。机械梗阻，如颈椎压迫椎动脉受压后就会出现椎动脉缺血，引起眩晕、恶心和平衡障碍。

三、临床表现

因受累的血管及其供血不同，TIA 可表现出多种症状和体征。短暂性单眼盲又称发作性黑矇，短暂的单眼失明是颈内动脉分支眼动脉缺血的特征性症状；颈动脉系统 TIA 以偏侧肢体或单支的发作性轻瘫，最常见通常以上肢和面部较重，主侧半球儿颈动脉缺血可表现失语、偏瘫、偏身感觉障碍，偏盲亦可见于颈动脉系统缺血；椎 - 基底动脉系统 TIA 的常见症状有眩晕和共济失调、复视、构音障碍、吞咽困难、交叉性或双侧肢体瘫痪或感觉障碍、皮质性盲和视野缺损，另外还可出现猝倒症。

　　脑梗死的临床表现和受累的血管的部位、大小、次数、原发病因、血管血供应的范围和侧支循环的情况，以及患者年龄和伴发疾病和血管危险因素的有无和多少有关。动脉粥样硬化性血栓性脑梗死、脑栓塞、腔隙性脑梗死是缺血性脑卒中最常见的类型。其中动脉粥样硬化性血栓性脑梗死约占缺血性脑卒中的 60%~80%，起病相对较慢，常在数分钟、数小时甚至 1~2 天达到高峰，不少患者在睡眠中发病，约 15% 的患者都经历过 TIA。脑梗死主要的临床表现多涉及前循环和后循环，或者颈动脉系统和椎－基底动脉系统。在代偿不良的情况下，可表现为大脑中动脉或大脑前动脉或分水岭区（大脑前、中动脉或大脑中、后动脉之间）梗死的症状，如对侧偏瘫、偏身感觉障碍、双眼对侧同向性偏盲，优势半球受累可出现失语，非优势半球受累可有体象障碍。累及眼动脉，还可出现一过性单眼视力障碍或永久性视力丧失。大脑中动脉主干闭塞梗死半球脑水肿，可致中线移位和脑疝，出现昏迷甚至威胁生命。椎动脉或基底动脉脑梗死，可表现为眩晕、恶心呕吐、共济失调、眼球震颤、复视、构音障碍、吞咽困难等。随着病情进展可出现延髓麻痹、四肢瘫痪、昏迷、中枢性高热，甚至导致死亡。大脑后动脉闭塞可表现为双眼对侧视野同向性偏盲（黄斑回避）、象限盲、视物变形、视觉失认、命名性失语和经皮质感觉性失语及古兹曼综合征等。

四、实验室及其他检查

　　最初辅助检查的主要目的是进行溶栓指征的紧急筛查。血糖化验对明确溶栓指征是必需的。如果有出血倾向或不能确定是否使用了抗凝药，还必须化验全血细胞计数（包括血小板）、凝血时间（PT）、国际标准化比值（INR）和活化部分凝血酶原时间（APTT）。脑 CT 平扫是重要的初始辅助检查，可排除脑出血和明确脑梗死诊断。

　　卒中常规实验室检查的目的是排除类卒中或其他病因，了解脑卒中的危险因素。所有患者都应做的辅助检查项目：①脑 CT 平扫或 MRI；②血糖；③全细胞计数、PT、INR 和 APTT；④肝肾功能、电解质、血脂；⑤肌钙蛋白、心肌酶等心肌缺血标志物；⑥血氧饱和度；⑦心电图；⑧胸部 X 线。部分患者必要时可选择检查项目：①毒理学筛查；②血液乙醇水平；③妊娠实验；④动脉血气分析；⑤腰穿；⑥脑电图（怀疑癫痫发作）等。

　　1. 脑 CT　计算机断层扫描是较容易实施的检查项目，能快速、准确地诊断，出血性脑血管病（脑出血、蛛网膜下腔出血），因其扫描时间较短，是急性脑血管病应用最广泛的神经影像学技术。CT 平扫对于溶栓治疗前的评估必不可少，能够排除出血性卒中的患者。另外，CT 平扫在判断溶栓过程中或溶栓后症状波动或进展的患者有无颅内出血亦为重要。

2. MRI　MRI 可清晰显示早期缺血性梗死，梗死灶 T1 呈低信号、T2 高信号，出血性梗死时 T1 加权像有高信号混杂。MRI 弥散加权成像 DWI 在症状出现数分钟内即可显示缺血灶，虽然超早期显示的缺血灶有些是可逆，但在发病 3 小时以后显示的缺血灶基本代表了脑梗死的大小。

3. **血管病变检查**　常用检查方法包括颈动脉超声、经颅多普勒（TCD）磁共振血管成像（MRA）、CT 血管成像（CTA）和数字减影血管造影（DSA）等。CT 和 MRA 可以发现血管狭窄、闭塞及其他血管病变，如动脉炎、脑底异常血管网病（烟雾病）等，为卒中的血管内治疗提供依据。

4. **其他检查**　对心电图正常但可疑存在阵发性房颤患者可行动态心电图监测。超声心电图经食管超声可发现心脏附壁血栓等可疑心源性栓子来源。蛋白 C、蛋白 S 等可用于筛查遗传性高凝状态。糖化血红蛋白、同型半胱氨酸，有利于发现脑梗死的危险因素。

五、诊断

脑卒中早期识别对治疗和预后尤为重要。一些简单易行的筛选量表可用于急救人员对于急性脑卒中的快速诊断，如辛辛那提院前卒中量表（Cincinnati prehospital stroke scale, CPSS）、NIHSS 评分、洛杉矶院前卒中筛查量表（Los Angeles prehospital stroke screen, LAPSS）、墨尔本急救车卒中筛查量表(Melbourne ambulance stroke screen, MASS）、面－臂－语言－时间评分量表（the face arm speech time, FAST）。美国卒中协会（American stroke association, ASA）提出的 FAST 工具：即"F:"–face，指面部的麻木感，口角歪斜等；"A":–arms，指无法将肢体抬起或不能将两侧肢体保持在同一平面；"S":–speech，指咬字不清，言语费解；"T":–time，迅速拨打"120"急救电话求助获得医疗支持，迅速被推广至 28 个国家和地区，有效降低了卒中病死率。"中风 1-2-0"：2016 年，国内学者提出适合中国人群卒中快速识别工具"中风 1-2-0"。即 1 看 -1 张脸不对称，口角歪斜；2 查 – 两只手臂，平行举起，单侧无力；0（聆）听 – 言语不清，表达困难。如有以上任何突发症状，立刻拨打"120"急救电话。该策略简单明了，有助于帮助公众迅速识别脑卒中及即刻行动就医。

第一步，需明确是否为卒中。中年以上的患者，急性起病，迅速出现局灶性脑损害的症状和体征，并能用某一动脉供血区域功能损伤解释，排除非血管性病因，临床应考虑急性脑卒中。第二步，明确是缺血性还是出血性脑卒中。CT 或 MRI 检查可排除脑出血和其他病变，并帮助进行鉴别诊断。当影像学检查发现责任梗死灶时，即可明确诊断。当缺乏影像学责任病灶时，如果症状或体征持续 24 小时以上，也可诊断急性脑梗死。第三步，需明确是否适合溶栓。卒中患者应首先了解发病时间及溶栓治疗的可能性。若在溶栓治疗时间窗内，应迅速进行溶栓适应证筛查，对有指征者紧急实施血管再灌注治疗。此外，还应该评估卒中的严重程度（如 NIHSS 卒中量表），了解脑梗死发病是否存在低灌注及其病理生理机制，并进行脑梗死病因分型。

大动脉粥样硬化性脑梗死的 TOAST 分型诊断标准：①血管影像学检查证实有与脑梗死神经功能缺损相对应的颅内或颅外大动脉狭窄 >50% 或闭塞，且病变须符合动脉粥样硬化改变或存在颅内或颅外大动脉狭窄 >50% 或闭塞的间接证据，如影像学（CT 或 MRI）显示大脑皮质、脑干、小脑或皮质下的梗死灶直径 >1.5cm，临床表现主要为皮质损害体征，如失语、意识改变、体象障碍等，或有脑干、小脑损害体征；②有至少一个以上动脉样硬化卒中危险因素（如高龄、高血压、高血脂、糖尿病、吸烟等）或系统性动脉粥样硬化（如斑块、冠心病等）证据；③排除心源性栓塞所致脑梗死。

六、鉴别诊断

1. **出血性卒中** 有 10% 左右的脑出血患者发病类似脑梗死，但 CT 扫描能第一时间区分这两种病变，是首选的影像学检查。

2. **颅内占位性病变** 少数的脑肿瘤、慢性硬膜下血肿和脑脓肿的患者可以突然起病，表现为局灶性神经功能缺失而易与脑梗死相混淆。

3. **颅脑外伤** 脑卒中患者发病时患者突然摔倒致头面部损伤，若患者有失语或意识不清，不能自述病史时，尤应注意鉴别。

4. **小血管病变与脱髓鞘病变的鉴别** 两者临床和影像学有相似之处，但是从危险因素、发病情况、影像学特征、脑脊液检测等多方面可进行鉴别。

七、脑梗死的一级和二级预防

卒中的危险因素分为可控性因素和不可控性因素。后者主要包括年龄和性别。可控性因素较多，前十位为：高血压史、缺乏体育锻炼、腰臀比、apoB 和 apoA1 的比值、吸烟、饮食不合理、心脏病变、抑郁和心理压力、糖尿病、酗酒。

（一）一级预防

1. **控制血压** 正常血压在 140/90mmHg 以下，糖尿病患者维持在 130/80mmHg 以下。

2. **控制体重** 男性腰臀比 <0.9，女性 <0.8。

3. **调节血脂** LDL 控制在 2.6mmol/L，合并糖尿病、冠心病、代谢综合征、吸烟者 LDL<2.07mmol/L。

4. **戒烟、限制饮酒。**

5. **控制血糖** 空腹控制在 6.0mmol/L 以下，餐后血糖控制在 10.0mmol/L 以下，糖化血红蛋白 7.0% 以下。

6. **治疗心房颤动** 缺血性脑卒中约有 20% 为心源性栓塞，其中以心房纤颤最为重要。

7. **动脉粥样硬化性颈动脉狭窄** 颈动脉狭窄是缺血性脑血管病的重要危险因素多由动脉硬化引起。

8. **防治高同型半胱氨酸血症** 当同型半胱氨酸高于 16umol/L 时应予以干预。一般人群以饮食调节为主，也可采取叶酸、维生素 B_6、维生素 B_{12} 联合治疗。

（二）二级预防

二级预防除了和一级预防一样改善生活方式，控制卒中的各种危险因素外，也可使用抗血管药及他汀类药预防卒中。二级预防的药物有降压药、抗血小板药及他汀类降脂药。抗血小板药如阿司匹林、氯吡格雷、双嘧达莫等。

八、治疗

循证医学证实，最有效的治疗有三点：卒中单元、重组人组织型纤溶酶原激活物静脉溶栓治疗以及阿司匹林治疗。

（一）院前急救和处理的原则

应采取的措施：管理气道、呼吸和循环。

心脏监测、静脉通道、吸氧（当氧饱和度 <92% 时）、评估有无低血糖、禁食、预先告知接收急诊室、快速转移到最近的能治疗急性卒中的恰当场所。应该避免给予非低血糖患者含糖液体、过度降低血压、过度静脉输液。

（二）快速诊断和评估

首先对疑似卒中的患者需要进行生命体征的评估，判断是否需要紧急处理的状况，随后使用 NIHSS 评分量表对患者进行神经功能缺损评估，并判断病情的严重程度和可能的血管分布，随后立即进行影像学检查和相关实验室检查。由于溶栓治疗时间窗窄，应争取 60 分钟完成上述评估、检查以及与治疗。

（三）治疗

1.药物治疗

（1）静脉溶栓治疗：公认的静脉溶栓治疗时间窗是发病 4.5 小时内。重组组织型纤溶酶原激活剂（recombinant tissue-type plasminogen activator, rt-PA，0.9mg/kg，体重最大剂量90mg）进行溶栓治疗，可以显著改善患者预后，治疗开始越早，临床结局越好，静脉溶栓患者应收入卒中单元监护；溶栓治疗严重出血风险大约6%左右。

（2）动脉溶栓治疗：针对颅内主要供血动脉的闭塞（颅内颈内动脉主干、大脑中动脉主干）、神经功能缺损严重（NIHSS评分≥10）、症状出现小于6小时、未能进行静脉溶栓的卒中患者进行动脉rt-PA溶栓治疗可能有益，但是不能妨碍时间窗内的静脉溶栓治疗。

（3）抗血小板治疗：对不能溶栓的患者，均建议给予抗血小板治疗，临床指南推荐应用阿司匹林。近期发生缺血性卒中的患者，不建议联合使用氯吡格雷和阿司匹林，但有特定指征（例如不稳定型心绞痛，无Q波心肌梗死或近期支架植入术）者例外；治疗应持续到事件发生后九个月；用抗血小板治疗仍发生卒中的患者，建议重新评价其病理生理学和危险因素。阿司匹林初始剂量为300mg，维持量每天50~300mg，大剂量（每天＞150mg）长期使用不良反应增加。胃部疾病患者应同时使用质子泵抑制剂。

（4）降纤治疗：对不适合溶栓并经过严格筛选的脑梗死患者，特别是高纤维蛋白原血症者可选用降纤治疗，药物包括降纤酶、巴曲酶等。

（5）扩容治疗：血流动力学性机制所致脑梗死应停用降压药物及血管扩张剂，必要时给予扩容治疗，病情稳定后需考虑血管内治疗或颈动脉内膜剥脱术，以解除血管狭窄。

（6）神经保护治疗的应用：神经保护治疗针对的是缺血再灌注损伤级联反应各个环节，联合溶栓治疗和神经保护治疗具有一定的前景。

2. 介入和手术治疗 根据不同的狭窄程度选择不同的干预方法。机械性碎栓和取栓治疗在许多综合性医院得到应用。

3. 综合治疗

1）体位和运动：大多数患者发病后需卧床休息，病情稳定后要尽早开始活动。

2）营养补液：所有患者均需进行：吞水试验了解吞咽功能。多数患者最初需接受静脉输液治疗，如有必要应置入鼻胃管，以提供营养及药物。

3）感染的控制和预防：肺部和泌尿系统感染是常见的并发症，严重的卒中患者可能需要预防应用抗生素。

4）深静脉血栓形成及肺栓塞：大约10%的患者死于肺栓塞，肺栓塞的栓子通常来源于下肢静脉血栓，不能活动的患者及严重卒中的老年人发生深静脉血栓的风险最高。预防措施包括早期活动、使用抗栓药物以及使用外部加压装置。首选低分子肝素皮下注射。

5）血压的管理

（1）原则：卒中患者血压升高是常见的现象，大多数患者在发病后4~10天内血压会自动下降，应根据不同的卒中亚型选择对血压处理方式。

（2）高血压急症的处理：存在下述情况时，应该使用降压治疗，并严密监测血压变化。①高血压脑病；②高血压肾病；③高血压性心力衰竭；④主动脉夹层；⑤先兆子痫；⑥脑出血收缩压 >180mmHg。

（3）溶栓患者的血压管理：溶栓前患者血压要 ≤185/110mmHg，如果不能达到这个指标，就不能进行溶栓，溶栓后 24 小时内，血压要保持在 180/105mmHg 以下。

（4）一般患者的血压管理：患者血压 >220/120mmHg 时给予降压治疗，且发病最初 24 小时内，血压下降幅度为 15%~25%。但对于怀疑为血流动力学卒中或双侧颈动脉狭窄患者，血压不宜过度降低。

（5）低血压的处理：首先需要寻找低血压的原因，可以使用生理盐水纠正低血容量，并改善心律失常。

6）血糖管理：当血糖 >10mmol/L 时，需用输注胰岛素降低血糖。高血糖可能是卒中后的一个应激反应，一些患者血糖水平会自动下降，而且在卒中后首个 24 小时内静脉用生理盐水，并且避免使用葡萄糖乳液，就可以降低血糖水平。应避免低血糖的发生，低血糖时静脉输注葡萄糖。

7）血脂的管理：主张急性期尽早开始降脂治疗，尤其是因为动脉粥样硬化斑块脱落，动脉粥样硬化性血管狭窄，导致 TIA 或卒中发作者，因为他汀类药物对稳定斑块、减轻血管狭窄有益。

4. 恶性脑梗死的手术治疗　对于引起容易颅内压升高和脑干受压的恶性脑梗死可以选择半侧颅骨切除术及切除颞叶的硬脑膜切除术。

第四节　出血性脑卒中诊断和治疗

脑出血（intracerebral hemorrhage）指非外伤性脑实质和脑室内出血，也称自发性脑出血。大多由高血压引起，称为高血压性脑出血。脑出血占全部脑卒中的比例因国家地区不同变化于 10%~40% 之间。蛛网膜下腔出血等其他类型出血不在本文进行阐述。

一、病因

1. 高血压病　高血压是脑出血最常见原因。

2. 脑血管淀粉样变性　β淀粉样蛋白沉积在脑膜和皮质及小脑的细小动脉中层和外膜，血管中外膜被淀粉样蛋白取代，弹力膜和中膜平滑肌消失，是 70 岁以上脑出血的主要原因之一。

3. **其他** 脑动脉粥样硬化、动脉瘤、脑血管畸形、脑动脉炎脑底血管网异常等均可引起脑出血。

二、危险因素

危险因素与缺血性脑卒中有许多相同之处，在此不再赘述。

三、临床表现

（一）一般表现

1. **发病形式** 大多数发生于50岁以上，急性起病，一般起病1~2小时内出血停止。病前常有情绪激动、体力劳动等使血压升高的因素，1/3患者出血后血肿扩大，易发生在血压显著升高，有饮酒史，肝病或凝血功能障碍患者。

2. **意识障碍** 除小量出血外，大多数不同程度意识障碍。

3. **头痛和恶心呕吐** 最重要的症状之一。50%的患者发病时出现剧烈头痛，脑叶和小脑出血头痛重，深部出血和小量脑出血可以无头痛，或者头痛较轻未得到注意。

4. **癫痫发作** 发生于10%的患者，常常为部分性发作。

5. **脑膜刺激征** 出血破入蛛网膜下腔或脑室系统可以出现颈部强直。

6. **颅内压增高** 大量出血及周围水肿可出现颅内压增高表现，包括深沉鼾声呼吸或潮式呼吸，脉搏慢而有力，收缩压高，大小便失禁，重症者迅速昏迷，呼吸不规则，心率快、体温高，可在数天内死亡。

（二）老年人脑出血的临床特点

病因中淀粉样血管病较为常见，脑叶出血多，意识障碍重，头痛程度相对较轻，甚至无头痛，因为老年人常见不同程度脑萎缩，故相同出血量脑疝出现的概率低，因合并心、肺、肾等脏器功能减退，故并发症多。临床观察证实高龄老年人，脑出血死亡率高，致残率高，85岁以上组与85岁以下组比较意识障碍更多见，住院死亡率高，出院时中等和严重神经功能缺损比例高。80岁以上老龄老人，高血压脑出血的临床特点包括：更少患者合并肥胖和糖尿病，收缩期、舒张期和平均血压较低，更多患者血肿破入脑室，丘脑出血更常见。

四、辅助检查

（一）影像学检查

突然起病神经系统局灶症状，收缩压明显增高，头痛，呕吐，意识水平下降，数分钟或数小时内进行性加重，高度提示脑出血，强烈建议神经影像学检查。

1. **CT 表现**　诊断脑出血，安全有效的方法，平扫显示圆形或卵圆形均匀高密度影，边界清楚，可确定出血量、部位及占位效应，是否破入脑室或蛛网膜下腔，脑室及周围组织受压情况，中线移位情况。CT 检查也能说明脑出血的自然史。

2. **MRI**　可发现 CT 不能确定的脑干或小脑小量出血，能分辨病程 4~5 周后 CT 不能辨认的脑出血，区别陈旧性脑出血与脑梗死。

（二）腰穿检查

脑脊液压力增高，均匀血性脑脊液。

（三）经颅多普勒超声检查

经颅多普勒超声检查是床边监测脑血流动力学的重要方法。

五、诊断和鉴别诊断

脑血管病大多发生于 50 岁以上的高血压患者，体力活动情绪紧张时发病，病情进展迅速；主要症状为头痛、恶心呕吐、意识障碍，可有癫痫发作，局灶症状和体征包括偏身感觉障碍，偏身运动障碍、偏盲、凝视麻痹、失语等，上述症状提示脑出血可能，头颅 CT 或 MRI 见脑实质内出血改变可以确诊。

本病需与脑梗死鉴别，高血压脑出血与其他原因脑出血及蛛网膜下腔出血鉴别。

六、治疗

（一）院前处理

院前处理包括保持呼吸道通畅、血压循环支持、转移到最近的医疗机构，到达急诊室后，对疑诊为脑出血患者，医师要尽快了解患者发病时间及脑血管危险因素（高血压、糖尿病、高脂血症、吸烟等），服药情况包括抗凝药物如华法林、抗血小板药物、抗高血压药物、兴奋剂、拟交感药物等。

（二）一般处理及对症治疗

脑出血 24 小时内有活动性出血或血肿扩大可能，尽量减少搬运，就近治疗，一般应卧床休息 2~4 周，避免情绪激动及血压升高，严密观察体温、脉搏、呼吸、血压、意识状态等生命体征变化；保持呼吸道通畅，后面患者应将头偏向一侧，以利于口腔分泌物及呕吐物流出，防止舌根后坠阻塞呼吸道。

（三）纠正凝血功紊乱

对于严重凝血因子缺乏血小板减少患者应给予相应的凝血因子和血小板。

（四）预防下肢静脉血栓

在肢体瘫痪不能活动患者脑出血发病后数天且出血停止后，可予皮下注射小剂量低分子肝素。

（五）处理血压

血压升高是颅内压增高情况下集体保持脑血流自动调节机制。

（六）抗癫痫药物

不建议预防性应用抗癫痫药物。

（七）颅内压监测和处理

甘露醇是最常使用的脱水剂，适用于颅内压升高患者，一般用药后 10 分钟开始利尿，2~3 小时达高峰，临床应用的其他脱水剂有呋塞米、甘油果糖、白蛋白。

（八）手术治疗

1. **手术适应证**　小脑出血量 >10mL，神经系统表现症状恶化或脑干受压和（或）脑室系统受压出现脑积水表现，应尽快开展清除术。

2. **手术禁忌证**　出血后患者病情进展迅猛，短时间进入深度昏迷，发病后血压持续增高至 200/100mmHg 以上，严重的心、肝、肺、肾等极化和血功能障碍者。

（九）防止并发症

并发症包括感染、应激性溃疡、心脏损害、肾衰竭、中枢性高热等。

（十）康复治疗

早期肢体功能位，病情平稳后尽早进行康复训练，包括肢体康复、言语康复和精神心理康复治疗。

第五节　老年脑血管病健康管理

根据老年流行病学特点，调查研究发现，老年人慢性非传染性疾病患病率为 76%~89%，明显高于中青年的 23.7%，其中 46% 有运动功能障碍，17% 生活不能自理。随着年龄的增长，在机体老化的基础上容易发生的疾病，如高血压病、冠心病、脑血管病、糖尿病及恶性肿瘤等，以及与老化直接相关的老年特有疾病，如痴呆、退行性骨关节病等。不同地区和不同人群，每种疾病的患病率和排序有所不同，如脑血管病、心肌梗死的发病率，我国北方地区比南方地区高5~10倍，此类老年性非感性疾病的最大特点是病因复杂，且与多因素相关，目前研究较多但了解甚少，并难以分清是自然衰老或独立的疾病；而治疗上又缺乏特效疗法，是危害老年人健康的一类重要疾病。老年人因衰老、生理功能的改变，患病时往往与非老年人临床表现不同，主要特点如下：多隐匿而不典型；发展迅速，突发易变，猝死发生率高；多病共存；并发症多；明显受心理精神因素的影响；药物不良反应会影响病情。

综上所述，老年脑血管病往往给个人、家庭、社会带来极大的负担，掌握其健康管理尤为重要。

一、日常生活家庭管理

1. **戒烟** 一项针对中国人群吸烟与脑卒中危险的研究也发现，吸烟是脑卒中的独立危险因素，并且两者存在剂量反应关系。最有效的预防措施是不主动吸烟并且避免被动吸烟，戒烟可以降低脑卒中的风险。

2. **饮食和营养** 在观察性研究中，饮食和脑卒中危险性相关。与水果和蔬菜低摄入组相比，高摄入组的脑卒中事件的 *RR* 为 0.69（95%*CI* 0.52~0.92）。在至少每月一次进食鱼类人群中，缺血性卒中风险有所下降。钠的高摄入量伴随脑卒中风险性增高，同时钾摄入量增多伴随脑卒中危险性降低。

3. **体力活动** 队列和病例对照研究的荟萃分析显示，与缺乏运动的人群相比，体力活动能够降低脑卒中或死亡风险；中老年人应特别提倡有氧锻炼，典型的有氧运动有步行、慢跑、骑车、游泳、做健美操、跳舞和非比赛性划船等。

4. **饮酒** 重度饮酒则可能导致高血压或血液高凝状态，进而减少脑血流量，或使心房颤动的发生率增加，继而导致脑卒中风险增高。

5. **精神心理因素** 资料显示，不良情绪可增加缺血性脑卒中的发生率，文献报道，患脑卒中后，60% 左右的患者会出现抑郁症，严重影响患者的康复。

二、日常病情监测

1. **高血压** 积极治疗高血压，血压控制在 140/90mmHg 以下，糖尿病或肾病患者应控制在 130/80mmHg 以下。当伴有单侧颈动脉狭窄 ≥70% 时，收缩压应维持在 130mmHg 以上，降压药的选择多参考高血压防治指南，原则是保证将血压降至目标水平和注意保护靶器官，针对后者，ACEI 是理想的选择。

2. **糖尿病** 流行病学研究表明，糖尿病是缺血性脑卒中独立危险因素，2 型糖尿病患者发生脑卒中的危险性增加两倍。糖尿病合并高血压患者应严格控制血压，使血压保持在 130/80mmHg 以下，至少选一种血管紧张素转化酶抑制剂类药物进行降压。

3. **心房颤动** 心房颤动发生血栓的危险因素分级及种类。低危因素：女性年龄 65~74 岁，冠心病，甲状腺毒症；中危因素，年龄 ≥75 岁、高血压、心力衰竭、左心射血分数 ≤35%、糖尿病；高危因素：既往脑卒中、TIA 或栓塞，二尖瓣狭窄，心脏瓣膜置换术后。没有危险因素的心房颤动患者可服用阿司匹林 75~325mg/d；有一个中等危险因素，可服用阿司匹林 75~325mg/d 或华法林(INR2-3，目标 2.5)；任何一种高危因素或一种以上中等程度危险，服用华法林（INR2-3，目标 2.5）。

4. **血脂异常** 40 岁以上男性和绝经后女性应每年进行血脂检查，脑卒中高危人群则应定期至少六个月检测血脂；血脂异常首先应进行治疗性生活方式改变，改变生活方式无效者采用药物治疗，药物选择应根据患者血脂水平以及血脂异常的分型决定；糖尿病伴心血管患者为缺血性脑卒中极高危状态，此类患者不论基线 LDL-C 水平如何，均建议采用他汀类药物治疗。

5. **肥胖和超重** 通过健康的生活方式，良好的饮食习惯，增加体力活动等措施减轻体重，以降低脑卒中风险。

6. **绝经后激素治疗** 不推荐使用绝经后激素治疗。

7. **睡眠呼吸紊乱** 成年人尤其是腹型肥胖和高血压人群，应注意有无睡眠呼吸紊乱症状，如有症状，特别是对药物不敏感型高血压人群，应进一步请有关专科医师对其进行远期评估。

8. **炎症与感染** 炎性标记物，如 CRP、Lp-PLA2，对于无脑卒中病史人群可以作为危险因素的评估指标；对于患类风湿、红斑狼疮等慢性炎症疾病的患者，易患脑卒中，不推荐使用抗生素治疗慢性感染以及预防脑卒中的发生。使用他汀类治疗 CRP 增高的患者可以降低卒中的发生风险。

（杨 帆）

参 考 文 献

[1] 陈灏珠，林果为，王吉耀，等 . 实用内科学 . 人民卫生出版社，2013，23（4）：2721-2725.

[2] Chimowitz M I, Lynn M J, Derdeyn C P, et al. Stenting versus aggressive medical therapy for intracranial arterial stenosis[J]. N Engl J Med, 2011, 36（5）：993-1003.

[3] Furie K L, Kasner S E, Adams R J, et al. Guidelines for the prevention of stroke in patients with stroke or transient ischemic attack.A Guideline for Healthcare professionals from the American

Heart Association/American Stroke Association[J]. Stroke, 2011, 42（1）: 227-276.

[4] Robinson M T, Rabinstein A A, Meshia J F, et al. Safety of recombinant activated factor Ⅶ in patient with warfarin-associated hemorrhages of central nervous system[J]. Stroke, 2010, 41: 1459-1463.

[5] Weimar C, Benemann J, Michalski D, et al. Prediction of recurrent stroke and vascular death in patients with transient ischemic attack or nondisabling stroke: a prospective comparison of validated prognostic[J]. scores Stroke, 2010, 41: 487-493.

第6章

慢性阻塞性肺疾病

第一节　慢性阻塞性肺疾病基础知识

一、病例摘要

张某，女，68岁，慢性咳嗽、咳痰10余年，加重伴气短1周。该患于10余年前无明显诱因出现咳嗽、咳痰，为白色泡沫样痰，冬重夏轻，每年都有发作，1周前因感冒后出现咳嗽、咳痰加重，伴气短，活动后加重，无恶心、呕吐，无腹痛、腹泻。查体：一般状态欠佳，T: 36℃，R: 22次/分钟，P: 85次/分钟，血压140/85mmHg，桶状胸，双肺呼吸音弱，可闻及湿啰音，心律齐，腹软，无压痛，双下肢无浮肿。诊断：慢性阻塞性肺疾病。

二、概述

慢性阻塞性肺疾病（chronic obstructive pulmonary disease, COPD）是以气流受限为临床特征的疾病，可预防也可治疗。气流受限呈现不完全可逆，而且进行性发展，主要与肺部因香烟、有害气体、有害颗粒所产生的慢性炎症有密切关系。慢性阻塞性肺疾病的主要病理改变发生在肺脏，同时也会引起全身病理改变。COPD的形成，与慢性支气管炎、肺气肿的发展有密切关系。主要临床特征表现为反复咳嗽、咳痰以及活动后呼吸困难，特别是活动后呼吸困难最具有临床特征。对于COPD的诊断标准，主要依据肺功能检查。通常使用支气管舒张剂后，肺功能检查提示阻塞性通气功能障碍，同时排除支气管扩张等病理性解剖改变，可诊断为COPD。

三、流行病学

COPD是一种严重危害人类健康的常见病和多发病，严重影响患者的生命质量，病死率较高，并给患者及其家庭以及社会带来沉重的经济负担。2007年对我国7个地区20 245名成年人的调查结果显示，40岁以上人群中COPD的患病率高达8.2%。2018年中国成人肺部健康研究（CPHS）对10个省市50 991

名成年的调查显示 20 岁及以上成人的 COPD 患病率为 8.6%，40 岁以上则高达 13.7%，首次明确我国 COPD 患者人数近 1 亿，COPD 已经成为与高血压、糖尿病"等量齐观"的慢性疾病，构成重大疾病负担。据统计 2013 年中国 COPD 死亡人数约 91.1 万人，占全世界 COPD 死亡人数的 1/3，远高于中国肺癌年死亡人数。根据全球疾病负担调查，COPD 是我国 2016 年第 5 大死亡原因，2017 年第 3 大伤残调整寿命年的主要原因。世界卫生组织（WHO）关于病死率和死因的最新预测数字显示，随着发展中国家吸烟率的升高和高收入国家人口老龄化加剧，COPD 的患病率在未来 40 年将继续上升，预测至 2060 年死于 COPD 及其相关疾患者数超过每年 540 万人。

四、临床类型

COPD 可分为两种典型的临床类型，一种以支气管炎为主要表现，另一种以肺气肿为主要表现。大多数 COPD 患者兼有这两种类型的基本临床特点（表 6-1）。

表 6-1　COPD 支气管炎型与肺气肿型的临床特点比较

临 床 表 现	支气管炎型（BB 型）	肺气肿型（PP 型）
一般表现	发胖、体重超重、肢体温热	消瘦、憔悴、缩唇呼吸、肢体冷
年龄（岁）	40~55	50~75
发绀	明显	轻度或无
气促	轻	重
咳痰	多	少
呼吸音	中度减弱	显著减弱
支气管感染	频繁	少
呼吸衰竭	反复出现	少
肺心病和右心衰竭	常见	仅在呼吸系统感染期间或在临终时发生

1. **支气管炎型**　气管病变较重，黏膜肿胀，黏液腺增生，而肺气肿病变较轻。患者常有多年的吸烟史及慢性咳嗽、咳痰病史，易反复出现支气管感染。体格检查可发现患者较为肥胖、发绀、颈静脉怒张、下肢水肿，双肺底闻及湿啰音，易发展为呼吸衰竭和（或）右心衰竭。

2. **肺气肿型**　肺气肿较为严重，多见于老年患者，体格消瘦，呼吸困难明显，通常无发绀。患者常采取特殊体位，如双肩高耸，双臂扶床，呼气时两颊鼓起和缩唇。体格检查可发现明显的肺气肿体征，肺部听诊普遍呼吸音减弱。肺心病和右心衰竭少见，一般仅在呼吸道感染或临终时发生。

五、分期

1. **急性加重期** 患者呼吸道症状加重，超过日常变异水平，需要改变治疗方案。表现为咳嗽、咳痰、气短和喘息加重，痰量增多，脓性或黏液脓性痰，可伴有发热等。

2. **稳定期** 咳嗽、咳痰和气短等症状稳定或症状轻微，病情基本恢复到急性加重前的状态。

第二节　慢性阻塞性肺疾病诊断和治疗

一、病因及危险因素

引起 COPD 的危险因素具有多样性的特点，宏观的概括为个体易感因素和环境因素共同作用。

（一）个体因素

1. **遗传因素** COPD 有遗传易感性。a1- 抗胰蛋白酶重度缺乏与非吸烟者的肺气肿形成有关，迄今我国尚未见 a1- 抗胰蛋白酶缺乏引起肺气肿的正式报道。某些基因（如编码 MMP12、GST 的基因）的多态性可能与肺功能的下降有关。

2. **年龄和性别** 年龄是 COPD 的危险因素

年龄越大，COPD 患病率越高。COPD 患病率在男女性别之间的差异报道不一致，但是，有文献报道女性对烟草烟雾的危害更敏感。

3. **肺生长发育** 妊娠、出生和青少年时期直接和间接暴露于有害因素时可以影响肺的生长，肺的生长发育不良是 COPD 的危险因素。

4. **支气管哮喘（简称哮喘）和气道高反应性** 哮喘不仅可以和 COPD 同时存在，也是 COPD 的危险因素，气道高反应性也参与 COPD 的发病过程。

5. **低体重指数** 低体重指数也与 COPD 的发病有关，体重指数越低，COPD 的患病率越高。吸烟和体重指数对 COPD 存在交互作用。

（二）环境

1. **烟草** 吸烟是 COPD 最重要的环境致病因素。与非吸烟者比较，吸烟者的肺功能异常率较高，第一秒用力呼气容积（FEV1）年下降率较快，死亡风险增加。被动吸烟也可能导致呼吸道症状及 COPD 的发生。孕妇吸烟可能会影响子宫内胎儿发育和肺脏生长，并对胎儿的免疫系统功能有一定影响。

2. **燃料烟雾**　柴草、煤炭和动物粪便等燃料产生的烟雾中含有大量有害成分，例如碳氧化物、氮氧化物、硫氧化物和未燃烧完全的碳氢化合物颗粒与多环有机化合物等。燃烧时产生的大量烟雾可能是不吸烟女性发生 COPD 的重要原因。

3. **空气污染**　空气污染物中的颗粒物质（PM）和有害气体物质（二氧化硫、二氧化氮、臭氧和一氧化碳等）对支气管黏膜有刺激和细胞毒性作用，空气中 PM2.5 的浓度超过 $35\mu g/m^3$ 时，COPD 的患病危险度明显增加。空气中二氧化硫的浓度可随着 PM 的升高而升高，且与 COPD 急性加重次数呈正相关。

4. **职业性粉尘**　当职业性粉尘（二氧化硅、煤尘等）的浓度过大或接触时间过久，可导致 COPD 的发生。职业环境接触的刺激性物质、有机粉尘及过敏原等可导致气道反应性增高，通过这一途径参与 COPD 的发病。

5. **感染和慢性支气管炎**　呼吸道感染是 COPD 发病和加剧的重要因素，病毒和（或）细菌感染是 COPD 急性加重的常见原因。

6. **社会经济地位**　COPD 的发病与患者的社会经济地位相关。室内外空气污染程度不同、营养状况等与社会经济地位的差异可能存在一定内在联系。

二、发病机制

COPD 的发病机制较复杂，包括气道炎症损伤、氧化 - 抗氧化失衡、蛋白酶 - 抗蛋白酶失衡、自主神经系统功能失调、自身免疫功能失调等。

1. **炎症损伤**　气道炎症是 COPD 气道结构重塑和肺实质破坏的病理基础。中性粒细胞、巨噬细胞和 CD8＋T 淋巴细胞是主要的炎症效应细胞，参与 COPD 的炎症反应。有害气体和颗粒物质吸入气道后，导致各种炎症细胞在气道浸润和活化，激活的炎症细胞释放多种前炎因子、炎症介质和黏附分子。其中，多种前炎因子又是炎症细胞的趋化因子，炎症介质和黏附分子促使更多的中性粒细胞和巨噬细胞聚集活化，并释放大量蛋白水解酶，引起蛋白酶与抗蛋白酶的失衡，导致气道重构和肺实质破坏。

2. **氧化与抗氧化失衡**　氧化应激是指机体内高活性分子，如活性氧族（ROS）和活性氮族（reactive nitrogen species，RNS）产生过多或消除减少，从而导致组织损伤。正常状态下，机体可产生少量 ROS 参与代谢，同时体内抗氧化系统是对抗 ROS/RNS 的第一道防线，抗氧化物效应可以是酶学或非酶学方式。抗氧化物酶能清除过多氧自由基，抑制自由基反应，保持自由基的产生和清除平衡。氧化物和抗氧化物保持相对平衡对保护气道的正常功能至关重要。当气道暴露于各种烟尘、细菌和病毒污染的环境下时，会打破氧化物和抗氧化物的平衡，即氧化 - 抗氧化失衡。

3. **蛋白酶 - 抗蛋白酶失衡**　蛋白水解酶对肺组织具有损伤、破坏的作用，而抗蛋白酶对蛋白酶具有抑制效应。体内蛋白酶和抗蛋白酶保持平衡状态是保证肺组织正常结构免受破坏的重要因素，抗蛋白酶不足或蛋白酶增加均可导致肺组织结构破坏。

弹性蛋白是肺实质结缔组织的主要成分，蛋白酶可以消化弹性蛋白和肺泡壁上的其他蛋白结构，导致肺气肿发生。

4. 自主神经系统功能失调　胆碱能神经在肺神经调节方面起着重要作用。胆碱能神经释放乙酰胆碱（acetyl-choline, Ach），通过与气道平滑肌和腺体上的毒蕈碱受体（M受体）结合，引起气道平滑肌收缩和黏液分泌增加。

COPD患者由于气道黏膜充血水肿、黏液腺肥大，黏液栓塞，导致管腔狭窄，使迷走神经的基础张力进一步加强。副交感神经节后纤维释放的Ach是通过靶细胞上的M受体而发挥作用的，COPD患者存在M受体数量或功能的异常，促进了胆碱能神经张力的增高。

三、病理生理

COPD的特征性病理改变是气道、肺实质及肺血管等不同部位肺组织出现以特异性炎症细胞增多为特征的慢性炎症，以及反复损伤与修复后出现的结构改变。修复过程导致气道壁结构重构，胶原含量增加及瘢痕组织形成，这些病理改变造成气道狭窄，引起固定性气道阻塞。在COPD的肺部病理学改变基础上，出现相应的COPD特征性病理生理学改变，包括黏液高分泌、纤毛功能失调、小气道炎症、纤维化及管腔内渗出、气流受限、肺过度充气、气体交换异常、肺动脉高压和肺源性心脏病以及全身的不良效应。黏液高分泌和纤毛功能失调导致慢性咳嗽及多痰，这些症状可出现在其他症状和病理改变发生之前。随着COPD的进展，外周气道阻塞、肺实质破坏及肺血管异常等降低了肺气体交换能力，产生低氧血症，并可出现高碳酸血症。长期慢性缺氧可导致肺血管广泛收缩和肺动脉高压，常伴有血管内膜增生，某些血管发生纤维化和闭塞，导致肺循环的结构重构。COPD晚期出现肺动脉高压是其重要的心血管并发症，进而导致慢性肺源性心脏病及右心衰竭。COPD的炎症反应不仅局限于肺部，也可以导致全身不良效应。全身炎症反应表现为全身氧化负荷异常增高、循环血液中促炎细胞因子浓度异常增高及炎性细胞异常活化等，进而导致骨质疏松、抑郁、慢性贫血及心血管疾病风险增加，可使患者的活动能力受限加剧，生命质量下降。

四、临床表现

（一）症状

COPD的主要症状是慢性咳嗽、咳痰和呼吸困难。早期COPD患者无明显的症状，随病情进展日益显著；咳嗽、咳痰症状通常在疾病早期出现，而后期则以呼吸困难为主要表现。

1. 慢性咳嗽　是 COPD 常见的症状。咳嗽症状出现缓慢，迁延多年，以晨起和夜间阵咳为著。

2. 咳痰　多为咳嗽伴随症状，痰液常为白色黏液浆液性，常于早晨起床时剧烈阵咳，咳出较多黏液浆液样痰液后症状缓解，急性加重时痰液可变为黏液脓性而不易咳出。

3. 气短或呼吸困难　早期仅在劳力时出现，之后逐渐加重，以致日常活动甚至休息时也感到呼吸困难；活动后呼吸困难是 COPD 的"标志性症状"。

4. 胸闷和喘息　部分患者有明显的胸闷和喘息，此非 COPD 特异性症状，常见于重症或急性加重患者。

（二）体征

早期体征可不明显，随着疾病进展，可出现以下体征：

1. 视诊和触诊　胸廓形态异常，如胸廓前后径增大、肋间隙增宽、剑突下胸骨下角（腹上角）增宽，称为桶状胸。部分患者呼吸变浅、频率增快、辅助呼吸肌（如斜角肌及胸锁乳突肌）参加呼吸运动。重症患者可见胸腹矛盾运动。肺部触诊可发现双侧语音震颤减弱。患者不时采用缩唇呼吸以增加呼出气量，呼吸困难加重时常采取前倾坐位。低氧血症患者可出现黏膜和皮肤发绀。伴有右心衰竭的患者可见下肢水肿和肝大。

2. 叩诊　肺部叩诊呈过清音，肝浊音界和肺下界下移，肺底活动度缩小，心浊音界缩小。

3. 听诊　双肺呼吸音减弱，呼气期延长，部分患者可闻及湿啰音和（或）干啰音，心音遥远，剑突部心音较清晰响亮。

五、辅助检查

1. 肺部 CT　检查可见 COPD 小气道病变的表现、肺气肿的表现以及并发症的表现，但其主要的临床意义在于排除其他具有相同呼吸道症状的其他疾病。高分辨率 CT 对于辨别小叶中央型及全小叶型肺气肿以及确定肺大疱的大小及数量，具有较高的敏感性及特异性。

2. 肺功能检查　肺功能检查于气流受限重复性高，且可以量化，无创且易开展，是确诊 COPD 的必备条件。如支气管扩张剂后 FEV1 与 FVC 的比值（FEV1/FVC<0.70），可确定存在持续气流受限。肺总量（TLC）、功能残气量（FRC）及残气量（RV）增高，肺活量（FC）降低，表明肺过度通气。

3. **心电图** COPD 患者一般心电图无明显改变，部分患者可出现低电压、顺钟向转位，心电轴右偏，并发肺心病时，可出现以下一项或多项改变：①额面平均电轴 ≥＋90°；②重度顺钟向转位；③ Rv1＋Svs≥1.05mv；④ aVRR/S 或 R/Q≥1；⑤ V₁R/S≥1；⑥ V1-V3 呈 QS、Qr 或 qr（酷似心肌梗死，应注意鉴别）；⑦肺型 P 波。

4. **血气分析** 对于所有存在提示呼吸衰竭或右心衰竭的患者均应行经皮血氧饱和度测定，若外周血氧饱和度 ≤92%，则应行动脉或毛细血管血气分析。对确定发生低氧血症，高碳酸血症，酸碱平衡失调以及判断呼吸衰竭的类型有重要价值。

5. **生物标志物** 近年来，血嗜酸性粒细胞在预测 COPD 急性加重风险和吸入激素获益中具有重要的价值，血 CRP 和 PCT 检测有助于限制针对 COPD 急性加重的抗生素应用，但与生物标志物相比，痰色在判断高细菌负荷方面仍然具有较高的敏感性和特异性。

六、诊断

根据吸烟等高危因素史、临床症状、体征等资料，临床可以怀疑 COPD。明确诊断依赖于肺功能检查证实有不完全可逆的气道阻塞和气流受限，这是 COPD 诊断的必备条件。同时，要排除其他已知病因或具有特征病理表现的气流受限疾病。尽管有多个肺功能指标可以反映气道阻力和呼气流速的变化，但以 FEV1% 预计值和 FEV1/FVC 这两个指标在临床最为实用。吸入支气管舒张药后 FEV1/FVC<70%，同时 FEV1<80% 预计值，可确定为不完全可逆性气流受限，明确诊断为 COPD，对于 FEV1/FVC<70%，而 FEV1≥80% 预计值者，可诊断为轻度 COPD。

有少数患者并无咳嗽、咳痰症状，仅在肺功能检查时发现 FEV1/FVC<70%，而 FEV1% 预计值低于正常值下限，在除外其他疾病后，亦可诊断为 COPD。

对于诊断 COPD 的患者，可以根据其 FEV1% 预计值下降的幅度对 COPD 的严重程度做出分级。见表 6-2。

表 6-2 COPD 的严重程度分级

分　级	分 级 标 准
Ⅰ级：轻度	FEV1/FVC<70% FEV1≥80% 预计值
Ⅱ级：中度	FEV1/FVC<70% 50%≤FEV1<80% 预计值

续表

分　级	分 级 标 准
Ⅲ级：重度	FEV1/FVC<70%
	30%≤FEV1<50% 预计值
Ⅳ级：极重度	FEV1/FVC<70%
	FEV1<30% 预计值或 FEV1<50% 预计值，伴慢性呼吸衰竭

七、鉴别诊断

1. **支气管哮喘**　支气管哮喘与 COPD 都是引起气流受限的慢性炎症性疾病，支气管哮喘通常在幼年发病，症状每天起伏较大，夜间或清晨症状明显，有过敏史、鼻炎或湿疹病史，有支气管哮喘家族史。

2. **充血性心力衰竭**　充血性心力衰竭是由于心脏泵血不能满足机体代谢的需要，组织、器官血液灌注不足，同时出现肺循环和（或）体循环瘀血。其典型临床症状包括呼吸困难、端坐呼吸、发绀、咳嗽、咳血性痰、乏力、衰弱等。呼吸困难也是 COPD 的重要症状之一，有时需要鉴别。充血性心力衰竭患者的胸部 X 线示心脏扩大、肺水肿，肺功能检查提示限制性通气功能障碍。

3. **支气管扩张**　支气管扩张症是各种原因引起支气管病理性、永久性扩张，导致反复发生化脓性气道慢性炎症，临床表现为持续或反复性咳嗽、咳痰，有时伴有咯血，可导致呼吸功能障碍及慢性肺源性心脏病。支气管扩张症患者也会出现慢性咳嗽、咳痰症状，肺功能检查也提示阻塞性通气障碍，需要与 COPD 鉴别。支气管扩张咳大量脓痰，常伴有细菌感染，肺部 CT 示支气管扩张、管壁增厚。

4. **肺结核**　肺结核是一种由结核分枝杆菌引起的慢性呼吸道传染病，患者以青壮年居多，常以咯血为初发症状就诊，常同时具有疲乏、食欲减退、体重减轻、午后潮热、盗汗、脉率增快和心悸等全身症状。肺结核患者也会出现咳嗽、咳痰、胸闷、气短等症状，需要与 COPD 相鉴别。肺结核所有年龄均可发病，肺部 CT 示浸润性病灶或结节状、空洞样改变，微生物检查可确诊，流行地区高发。

八、并发症

1. **慢性呼吸衰竭**　常在 COPD 急性加重时发生，其症状明显加重，发生低氧血症和（或）高碳酸血症，可具有缺氧和二氧化碳潴留的临床表现。

2. **自发性气胸**　如有突然加重的呼吸困难，并伴有明显的发绀，患侧肺部叩诊为鼓音，听诊呼吸音减弱或消失，应考虑并发自发性气胸，通过 X 线检查可以确诊。

3. **慢性肺源性心脏病**　由于 COPD 肺病变引起肺血管床减少及缺氧致肺动脉痉挛、血管重塑，导致肺动脉高压、右心室肥厚扩大，最终发生右心功能不全。

九、治疗

（一）稳定期治疗

1. **戒烟**　对吸烟者首先应劝导患者戒烟，这是减慢肺功能损害最有效的措施，但也是最难落实的措施。有条件者可以考虑使用辅助药物。因职业或环境粉尘、刺激性气体所致者，应脱离粉尘环境。

2. **支气管舒张药**　COPD 的气道阻塞和气流受限在很大程度上是不可逆性的，因此，支气管舒张药的疗效不如哮喘患者明显；但气道阻塞很小程度的减轻有时就可以使患者的气短症状明显缓解，生活质量明显提高。因此，支气管舒张药是 COPD 稳定期患者最主要的治疗药物。

（1）抗胆碱药：是 COPD 常用的制剂，主要品种为异丙托溴铵（ipratropium）气雾剂，雾化吸入，持续 6~8 小时，每次 40~80 μg（每喷 20 μg），每天 3~4 次。该药起效较沙丁胺醇慢，作用温和，不良反应少，适合老年患者使用。

（2）β_2 肾上腺素受体激动剂：短效制剂如沙丁胺醇（salbutamol）气雾剂，每次 100~200 μg（1~2 喷），雾化吸入，疗效持续 4~5 小时，每 24 小时不超过 8~12 喷。特布他林（terbutaline）气雾剂亦有同样作用。常见不良反应为手颤，偶见心悸、心动过速等。

（3）茶碱类：茶碱缓释片或控释片，0.2g，早、晚各一次；氨茶碱（aminophylline），0.1g，每日 3 次。除舒张支气管外，还有强心、利尿、增强膈肌功能等多方面的作用，均有利于减轻患者症状，提高生活质量。须注意使用剂量不能过大，以免引起不良反应。

3. **氧疗**　对于 COPD 并发慢性呼吸衰竭者可提高生活质量和生存率。

4. **长期吸入糖皮质激素**　对于 COPD 与哮喘合并存在的患者，长期吸入糖皮质激素可获肯定疗效，长期联合吸入糖皮质激素和长效 β_2 肾上腺素受体激动剂效果更好。

5. **化痰药**　对于痰不易咳出者可应用，常用溴已新、乙酰半胱氨酸、盐酸氨溴索等。

（二）急性加重期治疗

首先应确定导致病情急性加重的原因，最常见者是细菌或病毒感染，使气道炎症加重，气流受限加重，患者自觉症状加重，严重时并发呼吸衰竭和右心功能衰竭。应根据患者病情严重程度决定门诊或住院治疗。

1. **控制性氧疗** 氧疗是 COPD 加重期患者住院的基础治疗。无严重合并症的 COPD 加重期患者氧疗后较容易达到满意的氧合水平（PaO_2>60mmHg 或 SaO_2>90%），但有可能发生潜在的 CO_2 潴留。给氧途径包括鼻导管或文丘里（venturi）面罩。鼻导管给氧时，吸入的氧浓度与给氧流量有关，估算公式为吸入氧浓度（%）=21＋4×氧流量（L/分钟）。一般吸入氧浓度为 28%~30%，吸入氧浓度过高时引起二氧化碳潴留的风险加大。氧疗 30 分钟后应复查动脉血气以确认氧合满意而未引起 CO_2 潴留或酸中毒。

2. **抗生素** 由于多数 COPD 急性加重由细菌感染诱发，故抗感染治疗在 COPD 急性加重的治疗中具有重要地位。COPD 急性加重并有脓性痰是应用抗生素的指征。开始时应根据患者所在地常见病原菌类型经验性地选用抗生素，如给予 β 内酰胺类/β 内酰胺酶抑制剂、大环内酯类或喹诺酮类。若对最初选择的抗生素反应欠佳，应及时根据痰培养及抗生素敏感试验调整药物。长期应用广谱抗生素和激素者易继发真菌感染，宜采取预防和抗真菌措施。

3. **支气管舒张药** 药物同稳定期所使用者。有严重喘息症状者可给予较大剂量雾化吸入治疗，如应用沙丁胺醇 2500μg 或异丙托溴铵 500μg，或沙丁胺醇 1000μg 加异丙托溴铵 250~500μg，通过小型雾化吸入器给患者吸入治疗以缓解症状。对喘息症状较重者常给予静滴茶碱，应注意控制给药剂量和速度，以免发生中毒，有条件者可监测茶碱的血药浓度。

4. **糖皮质激素** COPD 急性加重期住院患者宜在应用支气管舒张剂基础上口服或静脉使用糖皮质激素。可口服泼尼松龙 30~40mg/d，有效后即逐渐减量，一般疗程为 10~14 天。也可静脉给予甲泼尼龙。

5. **机械通气** 对于并发较严重呼吸衰竭的患者可使用机械通气治疗。

十、预后

COPD 是慢性进行性疾病，目前尚无法使其逆转，但积极采取综合性治疗措施可以延缓病情进展。FEV1 测定值对于判断预后意义较大，晚期常继发慢性肺源性心脏病。

第三节　慢性阻塞性肺疾病健康管理

健康教育可以帮助 COPD 患者改变与健康相关的行为，树立正确的生活观念，促进 COPD 患者的身心健康。国外关于非药物治疗的研究在一定程度上说明非药物治疗的重要性和对病情的帮助；肺康复是基于患者病情的全面评估后的综合干预，包括但不限于运动锻炼、健康教育和行为改变，旨在提高慢性呼吸系统疾病患者的生理和心理状态，以达到长期促进健康的行为。

一、COPD 健康管理含义

COPD 健康管理是指收集个体的健康信息并预测其在一定时间内发生 COPD 的可能性，制订个体化健康管理方案，督促实施和健康效果评估的周期性循环过程。从生物、心理、社会等多角度，通过控制并减少个人的可控危险因素，有效降低或延迟 COPD 的发生与发展，提高患者的生存质量。COPD 健康管理将疾病的被动治疗变为主动的健康干预，最大限度地促进健康。

二、COPD 的社区健康管理

COPD 患病率高，晚期预后差，严重影响患者的劳动能力和生活质量，因此加强 COPD 的早期预防意义重大。健康管理的核心思想是对影响健康的各种相关因素进行干预和控制，变疾病的被动治疗为主动的健康干预，最大限度地促进健康。COPD 健康管理采取预防为主，防治结合，控制 COPD 多种危险因素的综合策略与措施，通过信息收集，对社区人群进行 COPD 患病风险评估，进行人群分类（分为一般人群、低危人群、高危人群和患者），并给予相应的健康管理方案。

三、COPD 家庭健康管理

家庭健康管理的主要内容包括：

1. **选举家庭健康管理员**　家庭健康管理员应当掌握一定的健康技能，并负责管理家庭及每个成员的健康。

2. **建立家庭健康档案**　督促家人定期体检，及时发现危害健康的问题，积极处理问题并及时更新档案。

3. **为家庭成员量身定制健康促进计划并督导实施。**

4. **执行家庭健康饮食和运动方案**，培养家庭成员良好的饮食和运动习惯并尽可能地建立支持性环境。

5. **开展家庭心理健康促进行动**，营造良好的家庭氛围。

让每个人和每个家庭都树立健康意识和责任意识，是健康管理计划成功的关键。

四、COPD 的饮食管理

1. 适当热量 患者每日饮食摄入的热量应在 4200kJ 以上，需要呼吸机辅助呼吸的患者，建议供给能量为 1050kJ/（kg·d）。除了普通谷米面食外，增加含蛋白质的食物如牛奶、鸡蛋、鱼虾类、豆制品和瘦肉的摄入量，每日可饮用 1~2 杯牛奶，食用 1~2 个鸡蛋和 100~150g 瘦肉。可一日多餐，避免每餐吃得过饱。

2. 适当提高脂肪供给比例 脂肪有较低的呼吸商，能产生较低的二氧化碳，对 COPD 患者有利，尤其是高碳酸血症及通气受限患者。

3. 适量蛋白质 COPD 患者处于高代谢状态，但不是高分解状态，体重的损失更多源于脂肪的分解，而对瘦体组织影响不明显，故蛋白质食物占总能量的 20% 左右，每日给予蛋白质 1~1.5g/kg 即可维持中等应急状态的内环境稳态和正氮平衡，而且不会引起消化不良和加重肝脏负担。每餐尽量保证摄入两种以上不同蛋白质食物。

4. 充足的维生素及矿物质 补充维生素 B 和维生素 C 可提高机体代谢能力，增进食欲，维护肺部及血管等组织功能；维生素 A 和维生素 E 可改善肺部防御功能。这些维生素在各种新鲜水果和蔬菜中含量丰富，因此，每日饮食中不可缺少蔬菜，如萝卜、白菜、番茄、黄瓜、菠菜等，饭后再食用一些新鲜水果，如苹果、香蕉、梨等。维生素及矿物质缺乏时可造成氧自由基对机体的损伤或影响各种物质的能量代谢，进一步加重呼吸肌无力的情况，因此，COPD 患者饮食中应注意各种维生素、矿物质的补充。

5. COPD 患者应适当多吃高纤维食品 预防便秘，经常便秘会加重病情。老年 COPD 患者还要注意选用低糖、低盐、易消化、避免产气的食品。

五、COPD 运动管理

1. 运动类型

（1）按照运动强度：轻度运动包括穿衣、做饭、买菜等；中度运动包括跑步、负重、走路等。

（2）按照运动方式：阻力运动，如握推、负重等。下肢耐力运动，如跑步机、功率自行车（适于腰痛、肥胖、关节炎患者）。上肢耐力运动，如摇臂运动、负重和弹力带。

2. 运动时间 运动持续时间一般为 15~60 分钟，结合运动的目的、自己的能力和兴趣来确定。运动的时间太短达不到运动的效果，太长则会增加运动损伤的风险。

3. 运动频度 一般为每周 2~3 次，一次完善的运动可以维持效应的时间为

2~3 天；但对于 COPD 患者，一般能耐受的是低强度运动，因此每周至少 3 次的运动训练。

4. 最佳时段 现代运动生理学的研究表明，人体体力一般在傍晚达到最高峰。摄氧量的顶点一般在下午 6 时出现。心脏跳动和血压的调节以下午 5~6 时最为平衡，嗅觉、触觉、视觉等也都在下午 5~7 时最为敏锐。人体在下午 4~7 时体内激素调整和酶的活性处于良好的状态，机体的适应能力和神经的敏感性也最好。因此，在傍晚时锻炼有助于提高机体对运动的耐受性。

5. 提高运动耐力 运动前最好将肺功能最大化，可通过在运动前吸入支气管扩张剂等使肺功能达到良好的状态；氧疗通气在提高运动训练强度和改善运动时所出现的呼吸困难等方面都是有益的；其他提高运动耐力的方法有呼吸肌训练、辅助神经肌肉电刺激、心理按摩等。其中，心理按摩是指在运动中想象自己的感觉是愉快的，有助于增加运动的愉悦感。

（王丽玲）

参 考 文 献

[1] 中华医学会呼吸病学分会慢性阻塞性肺疾病学组 . 慢性阻塞性肺疾病诊治指南 [J]. 中华结核和呼吸杂志，2021，44（3）：170-205.

[2] 中华医学会，中华医学会杂志社，中华医学会全科医学分会，等 . 慢性阻塞性肺疾病基层诊疗指南（2018 年）[J]. 中华全科医师杂志，2018，17（11）：856-870.

[3] 王晓娟，方向阳 . 慢性阻塞性肺疾病全球倡议 2019：慢性阻塞性肺疾病诊断、治疗与预防全球策略的解读 [J]. 中国全科医学杂志社，2019，22（18）.

[4] 刘又宁 . 慢性阻塞性肺疾病临床诊治与管理 [M]. 北京：人民卫生出版社，2018，127-137.

[5] 席家宁，姜宏英 . 呼吸康复指南：评估、策略和管理 [M]. 第 5 版 . 北京：北京科学技术出版社，2020，45-67.

第7章

肝　硬　化

第一节　肝硬化基础知识

一、病例摘要

患者，男，65岁，工人。因"腹痛伴腹胀1月余，呕血3小时"急诊入院。患者近1个月右上腹部疼痛，呈持续性隐痛，伴背部疼痛及全腹胀，疼痛呈进行性加重，偶有恶心，无呕吐，伴食欲减退，厌油明显，未予诊治。患者3小时前进食硬质食物后突发呕血一次，呈暗红色血液，内含食物及凝血块，约300mL，伴头晕，伴心悸及大汗，乏力明显，无晕厥，未排便，急诊就诊于我院。平素睡眠差，自觉排尿量较前减少，24小时尿量约800mL，尿色较前加深，呈浓茶色，近1个月体重较前减轻约10kg。体格检查：血压：85/40mmHg，脉搏：128次/分钟，神志清楚，言语流利，可正确回答问题，定向力及计算力正常，贫血外观，肝病面容，巩膜黄染，可见肝掌及蜘蛛痣，腹部膨隆，可见腹壁静脉曲张，未见胃肠型及蠕动波，腹软，右上腹部压痛阳性，无反跳痛及肌紧张，肝区叩痛阳性，肝脏肋下未触及，脾脏左肋下3cm，移动性浊音阳性，液波震颤阴性，肠鸣音正常，双下肢轻度水肿。既往史："乙型病毒性肝炎"40余年，未规律系统治疗；"肝硬化"病史5年；嗜酒约40余年，每日约50g，戒酒5年。辅助检查：乙型肝炎表面抗原（＋）、乙型肝炎e抗体（＋）、乙型肝炎核心抗体（＋）、谷丙转氨酶：243U/L、谷草转氨酶：200U/L、总胆红素：149.6μmol/L、白蛋白：27g/L、凝血酶原时间：15.6秒、甲胎蛋白：621ng/mL、白细胞计数：$3.4×10^9$/L、红细胞计数：$3.07×10^{12}$/L、血红蛋白：70g/L、血小板计数：$99×10^9$/L。彩超：符合肝硬化声像图改变；肝内实性结节（9.1cm×8.2cm，周围可见声晕，与周围组织分界不清，符合原发性肝癌改变）；门静脉增宽伴栓子形成；胆囊受累；脾大；腹腔大量积液。胃镜：食管静脉曲张（重度）；胃底静脉曲张（重度）；门脉高压性胃病。诊断：乙肝肝硬化失代偿期；肝功能（Child-Pugh C级）；腹腔积液；食管胃静脉曲张；门脉高压性胃病；原发性肝癌。

二、概述

肝硬化（liver cirrhosis）是有一种或多种病因长期或反复作用形成的肝脏

慢性损害性疾病，起病隐匿，发展缓慢，是各种慢性肝病的终末期表现。主要病理表现为广泛的肝细胞坏死，逐渐引起纤维结缔组织增生，破坏正常肝小叶和血管解剖结构，形成再生结节和假小叶，使得肝脏变形变硬而发展为肝硬化。早期多无明显症状，后期可出现不同程度的门静脉高压和肝功能减退表现，并累及多脏器，常出现消化道出血、感染、肝性脑病、肝肾综合征、肝肺综合征、原发性肝癌等并发症。

三、流行病学

肝硬化遍布全球，不论国籍，不限种族、年龄及性别，是全球导致死亡的最主要病因之一。目前尚无我国人群肝硬化发生率的准确流行病学资料。肝硬化发病高峰的年龄为35~50岁，男性多见，男女比例约为（3.6~8）:1。

第二节　肝硬化诊断与治疗

一、病因

肝硬化的病因较多、较复杂，常见病因：病毒性肝炎：HBV、HCV感染；脂肪性肝病：酒精性脂肪肝、非酒精性肝病；免疫疾病：自身免疫性肝炎、原发性硬化性胆管炎、原发性胆汁性胆管炎、免疫重叠综合征；药物或化学毒物：解热镇痛药、抗结核药、化疗药、麻醉药、天然药物、中成药、抗生素等；胆汁淤积：任何原因所致的肝内及肝外胆道梗阻；循环障碍：布加综合征、慢性心功能不全、缩窄性心包炎等；寄生虫感染：血吸虫病、华支睾吸虫病等；遗传和代谢疾病：肝豆状核变性、血色病、α_1-抗胰蛋白酶缺乏症等；不明原因的肝硬化。

大多数肝硬化只有一个病因，也有多个病因同时存在，如HBV及HCV重叠感染，病毒性肝炎患者长期大量饮酒或合并血吸虫病等。另外，一些协同因素也可促进肝硬化的发展，如肥胖、胰岛素抵抗、某些药物等。

二、发病机制及病理生理

在各种致病因素作用下，肝脏实质细胞发生炎症、变性及坏死，正常肝小叶结构破坏，炎症或其他损伤反复，邻近的肝细胞、库否细胞、窦内皮细胞和血小板等通过旁分泌作用分泌多种细胞因子，如肿瘤坏死因子α、转化生长因子β、胰岛素生长因子等，激活肝星状细胞并可转化为增殖型肌成纤维细胞样细胞。激活的肝星状细胞一方面通过增生和分泌细胞外基质参与肝纤维化的形成和肝内结构的重建，另一方面通过细胞收缩使肝窦内压升高。肝细胞受损时，细胞外基质（主要是 I、III、V、XI 型胶原）含量明显增加且在基底膜和内膜下沉积。同时受组织基质金属蛋白酶抑制剂的负调控抑制基质降解。增多的细胞外基质不能降解是肝纤维化、肝硬化形成和发展的主要因素。

增生的胶原纤维组织自汇管区或汇管区中央静脉延伸扩展，初期纤维组织形成小的条索但未互相连接形成间隔即为肝纤维化。随之损伤修复的持续存在，小叶中央区和汇管区等处的纤维组织形成间隔，不仅围绕再生肝结节，并将残存的肝小叶重新分割，形成假小叶，是肝硬化典型形态变化。

肝硬化时，由于肝纤维化和假小叶的形成，压迫肝内小静脉及肝窦，使血管扭曲、闭塞，肝内血液循环障碍，门静脉回流受阻，是门静脉高压最主要的原因。另外，门静脉血中去甲肾上腺素、5- 羟色胺、血管紧张素等活性物质增加，使得门静脉肝内小分支和小叶后静脉处于持续性收缩状态。

三、临床表现

肝硬化起病隐匿，病程发展缓慢，临床上将肝硬化分为代偿期、失代偿期、再代偿期及肝硬化逆转。

（一）代偿期

大多数患者无临床症状或症状较轻，缺乏特异性，可有腹部不适、乏力、食欲减退、消化不良、腹胀等。常因劳累、感染、精神紧张而诱发，适当休息及服用助消化的药物可缓解症状。营养状态一般无异常，肝脏是否肿大取决于不同类型的肝硬化，脾脏可出现轻、中度肿大。肝功能检查正常或轻度异常。

（二）失代偿期

症状典型，主要表现为肝功能减退和门静脉高压两类临床表现。

1. 肝功能减退

（1）全身症状：出现不规则低热、消瘦、乏力、精神不振、皮肤干枯或水肿、面色灰暗黝黑等。

（2）消化道症状：食欲减退、厌食、恶心及呕吐、腹痛、腹胀，对脂肪耐受性差，易腹泻等。考虑可能因门静脉高压症造成的胃肠瘀血水肿及肠道菌群失调相关。

（3）黄疸：皮肤及巩膜黄染，尿色加深，肝细胞进行性或广泛性坏死及肝衰竭时，黄疸持续加重。黄疸的出现提示肝功能损害严重，预后不良。

（4）出血及贫血：出血倾向常见，多有鼻腔及牙龈出血、皮肤黏膜淤点、淤斑甚至广泛出血、消化道出血、咯血和颅内出血等。

（5）内分泌失调：肝硬化失代偿期，肝脏对于多种激素合成及灭活异常，出现相应内分泌失调表现。最常见为雌激素增多，雄激素减少，女性有月经失调、经期量少、闭经、不孕等症状，男性表现为睾丸萎缩、性欲减退、毛发脱落及乳房发育等。肝掌、蜘蛛痣及毛细血管扩张的出现，均与雌激素增加相关。继发性肾上腺皮质功能减退可导致面部和其他暴露部位的皮肤色素沉着。抗利尿激素灭活减少可导致钠水潴留，诱发水肿及腹腔积液形成。

2. 门静脉高压

（1）门腔侧支循环形成：持续门静脉高压，促进肝内外血管增殖。其中肝外分流常见的侧支循环有食管胃静脉曲张、腹壁静脉曲张、痔静脉曲张、腹膜后吻合支曲张、脾肾分流。食管胃静脉曲张破裂出血是肝硬化门静脉高压最常见的并发症，因曲张静脉管壁薄弱、缺乏弹性而难以止血，患者死亡率高。

（2）脾大及脾功能亢进：脾大是肝硬化门静脉高压较早出现的体征。门静脉高压，脾静脉回流阻力增加，脾脏被动淤血性肿大。此外，肠道抗原物质经门体侧支循环进入体循环，脾脏增生性肿大，外周血出现不同程度的白细胞、红细胞及血小板减少。

（3）腹腔积液：系腹腔内液体的产生与吸收失去动态平衡的结果，是失代偿期最突出的表现。

（三）再代偿期及肝硬化逆转

临床研究证明，失代偿期 HBV、HCV 相关肝硬化患者，经过有效抗病毒治疗可显著改善肝脏功能，包括改善肝脏代偿功能，减少门静脉高压相关并发症，有相当一部分患者能够肝硬化逆转，可显著改善食管静脉曲张，甚至门静脉高压逆转。

四、并发症

（一）消化道出血

1. 食管胃静脉曲张破裂出血（esophageal gastric variceal bleeding，EVB）：是肝硬化最常见出血原因，也是消化内科最常见急重症之一。

2. 门脉高压性胃病（portal hypertensive gastropathy，PHG）：是肝硬化消化道出血的第二大病因，仅次于食管胃静脉曲张破裂出血。PHG 是由于门静脉及其属支血管压力过高造成的，胃镜下可见胃黏膜内和黏膜下血管扩张，呈现"蛇皮样改变""马赛克征"等。

3. 门脉高压性肠病（portal hypertensive enteropathy，PHE）：是门静脉高压以肠道血管扩张为特征的一种病变。分为门静脉高压性结肠病、门静脉高压性小肠病（包括十二指肠病、空肠病、回肠病）等。多数患者无明显症状，部分患者表现为消化道出血、腹胀、腹痛，多数为下消化道出血，多为黑便、便潜血阳性，个别患者可有消化道大出血。内痔是肝硬化常见表现之一，内痔及 PHE 是肝硬化患者下消化道出血的重要病因。

（二）感染

感染被认为是肝硬化肝衰竭的常见促发因素，也是促使肝硬化患者发生并发症、死亡的高危因素。通常与免疫功能障碍、肝功能受损、肠壁通透性增强、肠道菌群失调等相关。

1. 自发性细菌性腹膜炎（spontaneous bacterial peritonitis，SBP）：在肝硬化基础上发生的腹腔感染，是指无明确腹腔内病变来源（如肠穿孔、肠脓肿）的情况下发生的腹膜炎，是病原微生物侵入腹腔造成明显损害引起的感染性疾病，是终末期肝病患者常见并发症，发病率为 40%~70%。肝硬化 SBP 患者多数无典型的腹膜炎症状与体征，而表现为顽固性腹腔积液、休克、肝性脑病等。

SBP 高危人群包括：曾发生 SBP；老年人（年龄 >65 岁）；伴糖尿病；伴肝癌或其他肿瘤；使用免疫抑制剂；严重肝功能受损的患者（Child-Pugh B/C级、肝衰竭）；食管胃静脉曲张出血患者。对可疑细菌感染经抗菌治疗无效的发热，或原因不明的肝功能衰竭、脓毒血症不典型的症状、长时间低血压（收缩压 <80mmHg 且超过 2 小时）并且对扩容复苏无反应的腹腔积液患者，要警惕 SBP。

2. 呼吸道、泌尿道及肠道感染：致病菌以革兰阴性杆菌常见。

（三）肝性脑病（hepatic encephalopathy，HE）

肝性脑病是由急、慢性肝功能严重障碍或各种门 – 体分流异常所致的，以代谢紊乱为基础、中枢神经系统功能失调的综合征。

HE 常见诱发因素包括：感染；消化道出血；电解质和酸碱平衡紊乱；高蛋白饮食；低血容量；利尿；腹泻；便秘；大量排放腹腔积液；使用苯二氮䓬类药物等。

（四）肾功能损伤

肝硬化失代偿期门静脉压力升高，内脏血管扩张导致全身循环功能障碍，进而引起肾血流灌注不足。近年研究认为全身炎症反应在肝肾综合征（hepatorenal syndrome，HRS）的发生发展中发挥了重要作用。肝硬化肾功能损伤包括急性肾损伤（acute kidney injury，AKI）、肝肾综合征 – 急性肾损伤（HRS-AKI）、肝肾综合征 – 非急性肾损伤（HRS-NAKI）、慢性肾病（chronic kidney diseases，CKD）。

AKI 是肝硬化失代偿期患者严重的并发症之一，可进展为肾衰竭，病死率高。

根据 2015 年国际腹腔积液俱乐部（ICA）修订的 AKI 诊断标准：入院 48 小时内 Scr 较基线升高 $\geqslant 26.5\,\mu mol/L$（$0.3mg/dl$），或 7 日内 Scr 升高较已有或推断的基线值 $\geqslant 50\%$（3 个月内任何一次肌酐值均可作为基线）。

1 期：Scr 升高绝对值 $\geqslant 26.5\,\mu mol/L$（$0.3mg/dl$），或 Scr 升高至基线值的 1.5~2.0 倍。

2 期：Scr 升高至基线值的 2.0~3.0 倍。

3 期：Scr 升高至基线值的 3 倍以上，或 $Scr \geqslant 353.6\,\mu mol/L$ 基础上急剧升高 $\geqslant 26.5\,\mu mol/L$（$0.3mg/dl$），或开始肾脏替代治疗。

（五）肝硬化心肌病（cirrhotic cardiomyopathy，CCM）

肝硬化引起的一种慢性心脏功能障碍，特点是在没有其他已知心脏疾病的情况下，主要表现为心肌收缩功能、舒张功能受损。CCM 在肝硬化患者中的实际患病率尚不清楚，约 50% 的肝硬化患者存在 CCM。临床表现隐匿，早期多无明显症状，晚期可发生心功能衰竭。舒张功能障碍是 CCM 的典型特征。超声心动图和心电图检查有助于诊断。40%~60% 的肝硬化患者存在电生理学异常，主要表现为 QT 间期延长和心房纤颤。

（六）肝肺综合征（hepatopulmonary syndrome，HPS）

HPS 临床特征为肝脏疾病、低氧血症及肺内血管扩张。25% 的 HPS 患者可出现斜卧呼吸（由仰卧位换成直立位后呼吸困难加重）和直立低氧血症（当患者从仰卧位换成直立位时，PaO_2 下降多于 5% 或超过 4mmHg）。

（七）门静脉血栓（portal vein thrombosis，PVT）

PVT 因门静脉系统血流淤滞、肝脏合成凝血因子和抗凝血酶作用减弱、血液高凝状态等共同作用形成。PVT 是静脉曲张破裂出血、内镜无法控制的出血和再出血的高危因素。

根据临床表现分为急性门静脉血栓（acute portal vein thrombosis，aPVT）和慢性门静脉血栓（chronic portal vein thrombosis，cPVT）。aPVT 指急性腹痛的起病时间在 6 个月内，且低分子肝素单一或联合华法林抗凝治疗效果好。抗凝治疗越早，门静脉再通率越高。cPVT 发生时间难以确定，临床可完全无症状到明显的门静脉高压症。

彩色多普勒超声检查可作为 PVT 诊断的首选检查方式。增强 CT 和 MRI 可确定 PVT 血栓范围及管腔狭窄程度。

（八）原发性肝癌（primary carcinoma of the liver）

在我国，85% 左右原发性肝癌发生在肝硬化基础上。临床表现起病隐匿，早期缺乏典型症状。临床症状明显者，病情大多已进入中晚期。可表现为肝区疼痛、肝大、黄疸、全身性表现等。借助于肝脏超声检查和血清甲胎蛋白进行肝癌早期筛查，建议高危人群至少每隔 6 个月进行 1 次检查。动态增强 CT 和多模态 MRI 扫描是肝脏超声和血清 AFP 筛查异常者明确诊断的首选影像学检查方法。

（九）肝性骨病

慢性肝病患者出现的骨代谢异常，包括骨质疏松症（osteoporosis，OP）、骨量减少（osteopenia）和骨软化症。OP 的发生率与肝病严重程度呈正相关，酗酒患者 OP 并发骨折的风险是正常人的 2~3 倍。目前公认的 OP 诊断标准是基于双能 X 线骨密度测量结果。临床上应根据骨质疏松的程度进行复查，一般为 3 个月至 1 年。

五、实验室及其他检查

（一）血液指标

1.**血细胞分析** 血小板计数、白细胞计数及血红蛋白减少。

2.**肝功能检测** 白蛋白由肝细胞合成，肝脏功能受损时血清白蛋白水平下降，一旦白蛋白减少表明肝病持续时间超过 3 周。高胆红素血症是肝细胞受损坏死的重要标志，由于肝脏清除胆红素的能力具有较强的储备，故胆红素不能作为评价肝硬化患者肝功能异常的敏感指标，但一旦胆红素升高，酶胆分离，多提示病情重，预后不良。谷丙转氨酶及谷草转氨酶的升高常与肝脏炎症密切相关，但与肝硬化程度无关，失代偿期患者可出现谷丙转氨酶及谷草转氨酶正常或升高。

3.**凝血功能** 凝血因子是反映肝脏合成功能受损的早期指标，凝血酶原时间（pro-thrombin time，PT）、凝血酶原活动度（prothrombin activity，PTA）、凝血酶原国际标准化比率（prothrombin international normalized ratio，PT-INR）和部分凝血酶原时间测定等是常用的反映凝血因子异常的指标，严重肝病持续时间 24 小时内 PT 即可出现延长。

4.**肝纤维化指标** 透明质酸（HA）、Ⅲ型前胶原氨基端肽（PⅢP）、Ⅳ型胶原、层粘连蛋白（LN）等。多为胶原成分或胶原合成及代谢过程的关键酶或中间产物，其特异性不高，不能单独作为确诊肝纤维化的指标，应联合检测进行评估。

（二）影像学检查

1.**B 超** 无创伤，简便易行，不受病情危重等因素影响，是肝硬化诊断常用的方法。B 超检查可发现肝脏形态轮廓及肝内血管系统变化，对于肝癌也有较高的诊断意义。多普勒超声可发现门静脉血流速率降低和门静脉血流反向等改变。门静脉高压时，门静脉内径增宽，主干内径 ≥1.4cm；脾大，脾厚 ≥4.0cm，脾静脉扩张，内径 ≥1.0cm。

2. **肝脏硬度测定** 也叫瞬时弹性成像（transient elastography，TE）是无创诊断肝纤维化及早期肝硬化最简便的方法。

3. CT 对肝硬化诊断有较高的敏感性与特异性。肝硬化时肝表面不光滑或凹凸不平，边缘变钝，肝实质密度不均匀，可呈结节样，肝叶比例失调，多呈右叶萎缩，左叶及尾叶增大。三维血管重建可清楚显示门静脉系统血管及血栓情况，并可计算肝脏、脾脏体积。

4. **MRI 及磁共振弹性成像** 肝硬化 MRI 影像学特征与 CT 检查相似。MRI对肝硬化的重要价值在于能显示再生结节，并能分辨肝硬化结节及原发性肝癌结节，有利于原发性肝癌的诊断。磁共振弹性成像是近年来发展的一种无创肝纤维化分期诊断方法，可用于腹腔积液和肥胖患者或代谢综合征患者，可检测全部肝脏。但磁共振弹性成像成本较高。

（三）肝组织学检查

肝组织活体组织检查（简称活检）是诊断与评价不同病因致早期肝硬化及肝硬化炎症活动程度的"金标准"。肝脏穿刺组织长度应 ≥1.6cm，宽度1.2~1.8mm，至少含有 8~10 个完整的汇管区，方能反映肝脏全貌。组织学上对肝硬化的诊断应包含病因学诊断及肝硬化病变程度评价。

（四）内镜检查

胃、肠镜是筛查消化道静脉曲张及评估出血风险的"金标准"。90% 肝硬化患者静脉曲张发生在食管和（或）胃底，胃镜检查可直接观察并确定食管及胃底有无静脉曲张，了解静脉曲张程度和范围，并可确定有无门脉高压性胃病。

（五）肝静脉压力梯度测定

肝静脉压力梯度（hepatic venous pressure gradient，HVPG）是经颈静脉插管测定肝静脉楔压与肝静脉自由压的差值。在肝硬化分期、并发症发生和治疗目标评估中具有较重要价值。HVPG 正常参考值为 3~5mmHg。HVPG 6~10mmHg 为轻度门静脉高压症，可无食管胃静脉曲张或轻度的食管胃静脉曲张；HVPG>10mmHg 时，为显著门静脉高压，可有明显的食管胃静脉曲张；HVPG 12~16mmHg 时，出现腹腔积液、食管胃静脉曲张破裂出血的风险增加，1 年病死率为 10%~30%；HVPG>16mmHg，病死率增加；HVPG>22mmHg，可出现难控制或反复发生的失代偿期肝硬化并发症，如顽固性腹腔积液、难控制食管胃静脉曲张破裂出血、肝功能严重障碍，无肝移植 1 年病死率为 60%~100%。但此项检查为有创检测，且对设备及操作者的技术水平有一定要求，且成本高，临床上难以作为常规检查应用。

六、诊断

肝硬化的诊断需综合考虑病因、病史、临床表现、并发症、治疗过程、检验、影像学及组织学等检查。

代偿期肝硬化的诊断依据（下列四条之一）：①组织学符合肝硬化诊断；②内镜显示食管胃静脉曲张或消化道异位静脉曲张，除外非肝硬化性门静脉高压；③ B 超、LSM 或 CT 等影像学检查提示肝硬化或门静脉高压特征：如脾大、门静脉 $\geq 1.3cm$，LSM 测定符合不同病因的肝硬化诊断界值；④无组织学、内镜或影像学检查者，以下检查指标异常提示存在肝硬化（需符合 4 条中 2 条）：PLT$<100\times10^9$/L，且无其他原因可以解释；人血白蛋白 $<35g$/L，排除营养不良或肾脏疾病等其他原因；INR>1.3 或 PT 延长（停用溶栓或抗凝药 7 日以上）；AST/PLT 比率指数（APRI）：成人 APRI 评分 >2。需注意降酶药物等因素对 APRI 的影响。

失代偿期肝硬化的诊断依据在肝硬化基础上，出现门静脉高压并发症和（或）肝功能减退。其诊断依据为：①具备肝硬化的诊断依据；②出现门静脉高压相关并发症：如腹腔积液、食管胃静脉曲张破裂出血、脓毒血症、肝性脑病、肝肾综合征等。肝硬化患者出现失代偿后，由于有效控制病因、有效治疗并发症或预防等，可在较长时间内（至少 1 年）不再出现肝硬化失代偿事件（腹腔积液、消化道出血、肝性脑病等），但仍可存在代偿期肝硬化的临床与实验室检查特点，被认为"再代偿"。

七、鉴别诊断

肝硬化的鉴别诊断主要针对其症状及并发症。

（1）肝脏肿大需与慢性肝炎、血液病、原发性肝癌和血吸虫病等相鉴别。

（2）脾肿大应该与慢性疟疾、特发性血小板减少性紫癜、慢性溶血性贫血、白血病、淋巴瘤等相鉴别。

（3）腹腔积液虽然是肝硬化失代偿期最突出表现，也应与结核性腹膜炎、腹腔内肿瘤、腹膜肿瘤、肾病综合征、缩窄性心包炎、心力衰竭和巨大卵巢囊肿等相鉴别。

（4）上消化道出血应与胃癌、消化性溃疡、急性糜烂出血性胃炎等相鉴别。

（5）肝性脑病需与精神障碍、颅内病变、其他代谢性脑病、韦尼克脑病、中毒性脑病、肝硬化相关帕金森病、肝性脊髓病、获得性肝脑变性等相鉴别。

（6）肝肾综合征应与慢性肾小球肾炎、急性肾小管坏死、慢性肾衰、尿毒症等相鉴别。

（7）肝肺综合征应与肺部感染、肺癌、慢性阻塞性肺疾病、哮喘等相鉴别。

八、治疗

（一）病因治疗

针对病因治疗是肝硬化治疗的关键。应避免酗酒、应用肝损害药物，避免接触毒物及化学品等。对于病毒性肝炎患者，要早发现、早治疗，尽早抗病毒治疗。

（二）抗炎抗肝纤维化治疗

肝脏炎症和（或）肝纤维化存在或进展的患者，可考虑抗炎抗纤维化治疗。常用的保肝药物有：①抗炎保肝类：主要为甘草酸制剂，此类药物具有类激素样作用，但无皮质激素的不良反应，通过抑制炎症反应、抑制自由基和过氧化脂质的产生和形成等作用缓解肝脏的非特异性炎症；②解毒保肝药物：主要为阿拓莫兰（还原型谷胱甘肽），其由谷氨酸、半胱氨酸和甘氨酸组成。此类药物可改善肝脏合成，解毒、灭活激素，促进胆酸代谢，促进脂溶性维生素吸收，当肝细胞受损时为谷胱甘肽过氧化酶提供还原剂，从而抑制或减少自由基的产生保护肝细胞；③肝细胞膜修复保护剂：主要为多烯磷脂酰胆碱，改善肝细胞膜的稳定性、完整性及流动性，恢复损伤肝功能；④抗氧化类药物：主要为水飞蓟宾和双环醇。水飞蓟宾可抗氧化，直接抑制各种细胞因子对肝星状细胞的激活。双环醇抗脂质过氧化、抗线粒体损伤、抗肝细胞凋亡；⑤利胆护肝药物：主要为S-腺苷蛋氨酸及熊去氧胆酸。S-腺苷蛋氨酸通过解毒、抗氧自由基、抗炎症介质及细胞因子、保护细胞骨架等多种途径减轻胆汁淤积，保护肝细胞；熊去氧胆酸可促进内源性胆汁酸的代谢，提高胆汁中的胆汁酸和磷脂含量，改变胆盐成分，减少毒性的胆汁酸。

抗纤维化方面主要依靠中医中药的作用。目前常用的抗纤维化药物包括安络化纤丸、扶正化瘀胶囊、复方鳖甲软肝片等，在中医辨证基础上给予药物效果更佳，其方药组成均体现了扶正祛邪、标本兼治的原则。

（三）腹腔积液治疗

治疗目标为腹腔积液消失或基本控制，改善临床症状，提高生活质量，延长生存时间。

1. **腹腔积液** 1级腹腔积液和轻度2级腹腔积液可门诊治疗，重度2级腹腔积液或 3 级腹腔积液需住院治疗。一线治疗包括：病因治疗；合理限盐（每日 4~6g）及应用利尿药物（螺内酯和 / 或呋塞米）；避免应用肾毒性药物。二线治疗包括：合理应用缩血管活性药物和其他利尿药物，如特利加压素、盐酸米多君及托伐普坦等；大量排放腹腔积液及补充人血白蛋白；经颈静脉肝内门体静脉分流术；停用非甾体抗炎药及扩血管性药物。三线治疗包括肝移植；腹腔积液浓缩回输或肾脏替代治疗；腹腔 α-引流泵或腹腔静脉 Denver 分流。

2. 利尿药物及剂量选择　利尿剂主要包括：①醛固酮拮抗剂：临床应用最广泛的是螺内酯。螺内酯为醛固酮的竞争性抑制剂，作用于远曲小管和集合管，阻断 Na^+-K^+ 和 Na^+-H^+ 交换，导致水钠排泄增多；②袢利尿剂：呋塞米是最常用的袢利尿剂。肝硬化患者口服呋塞米的生物利用度较好，静脉效果优于口服；③高度选择性血管加压素 2 型受体（V2）拮抗剂：包括托伐普坦、利伐普坦等。V2 拮抗剂可能成为治疗肝硬化腹腔积液特别是伴低钠血症者的新方法。起始剂量一般为每日 15mg，根据服药后 8 小时、24 小时的血钠浓度与尿量调整剂量，最大剂量每日 60mg，最低剂量每日 3.75mg，一般连续应用不超过 30 日。

1 级腹腔积液或初发腹腔积液：单独给予螺内酯，推荐起始剂量每日 40~80mg，每日 1~2 次，口服，若疗效不佳时，3~5 日递增 40mg 或联合呋塞米。螺内酯常规用量上限为每日 100mg，最大剂量每日 400 mg。呋塞米推荐起始剂量每日 20~40mg，3~5 日可递增 20~40mg，呋塞米常规用量上限为每日 80mg，最大剂量每日 160 mg。2 级、3 级腹腔积液或复发性腹腔积液：螺内酯联合呋塞米疗效明显高于螺内酯序贯或剂量递增，且高钾血症发生率显著降低，因此，推荐螺内酯与呋塞米起始联合使用，初始剂量每日螺内酯 80mg，呋塞米 40mg，3~5 日可递增螺内酯与呋塞米的剂量，至达最大剂量。

对于 1 级腹腔积液患者不推荐托伐普坦，对于 2 级、3 级腹腔积液及复发性腹腔积液患者，当常规利尿药物（每日呋塞米 40mg，螺内酯 80mg）治疗效果差者，可应用托伐普坦。

利尿药物相关并发症大多出现在治疗 1 周内，因此建议在用药 3 日内监测 Scr、血钠、钾离子浓度。监测随机尿 Na/K，可评估利尿药物的治疗应效果，如果尿 Na/K>1 或尿钠排泄每日 >50mEq，提示利尿药物治疗有效果。

3. 利尿药物治疗应答反应评估　利尿药物治疗应答反应的评估、利尿药物治疗应答反应（显效、有效及无效）包括 24 小时尿量、下肢水肿及腹围 3 个主要指标综合评估：① 24 小时尿量：显效：较治疗前增加大于 1000mL；有效：较治疗前增加 500~1000mL；无效：较治疗前增加小于 500mL；②下肢水肿：选择双足中水肿程度较重一侧，检查部位选择胫骨嵴或足背。显效：完全看不到压痕为无水肿。有效：可见压痕为轻度水肿；无效：明显压痕为重度水肿；③腹围：平卧以脐的位置水平绕腹 1 周测定腹围。显效：治疗后腹围减少 2cm 以上；有效：

腹围减少 0~2cm；无效：无减少或增加。

腹腔积液治疗无应答反应：4日内平均每日体重下降量小于 0.8kg，尿钠排泄少于每日 50mEq；或已经控制的腹腔积液 4 周内复发，腹腔积液增加至少 1 级；出现难以控制的利尿药物相关并发症或不良反应。

理论上肝硬化腹腔积液患者需要长期服用利尿药物维持治疗，以避免腹腔积液反复发生，特别是 Child-Pugh B/C 级肝硬化患者。

4. 收缩血管活性药物　①特利加压素：在大量排放腹腔积液后给予特利加压素（每日 6~12mg）联合人血白蛋白（每日每公斤体重 1g）可以有效预防大量排放腹腔积液后循环功能障碍及肝肾综合征。特利加压素联合人血白蛋白与单用人血白蛋白比较，1 型 HRS 及全身炎症反应综合征患者的肾功能有明显改善，可用于肝硬化患者顽固性腹腔积液和 HRS 的治疗。用法：每次 1~2mg，每 12 小时一次，静脉缓慢推注（至少 15 分钟）或持续静脉滴注，有治疗应答反应则持续应用 5~7 日；如果无反应，每次 1~2mg，每 6 小时一次，静脉缓慢推注或持续静脉滴注，有反应则持续应用 5~7 日。停药后病情反复，可再重复同样剂量。如果无反应，可增加剂量，最大剂量每日 12mg；②盐酸米多君为 α_1 受体激动剂，可增加肝硬化顽固性腹腔积液患者 24 小时尿量和钠排泄，对非氮质血症肝硬化腹腔积液患者有较好疗效。用法：12.5mg，每日三次，口服。

血管活性药物治疗应答反应指标：①完全应答：72 小时内 Scr 降低至基线值 0.3mg/dl（26.5μmol/L）以下或较用药前下降 50% 以上；②部分应答：72 小时内 AKI 分期下降及 Scr 降低至 ≥ 基线值 0.3mg/dl 或较用药前下降 >25%；③无应答：AKI 无恢复。

5. 腹腔穿刺放液　腹腔穿刺排放腹腔积液是顽固性腹腔积液的有效治疗方法，也是快速、有效缓解患者腹胀的方法。连续大量放腹腔积液（每日 4~6L）同时补充人血白蛋白（每 1000mL 腹腔积液补充 8g）较单用利尿剂更有效，低血容量、肾损伤及大量排放腹腔积液后循环功能障碍等并发症发生率更少。

6. 经颈静脉肝内门体分流术　（transjugular intrahepatic protosystemic shunt, TIPS）是治疗顽固性腹腔积液的有效方法之一，不仅能降低门静脉压力、缓解腹腔积液，而且能改善尿钠排泄和肾脏功能。

7. Child-Pugh C 级肝硬化合并顽固性腹腔积液患者　应优先考虑肝移植。

8. SBP 治疗　区别社区获得 SBP 与院内感染 SBP 对于经验性选择抗菌药物非常重要。无近期应用 β - 内酰胺抗菌药物的社区获得轻、中度 SBP 患者，首选三代头孢类抗菌药物单药经验性治疗。未使用过氟喹诺酮类药物患者，可单用氟喹诺酮类药物。在医院环境和 / 或近期应用 β - 内酰胺抗菌药物的 SBP 患者，应根据药敏试验或选择以碳青霉烯类为基础的经验性抗感染治疗。特利加压素联合人血白蛋白、三代头孢类抗菌药物可显著提高住院生存率。利福昔明可预防 SBP 反复发生。

（四）消化道出血治疗

1. **食管胃静脉曲张出血**　原则为止血、恢复血容量、降低门静脉压力及防治并发症。急性出血应禁食水，严格卧床，监测生命体征，补充血容量。可用特利加压素、生长抑素及其类似物、PPI 或 H_2 受体阻滞剂等药物。使用三代头孢菌素或喹诺酮类药物，疗程 5~7 日。针对下列情况可考虑输入同型红细胞治疗：血红蛋白 <70g/L 或红细胞比容 <25%；收缩压 <90mmHg，或较基础收缩压降低幅度 >30mmHg；心率增快（>120 次 / 分钟）。血小板明显减少可输注血小板。凝血功能障碍患者，可输入新鲜血浆、凝血酶原复合物和纤维蛋白原等，改善凝血功能，减少出血风险。在药物疗效欠佳时，可考虑三腔两囊管，内镜套扎、硬化剂及组织黏合剂治疗。也可考虑介入及手术治疗。

急性出血停止后，应尽早进行二级预防。内镜联合药物是一线治疗方法，TIPS 是二线治疗方法，还可行外科治疗。食管胃静脉曲张出血且合并门静脉血栓的患者可考虑首选 TIPS 治疗。常用药物为非选择性 β 受体阻断剂（non-selective β-blockers，NSBB）或卡维地洛，其应答标准为：HVPG≤12mmHg 或较基线水平下降 ≥10%；若不能检测 HVPG，则应使静息心率下降至基础心率的 75% 或 50~60 次 / 分钟。

2. **门静脉高压性胃肠病出血**　门静脉高压性胃病出血多表现为慢性出血和缺铁性贫血，首选治疗药物为 NSBB，并应补充铁剂。二级预防选择 NSBB 可明显降低再出血概率。门脉高压性肠病出血的治疗类似门脉高压性胃病，但循证医学证据等级相对较低。

（五）肝性脑病治疗

早期识别、及时治疗是改善 HE 预后的关键。去除诱因是非常重要的治疗措施。治疗以减少肠道氨的生成和吸收、促进体内氨的代谢、清除肠道内的氨、调节肠道微生态等为主。

乳果糖为治疗 HE 的一线用药。乳果糖是一种合成的双糖，口服后在小肠不被分解，到达结肠后可被乳酸杆菌、粪肠球菌等细菌分解为乳酸、乙酸而降低肠道的 pH，肠道酸化可使肠道细菌产氨减少，并促进血氨排出体外。同时乳果糖在改善 MHE 心理测试结果、阻止 MHE 发展方面具有重要作用。

利福昔明可抑制肠道产尿素酶的细菌，减少氨的生成。利福昔明是乳果糖用于预防 OHE 复发时一种有效的添加治疗，常用剂量为每日 800~1200mg，分3~4 次口服。但对于门 – 体分流所致，无明显肝功能障碍的 HE 患者，无明显效果。

门冬氨酸 – 鸟氨酸可通过促进肝脏鸟氨酸循环和谷氨酰胺合成酶活性，减低氨的水平，促进体内氨的代谢。

微生态制剂：含有双歧杆菌、乳酸杆菌的微生态制剂有助于促进患者有益菌的生成，减少肠道内的产氨细菌。对 HE 的预防及治疗均有积极作用。

HE 出现严重精神异常患者，在征得家属同意后，可以考虑使用丙泊酚控制症状。

（六）肾功能损伤治疗

预防肾功能损伤需要积极控制感染、保证肾脏灌注、避免应用肾毒性药物等，一旦发生急性损伤，应较少或停用利尿药物，停用可能有肾毒性药物，适量使用晶体液、人血白蛋白或血制品扩充血容量，不推荐应用小剂量多巴胺等扩血管药物。

特利加压素联合白蛋白有助于逆转 HRS-AKI 和 HRS-NAKI。特利加压素（每 4~ 每小时 1mg）联合白蛋白（每日 20~40g）治疗 3 日，Scr 下降 <25%，特利加压素可逐步增加至每 4 小时 2mg。若有效(Scr 下降至 <133 µmol/L，且动脉压、尿量和血钠浓度增加)，疗程 7~14 日；若无效，停用特利加压素；也可试用去甲肾上腺素（每小时 0.5~3.0mg）联合白蛋白（每日 10~20g）。

TIPS 可改善 HRS-AKI 和 HRS-NAKI 患者的肾功能。但出现 HRS-AKI 的肝硬化腹腔积液患者一般病情重，多有 TIPS 治疗的禁忌证。肝移植是 HRS-AKI 和 HRS-NAKI 的首选治疗方法。

（七）肝硬化心肌病治疗

尚缺乏特异性的药物。肝移植可能有助于缓解 CCM，改善其远期的心脏舒张及收缩功能，改善 QT 间期的延长。

（八）肝肺综合征治疗

尚缺乏特效药物。对于肝肺综合征和严重低氧血症患者，建议长期氧疗。情况允许可考虑肝移植。

（九）门静脉血栓治疗

急性 PVT 主要治疗方法是药物抗凝，首选低分子肝素，也可口服华法林。疗程多为 3~6 个月，治疗过程中应定期复查，评估出血和血栓栓塞风险。其次可考虑 TIPS、溶栓及外科手术。慢性 PVT 需开展个体化治疗。

（十）原发性肝癌治疗

肝移植是肝癌根治性治疗手段之一，尤其适用于肝功能失代偿、不适合手术切除及局部消融的早期肝癌患者。肝切除术是肝癌患者获得长期生存的重要手段，原则是完整切除肿瘤并保留足够体积且有功能的肝组织。

经导管动脉内化疗栓塞术（transcatheter arterial chemoembolization，TACE）是目前公认的肝癌非手术治疗的最常用方法之一。TACE 的适应证：①中国肝癌的分期方案（China liver cancer staging，CNLC）Ⅱ b、Ⅲ a 和部分Ⅲ b 期肝癌患者，肝功能 Child-Pugh A 级或 B 级，PS 评分 0~2 分；②可以手术切除，但由于其他原因（如高龄、严重肝硬化等）不能或不愿接受手术治疗的 CNLC Ⅰ b、Ⅱ a 期肝癌患者；③门静脉主干未完全阻塞，或虽完全阻塞但门静脉代偿性侧支血管丰富或通过门静脉支架植入可以复通门静脉血流的肝癌患者；④肝动脉 – 门静脉分流造成门静脉高压出血的肝癌患者；⑤肝癌切除术后，数字减影血管造影可以早期发现残癌或复发灶，并给予 TACE 治疗。

可选择抗肿瘤药物治疗，如索拉菲尼、仑伐替尼、瑞戈非尼等。

（十一）肝性骨病治疗

骨质疏松患者可在给予钙剂、维生素 D 的基础上使用双膦酸盐。唑来膦酸有很强的降低骨折风险的证据，且无导致食管胃静脉曲张破裂出血的风险。

第三节　肝硬化健康管理

肝硬化目前已成为一个影响全球健康的难题，其病因多，并发症复杂，死亡率高，同时缺少有效的根治手段，严重影响患者生存质量，并给患者家庭带来巨大的经济负担。肝硬化确诊后应积极寻找病因，改善肝功控制症状，预防并发症，这个过程需要患者、家属及医护人员多方面协同管理患者的身心健康。

一、心理管理

肝硬化病程长，迁延不愈，严重影响患者工作和生活。患者长期受疾病困扰，担心症状反复，甚至癌变，让患者对治疗失去信心。同时该病给患者家庭也带来了巨大的经济压力。这些因素促使患者易产生抑郁、焦虑及恐惧的心理。有研究发现，抑郁是肝硬化患者最突出的危机心理，发病率约为 65.0%。

目前认为心理护理干预对改善肝硬化患者危机心理有积极作用，干预的要点主要包括：①医护人员要热情主动地与患者交流，消除医院环境及人员带给患者的陌生感及距离感，积极与患者沟通病情，耐心听取患者诉求，与患者建立信任关系，帮助患者正确认知病情，尽快适应其角色，减轻患者紧张、焦虑情绪；②积极与患者家属沟通，取得家属的配合，告知家属住院期间的注意事项，鼓励家属从情感上支持患者，医护人员及家属共同努力提升患者治疗的信心；

③对于诊疗中的各项检查，耐心与患者及家属沟通，告知检查的目的及可能出现的风险，让患者及家属充分认知，配合检查，以达到更好的治疗效果；④在保护患者隐私和人格的情况下，促进病友间的人际关系，缓解肝硬化患者的人际关系敏感；⑤合理使用心理治疗缓解患者负性情绪，进行心理干预前耐心向患者解释，以免引起患者的猜疑而加重焦虑和抑郁情绪；⑥详细告知患者作息及饮食注意事项，取得患者的配合，提高患者的依从性。

二、日常生活管理

肝硬化代偿期患者可适当运动，正常从事轻体力工作和劳动，规律作息，保证充足睡眠，注意劳逸结合，避免过度劳累。肝硬化失代偿期患者则应以休息为主，晚期患者应多卧床休息。保持情绪稳定，消除负面情绪，减轻心理压力。

肝硬化失代偿期患者常营养不良、消瘦、乏力、皮肤干枯，应加强皮肤护理，洗浴避免水温过高，可适当涂抹无刺激的护肤品。患者黄疸伴瘙痒时，应告知患者切勿抓挠，避免皮肤破损继发感染。出现脐疝的患者，应保持脐部皮肤干燥、清洁，避免过度摩擦。肝硬化失代偿期患者乏力明显，卧床休息为主，应勤翻身，避免长期一个姿势卧床，预防褥疮及坠积性肺炎发生。衣着应以宽松棉质衣物为主，裤带不宜过紧。

居家应勤通风，养成良好的个人卫生习惯，避免着凉及不洁饮食。

日常生活中，患者及家属应密切注意观察大小便情况，保持排便通畅，避免用力排便，同时需注意观察排便颜色。若尿色加深，尿量减少，便呈黑便甚至血便应及时就诊。

家属应密切观察患者精神症状的变化，若发现睡眠障碍及注意力下降应及时就诊。

三、饮食管理

肝脏是人体重要的代谢与合成脏器，终末期肝硬化患者普遍存在营养不良。肝硬化患者营养不良主要是蛋白质能量营养不良。

肝硬化患者 24 小时总能量消耗约是静息能量消耗的 1.3~1.4 倍，营养不良的肝硬化患者每日每千克体重建议摄入 30~35kcal 或 1.3 倍静息能量消耗，以满足代谢需求。

蛋白质摄入不足是肝硬化营养不良的重要因素。充足的蛋白质摄入避免了负氮平衡，对肝硬化患者预后有益。建议肝硬化患者每日每千克体重摄入蛋白质 1.2~1.5g 以维持氮平衡。关于蛋白质来源，植物蛋白耐受性优于动物蛋白，植物蛋白多来自于豆制品。切勿为预防肝性脑病而减少蛋白质的摄入量。

终末期肝硬化患者常存在维生素不足。建议患者饮食多样性，经常吃一些新鲜蔬菜和水果。同时患者多合并微量元素的缺乏，如锌、硒等，鼓励患者进食肉类、鱼类、贝壳类等食物。据报道约有88%的肝硬化患者存在维生素D缺乏，患者应在充分监测情况积极补充维生素D。

肝硬化患者饮食中应避免进食粗糙、坚硬食物，避免进食辛辣、刺激性食物，进食应细嚼慢咽，不宜过快、过多，在进食带骨的肉类食物时，应避免吞下骨刺或骨。

鼓励患者家属根据患者个体饮食习惯调整，以促进饮食摄入和营养素的吸收，避免长时间饥饿状态，建议分餐至4~6次小餐（三餐＋3次加餐，含夜间加餐），食物多样化，可酌情多摄入新鲜蔬菜及水果，伴有腹腔积液的患者每日盐的摄入量应控制在4~6g。

四、药物管理

肝硬化患者应避免口服肝损害药物，如传统中药、抗肿瘤药物、解热镇痛药、抗结核药、抗生素、降脂药等。失眠患者应在医师指导下慎重使用镇静、催眠类药物。

乙肝肝硬化患者强调抗病毒治疗，而抗病毒药物需严格遵循医嘱服用，可能需要长期甚至终生服用，患者不可随意减量、停用、更换药物，避免停药后病毒量反跳甚至肝衰竭。

肝硬化消化道出血的患者可口服非选择性 β 受体阻断剂（如普萘洛尔）或卡维地洛进行二级预防，服药期间需要监测血压及心率，应使静息心率下降至基础心率的75%或50~60次/分钟。

五、预防

病毒性肝炎的防治是预防肝硬化的关键。应积极早发现早治疗；推广乙肝疫苗免疫接种；强调血制品及献血者的筛查，推广无偿献血；对于可能接触体液、血液的器械严格消毒；孕妇应规律产检，早期预防，减少母婴传播概率。另外，肝硬化的预防措施应包括节制饮酒；合理饮食及营养；注意饮食及饮水安全；避免进食生冷食物；合理用药；加强劳动保护，避免毒物及化学品损伤。定期对高危人群进行筛查体检。

（周　婷）

参 考 文 献

[1] 中华医学会肝病学分会. 肝硬化诊治指南 [J]. 临床肝胆病杂志，2019，35（11）：2408-2425.

[2] 中华人民共和国国家卫生健康委员会医政医管局. 原发性肝癌诊疗规范（2019 年版）[J]. 肝癌电子杂志，2020，7（1）：5-23.

[3] 中华医学会肝病学分会，中华医学会消化病学分会. 终末期肝病临床营养指南 [J]. 实用肝脏病杂志，2019，22（5）：624-635.

[4] Angeli P, Garcia-tsao G, Nadim M K, et al. News in pathophysiology, definition and classification of hepatorenal syndrome: A step beyond the International Club of Ascites（ICA）consensus document[J]. J Hepatol, 2019, 71（4）：811-822.

[5] Lee Y B, Lee J H. Cirrhotic cardiomyopathy: An independent prognostic factor for cirrhotic patients[J]. Clin Mol Hepatol, 2018, 24（4）：372-373.

第8章

直 肠 癌

第一节　直肠癌基础知识

一、病例摘要

患者，女，67岁，以"便中带血2个月"为主诉就诊。患者2个月前无明显诱因出现间断便血，伴里急后重感，无腹痛、腹泻、便秘等不适。近2个月体重明显下降，下降约5kg。体格检查：一般状态良好，身高160cm，体重60kg。直肠指诊（膝胸位）：距肛门5cm 2~5点位置可触及肿物下缘，质地坚硬，表面不平，活动度可、无固定，未触及肿物上缘，指套染血，未触及腹股沟淋巴结肿大。既往有痔疮病史。诊断：直肠癌。

二、概述

直肠癌是乙状结肠直肠交界处至齿状线之间的癌。直肠上端在相当于第三骶椎水平，与乙状结肠相连，下列在齿状线与肛管分界，长度12~15cm，齿状线上10~15cm为直肠上段，齿状线上5~10cm为直肠中段，齿状线上5cm为直肠下段。直肠癌是老年常见疾病之一。直肠癌细胞可通过直接浸润、种植播散、经淋巴道和血道向周围组织浸润播散或发生远处转移，主要取决于肿瘤细胞的生物学行为、分化程度和分期。如果肿瘤细胞局限于直肠浆膜下而无淋巴结转移，属于早期直肠癌。如果发生深层组织浸润或转移，则属于中晚期直肠癌。早期直肠癌通过手术就可以得到良好的治疗效果。中晚期直肠癌则可能需要通过手术、放疗、化疗、靶向治疗等综合治疗手段来达到治疗的目的。老年患者往往合并多种基础疾病，需要根据老年患者的个人身体状况判断其能否耐受肿瘤的综合治疗，老年患者往往需要多学科会诊共同制订出个体化治疗方案，在抗肿瘤的同时减轻治疗的不良反应，提高患者治疗期间以及治疗后的生活质量。

三、流行病学

直肠癌是常见的恶性肿瘤，欧美国家结直肠癌的发病率很高。在我国，近年来随着居民生活水平的提高，直肠癌在癌症中所占比例逐渐增加，发病率稳定。大城市的发病率升高，尤为明显。我国男性发病比例略高于女性，约为 1.3：1。我国所有癌症中结直肠癌的死亡率仅次于肺癌、肝癌、胃癌、食管癌，居第 5 位。在直肠癌中，低位直肠癌所占比例约为 70%，大多数直肠癌可在直肠指诊时触及。直肠癌根治性切除术后 5 年生存率为 50%~70%。

第二节　直肠癌诊断与治疗

一、病因

现代生物学、遗传学和流行病学的研究表明，直肠癌的发病原因主要与遗传因素，环境因素和生活方式有密切关系，是多因素相互作用的结果。从病因上看，半数以上来自腺瘤癌变，从形态学上可见到增生腺瘤及癌变各阶段的病理改变。

1. **遗传因素**　6%~10% 的直肠癌的发生与遗传有关，如多发性家族性息肉病（FAP）和遗传性非家族性息肉病性直肠癌（HNPCC）。

2. **饮食相关因素**　高纤维饮食对直肠癌的发生具有保护作用。过多的动物脂肪饮食、动物蛋白饮食及高糖饮食的促癌影响明显。

3. **生活习惯相关因素**　大量摄入酒精会增加罹患直肠癌和直肠腺瘤的风险。烟草可以释放大量的多环芳火烃，杂环胺，亚硝胺，芳香胺等致癌物质，增加直肠癌的发病风险。肥胖和直肠的发病密切相关，肥胖可引起胰岛素抵抗，造成高胰岛素血症，高胰岛素血症可能参与了直肠癌的发生发展。

4. **其他发病因素**　伴有溃疡性结肠炎或克罗恩病的患者，发生大肠癌的危险性显著高于同年龄人群，大肠腺瘤与结肠直肠癌的发生关系密切，血吸虫病流行区也是直肠癌的高发区，而有盆腔的放射治疗史的患者也可能诱发盆腔直肠癌。

二、发病机制

直肠癌的发生发展是多步骤、多阶段、多基因参与的过程，具有分子遗传背景较强的特点。

（一）遗传不稳定性

遗传稳定性的缺失可以通过多个肿瘤相关基因的突变来促进直肠癌的发生。这种稳定性的缺失有不同的表现形式，并通过不同的分子机制发挥作用。主要包括染色体不稳定，基因修复功能缺陷和 DNA 异常甲基化。

1. 染色体不稳定　是基因组失稳态的最常见表现形式。在直肠癌发生过程中，细胞周期各个环节异常均可能导致染色体不稳定的发生。染色体不稳定可引起大量染色体结构及拷贝数量的改变，导致野生型肿瘤抑制基因拷贝数量的减少，如 APC、p53 等。

2. 基因修复功能缺陷　DNA 错配修复系统突变可以导致微卫星不稳定（MSI）的出现。MSI 是指微卫星序列中重复单元的获得或丢失，它是发生在核苷酸水平的不稳定现象。目前认为 MSI 是一种致癌机制，可以使多种肿瘤抑制基因失活，导致肿瘤细胞的发生发展。

3. DNA 异常甲基化　DNA 甲基化对维持染色体的结构、X 染色体的失活、基因印记都起重要的作用。DNA 异常甲基化导致的基因沉默是直肠癌发生的重要分子机制。正常情况下，DNA 甲基化主要出现在外显子以外的 DNA 重复序列区，几乎不发生在富含 CpG 的 CpG 岛。但在直肠癌患者中，正常的甲基化减少，而在外显子相关的 CpG 岛出现相当多的获得性异常甲基化，通常可以导致后续的基因表达沉默。

（二）抑癌基因的突变性失活

1. APC 基因　最早在家族性腺瘤性息肉病（FAP）中发现并得到克隆，位于 5q21，FAP 是一种常染色体显性综合征，均有染色体 5q21 的遗传缺失、等位基因丢失。APC 基因突变导致 APC 基因蛋白无法同 β-catenin 结合形成复合体时，β-catenin 便无法降解而持续激活，导致细胞无限增殖。

2. P53 基因　突变导致 P53 信号通路失活。P53 蛋白在 G1 期检查 DNA 损伤点，监视基因组的完整性。如有基因损伤，P53 蛋白阻止 DNA 复制，将细胞周期阻滞，提供足够的时间修复 DNA，如果修复失败，P53 蛋白则诱发细胞凋亡。当 P53 基因突变时，细胞增殖失去控制，导致细胞发生癌变。

（三）癌基因通路的激活

Ras 和 BRAF 基因突变可激活下游分裂原活化蛋白激酶信号通路（MAPK）。Ras 基因家族包括：K-ras、N-ras 和 H-ras，主要见于 K-ras 突变，可激活 GTP 酶，进一步激活 RAF，导致 BRAF 蛋白丝氨酸及苏氨酸激酶活化，激活 MAPK 通路，促进细胞增殖。

三、临床表现

（一）症状

与结肠癌不同，直肠癌的局部症状比较明显，而全身症状不明显。直肠癌

早期无明显症状,肿瘤破溃形成溃疡或感染时才出现症状。直肠癌的症状主要是:

1. 大便习惯改变 如排便次数增多、便秘。

2. 大便的性状改变 如大便不成形、稀便。

3. 便血 肿瘤破溃出血,一般出血量不多,间歇性出现。肿瘤破溃感染甚至可有脓血便。

4. 肠梗阻 肿瘤浸润肠壁引起直肠狭窄,可出现大便变形、变细,病情继续进展则出现部分肠梗阻出现腹痛、腹胀、肠鸣音亢进等症状。肠梗阻是肠癌晚期的表现。

5. 其他 其他症状有肛门疼痛或肛门坠胀等。局部晚期直肠癌伴有直肠全周性受侵时,通常表现为大便困难,排不尽感或里急后重感;如果伴有排尿困难或会阴区疼痛,通常提示肿瘤已有明显外侵。肿瘤侵犯前列腺、膀胱,可出现尿频、尿痛、血尿。侵犯骶前神经可出现骶尾部剧烈持续性疼痛。晚期合并出现肝转移时,可有腹腔积液、腹胀、肝大、黄疸等症状。

(二)体征

局部可以用直肠指检触及。直肠指诊简单易操作,是早期发现直肠癌的关键检查手段之一。对于8cm以下的直肠癌而言肛门指诊具有极大的诊断价值。查体时需要注意肿块的位置、肿瘤下界距肛门口的距离、黏膜是否光滑、有无压痛、形态、大小、肠壁的厚度、侵占肠周的范围、基底部的活动度、是否侵犯盆壁、与周围邻近组织器官的关系。如果肿瘤位于直肠前壁,男性患者应明确肿瘤与前列腺、精囊腺的关系,女性应进行阴道双合诊,探查肿瘤是否侵犯阴道后壁。指诊结束时应注意指套有无染血。

四、实验室及其他检查

(一)肿瘤标志物

肿瘤标志物是指正常在人体内仅微量存在,或在胚胎时期、出生后一段时间内存在,在发生肿瘤后浓度可增加的物质,可提示肿瘤的存在。检验肿瘤标志物可以作为肿瘤的诊断、预测预后并监测复发的手段。在直肠癌诊断和术后监测、预测疗效有重要意义的肿瘤标志物是癌胚抗原 CEA 和 CA199,这两种肿瘤标志物不是直肠癌的特异性抗原,不能用于直肠癌的早期诊断。联合检测的敏感性高于单项检测。如果治疗前肿瘤标志物较高,治疗后下降,说明治疗有效。如果手术后的肿瘤标志物升高,提示肿瘤有复发转移的可能,应进一步完善相关检查,明确诊断,及时接受治疗。除血液中肿瘤标志物以外,如果患者发生了腹腔种植、腹膜转移引起大量的腹腔积液,腹腔积液中肿瘤标志物增高对诊断也有价值。需要注意的是，转移时腹腔积液的肿瘤标志物往往是血液中肿瘤标志物的数倍或数十倍增高。

（二）大便隐血检查

免疫法粪便隐血试验（FIT）是大规模筛查的初筛手段，免疫法的敏感性和特异性均高于化学法，主要技术原理是通过特异性的抗体检测，分辨标本中人体血红蛋白，进而提示可能发生的肠道病变。如果发现阳性结果可进一步检查肠镜。

（三）影像学检查

1. **肠镜检查**　肠镜检查是筛查的金标准。内镜医师可在镜头下完整地检查整个肠腔情况，发现可疑病变可以取组织活检，进一步明确病理诊断。但因肠镜检查具有侵入性，且需要充分的肠道准备，在人群的普通筛查中并应用并不广泛。如患者肠腔狭窄不严重，未出现肠梗阻症状，建议进行直肠镜检查时同时行结肠镜检查，避免原发肿瘤的漏诊。

2. **腔内超声检查**　对中低位直肠癌患者推荐进行腔内超声检查，以检测肿瘤浸润肠壁的深度及有无侵犯邻近器官组织，在术前对直肠癌的局部浸润程度进行评估。

3. **MRI 检查**　推荐对中低位直肠癌患者进行 MRI 检查，评估肿瘤在肠壁内的浸润深度、周围邻近组织的受累情况、淋巴结有无转移，对中低位直肠癌的诊断及术前分期有重要价值。

4. **B 超**　1cm 以上的肝转移灶可经 B 超发现。超声造影对肝内转移和区域淋巴结转移的诊断也有一定价值。

5. **PET-CT**　PET-CT 检查费用虽然昂贵，但其灵敏度高，不仅能检测出肿瘤的原发灶，同时也可以检测出转移灶，了解病变的累及范围，从而准确地进行临床分期，评估手术价值，可使临床医师为患者提供更合理的综合治疗方案。对于术后较小的复发灶，超声、CT 和 MRI 难以将其与术后瘢痕相鉴别，而 PET 显示复发的肿瘤组织糖代谢率明显高于术后纤维瘢痕组织，可尽早发现疾病复发情况，使患者及时接受治疗。

6. **钡剂灌肠检查**　是结肠癌的重要检查方法。对直肠癌的诊断意义不大。可用来排除结直肠多发癌和息肉病。

（四）细胞学检查

直肠癌脱落细胞学检查可在肠镜直视下直接刷取涂片。如合并有腹腔积液，可行腹腔穿刺术，术后送检细胞学检查。

（五）组织病理及分期

早期癌指癌细胞局限于黏膜固有层以内或穿透结直肠黏膜肌层浸润至黏膜下层，但未累及固有肌层。

癌前病变包括腺瘤性息肉、锯齿状息肉及息肉病（腺瘤性息肉病以及非腺瘤性息肉病）。

直肠癌的组织学类型包括：①腺癌，非特殊型；②特殊类型，锯齿状腺癌、腺瘤样腺癌、微乳头状腺癌、黏液腺癌、印戒细胞癌、髓样癌、腺鳞癌、未分化癌；非特殊型，癌伴有肉瘤样成分。

直肠癌的大体类型包括：①隆起型：肿瘤向管腔内突出，呈结节状、菜花状，肿瘤瘤体大，表面容易形成溃疡，继发感染和坏死。肿瘤向周围组织浸润少，愈后较好；②溃疡型：肿瘤表面形成明显的较深溃疡，外形如火山口，边缘坚硬隆起，底部不平、坏死，早期有溃疡、出血。分化程度低，恶性度高，较早出现转移情况。溃疡型最常见，占50%以上；③浸润型：肿瘤沿着肠壁各层弥漫浸润使肠腔狭窄，局部肠壁增厚，累及肠管全周，肠管周径缩小，形成环状狭窄，易发生肠梗阻，常见于直肠上部，分化程度低，恶性度高，较早出现转移而愈后差。

五、诊断

详细询问患者病史、临床症状，进行有效的体格检查，并结合实验室检查以及其他检查方法可做出诊断。

六、鉴别诊断

1. **肠结核、痢疾** 直肠癌常有黏液血便或脓血便，大便频繁或出现腹泻，常误认为肠炎。通过肠镜或直肠指诊可鉴别诊断。

2. **痔疮** 内痔的症状是无痛性出血，可能是便中带血、肛门滴血或线状流血，但一般量不多，出血一般呈间歇性，多为便秘时或进食辛辣刺激食物后出现，一般无大便变细等性状改变。指诊时无明显肿块。但直肠癌患者往往有直肠刺激症状，大便带血，大便变形。

3. **肛瘘、肛周脓肿** 肛瘘一般先有肛周脓肿，局部疼痛，可能会伴有发热，脓肿破溃后形成肛瘘。一般不会引起大便习惯的改变及性状改变。

4. **直肠息肉** 直肠息肉出现大便带血，但不会引起腹痛、腹胀等症状。直肠指诊时可触及质软肿块。需要进一步行内镜检查取活检，获得组织学证据，明确诊断。有时息肉往往较小，但病理结果为恶性，因此内镜检查活检时，尽量标记纳米碳，方便需行直肠癌根治术时找到肿瘤原发灶位置，便于手术切除。

5. **肛裂**　肛裂出血量一般不多，排便时及排便后肛门剧痛。视诊时可见肛门周围皮肤裂口，直肠指诊时可触及肥大肛乳头。

七、病情评估

直肠癌分期：直肠癌根据肿瘤浸润的深度、局部 / 区域淋巴结的转移情况和有无远地转移进行分期。

Dukes 于 1932 年提出将结直肠癌分为三期：A 期为肿瘤局限于肠壁，B 期肿瘤已侵及肠壁外但无淋巴结转移，无论肿瘤是否局限于肠壁，只要出现淋巴结转移即为 C 期。

目前最常用的术后病理分期方法为 AJCC TNM 分期系统（第八版），直肠癌病理分期分为 0 期、Ⅰ 期、Ⅱ 期、Ⅲ 期和Ⅳ期。见表 8-1。

细化定义如下：

①原发肿瘤（T）：Tx，原发肿瘤无法评价；T0，无原发肿瘤证据；Tis，原位癌，黏膜内癌（侵犯黏膜固有层，未穿透黏膜肌层）；T1，肿瘤侵犯黏膜下层，未侵犯固有肌层；T2，肿瘤侵犯固有肌层；T3，肿瘤穿透固有肌层到达浆膜下层，或侵犯无腹膜覆盖的结直肠旁组织；T4a，肿瘤穿透腹膜脏层；T4b，肿瘤直接侵犯或粘连于其他器官或结构。

②区域淋巴结（N）：Nx，区域淋巴结无法评价；N0，无区域淋巴结转移；N1，有 1~3 枚区域淋巴结转移；N1a，有 1 枚区域淋巴结转移；N1b，有 2~3 枚区域淋巴结转移；N1c，浆膜下、肠系膜、无腹膜覆盖结肠 / 直肠周围组织内有肿瘤种植（tumor deposit，TD），无区域淋巴结转移；N2，有 4 枚以上区域淋巴结转移；N2a，4~6 枚区域淋巴结转移；N2b，7 枚及更多区域淋巴结转移。

③远处转移（M）：M0，无远处转移；M1，有远处转移：M1a，转移至一个部位或器官，无腹膜转移；M1b，转移至两个或更多部位或器官，无腹膜转移；M1c 仅转移至腹膜表面或伴其他部位或器官的转移。

表 8-1　AJCC TNM 分期对应表（第 8 版）

TNM 分期	T	N	M
0	Tis	N0	M0
Ⅰ	T1	N0	M0
	T2	N0	M0
Ⅱ A	T3	N0	M0
Ⅱ B	T4a	N0	M0

续表

TNM 分期	T	N	M
ⅡC	T4b	N0	M0
ⅢA	T1-2	N1/N1c	M0
	T1	N2a	M0
ⅢB	T3-4a	N1/N1c	M0
	T2-3	N2a	M0
	T1-2	N2b	M0
ⅢC	T4a	N2a	M0
	T3-4a	N2b	M0
	T4b	N1-2	M0
ⅣA	任何 T	任何 N	M1a
ⅣB	任何 T	任何 N	M1b
ⅣC	任何 T	任何 N	M1c

八、治疗

手术治疗依然是直肠癌的主要治疗方法。在治疗过程中需明确外科治疗的作用，制订综合治疗方案。新辅助放化疗，可一定程度上提高手术治疗的疗效。目前治疗建议对术前诊断为 T3、T4、N＋ 的中低位直肠癌行新辅助放化疗，治疗后再评估判断下一步是否手术。

（一）手术治疗

手术方式主要有：

1. **局部切除术** 内镜下切除、局部切除或肠段切除术。适用于早期，瘤体小、T1、分化程度高的直肠癌。

2. **腹会阴联合直肠癌根治术（Miles 手术）** 原则上适用于腹膜反折以下的直肠癌。切除范围包括全部直肠、肠系膜下动脉及其区域淋巴结、全直肠系膜、肛提肌、坐骨直肠窝内脂肪、肛管及肛门周围 3~5cm 的皮肤、皮下组织及全部肛门括约肌，于左下腹行永久性乙状结肠单腔造口。

3. **经腹直肠癌切除术（Dixon 手术）** 目前应用最多的直肠癌根治术。适用于齿状线 5cm 以上的直肠癌。对于患者有强烈的保肛意愿，肿瘤距齿状线 5cm 以内，以根治性切除为前提，要求远端切缘距肿瘤下缘有 2cm 以上，行 Dixon 手术。但由于吻合口位于齿状线附近，推荐行临时性横结肠造口或回肠造口，尽可能避免术后并发症，方便患者适应术后短期内出现的排便次数增多，排便控制功能差。

4. 经腹直肠癌切除、近端造口、远端封闭术（Hartmann 手术） 适合全身一般状态差，不能耐受 Miles 手术，且因急性肠梗阻不适合行 Dixon 手术的患者。

除经典开腹手术外，腹腔镜下实施 Miles 手术和 Dixon 手术具有创伤小，出血少，胃肠功能恢复快的优点，可缩短住院时间，为患者后续治疗提供了充足的时间；腹腔镜微创手术术后疼痛轻，无须止痛或可降低止痛药物用量；皮肤切口小，更易愈合，美容效果好。而机器人微创手术又是当代外科技术发展的重要趋势。机器人计算机系统自动滤除术者动作中的不自主颤动，使操作更稳定。机器人手术较腹腔镜手术能减少术者的疲劳。机器人手术技术可以完成更为精细的手术操作，更容易克服传统腹腔镜在手术中造成的相对死角，从而更为精准地进行直肠分离，保证系膜的完整切除，减少创伤，促进术后恢复，保护盆腔脏器功能。但目前机器人手术的费用较为昂贵，限制了其广泛推广。

直肠癌的手术治疗原则：①全面探查，由远及近。必须探查并记录肝脏、胃肠道、子宫及附件、盆底腹膜及相关肠系膜和主要血管旁淋巴结和肿瘤邻近器官的情况；②推荐常规切除足够的肠管，清扫区域淋巴结，并进行整块切除，建议常规清扫两站以上的淋巴结；③推荐锐性分离技术；④推荐遵循无瘤手术原则；⑤对已失去根治性手术机会的肿瘤，如果患者无出血、梗阻、穿孔症状或压迫周围器官引起相关症状，则根据多学科会诊评估确定是否需要切除原发灶；⑥结肠新生物临床诊断高度怀疑恶性肿瘤及活检报告为高级别上皮内瘤变，如患者可耐受手术，建议行手术探查。

早期直肠癌（cT1N0M0）的治疗原则是建议采用内镜下切除、局部切除或肠段切除术。侵入黏膜下层的浅浸润癌（SM1），可考虑行内镜下切除，决定行内镜下切除前，需要仔细评估肿瘤大小、预测浸润深度、肿瘤分化程度等相关信息。术前内镜超声检查肿瘤分期属 T1 或经局部切除术后病理学检查证实为 T1，如果切除完整、切缘（包括基底）阴性而且具有良好预后的组织学特征（如分化程度良好、无脉管浸润），则无论是广基还是带蒂，不推荐再行手术切除。如果具有预后不良的组织学特征，或者非完整切除，标本破碎切缘无法评价，推荐追加肠段切除术加区域淋巴结清扫。早期直肠癌（cT1N0M0）如经肛门切除（非经腔镜或内镜下）必须满足如下要求：①肿瘤直径 <3cm；②肿瘤侵犯肠周 <30%；③切缘距离肿瘤 >3 mm；④活动，不固定；⑤距肛缘 8cm 以内；⑥仅适用于 T1 期肿瘤；⑦无血管淋巴管浸润（LVI）或神经浸润（PNI）；⑧高 - 中分化；⑨治疗前影像学检查无淋巴结转移的征象。

直肠癌（cT2~4，N0~2，M0）推荐行根治性手术治疗。中上段直肠癌推荐行低位前切除术；低位直肠癌推荐行腹会阴联合切除术或慎重选择保肛手术。中下段直肠癌切除必须遵循直肠癌全系膜切除原则，尽可能锐性游离直肠系膜。尽量保证环周切缘阴性，对可疑环周切缘阳性者，应追加后续治疗。肠壁远切缘距离肿瘤 1~2cm，直肠系膜远切缘距离肿瘤 ≥5cm 或切除全直肠系膜，必要时可行术中冰冻切片病理学检查，确定切缘有无肿瘤细胞残留。在根治肿瘤的前提下，尽可能保留肛门括约肌功能、排尿和性功能。治疗原则如下：①切除原发肿瘤，保证足够切缘，远切缘至少距肿瘤远端 2cm。下段直肠癌（距离肛门 <5cm）远切缘距肿瘤 1~2cm 者，建议行术中冰冻切片病理学检查证实切缘阴性。直肠系膜远切缘距离肿瘤下缘 ≥5cm 或切除全直肠系膜；②切除直肠系膜内淋巴脂肪组织以及可疑阳性的侧方淋巴结；③尽可能保留盆腔自主神经；④术前影像学提示 cT3~4 和（或）N+ 的局部进展期中下段直肠癌，建议行术前放化疗或术前化疗，术前放化疗与手术的间隔时间见放化疗部分；⑤肿瘤侵犯周围组织器官者争取联合器官切除；⑥合并肠梗阻的直肠新生物，临床高度怀疑恶性，而无病理学诊断，不涉及保肛问题，并可耐受手术的患者，建议剖腹探查；⑦对于已经引起肠梗阻的可切除直肠癌，推荐行 I 期切除吻合，或 Hartmann 手术，或造口术后 II 期切除，或支架植入解除梗阻后限期切除。I 期切除吻合前推荐行术中肠道灌洗。如估计吻合口漏的风险较高，建议行 Hartmann 手术或 I 期切除吻合及预防性肠造口；⑧如果肿瘤局部晚期不能切除或临床上不能耐受手术，推荐给予姑息性治疗，包括选用放射治疗来处理不可控制的出血和疼痛、近端双腔造口术、支架植入来处理肠梗阻以及支持治疗；⑨术中如有明确肿瘤残留，建议放置金属夹作为后续放疗的标记；⑩建议由有腹腔镜操作经验的外科医师根据具体情况实施腹腔镜辅助的直肠癌根治手术。

（二）放疗

三维适形及调强放射治疗技术，比常规放射治疗技术有明显的物理剂量分布的优势，治疗的目标性更强、靶区剂量分布更均匀、危及器官受照射的剂量更低、体积更小，可减少正常组织损伤，是目前主流的放射治疗技术。调强放射治疗可以减少小肠受照射的剂量，仰卧位的体位重复性更好。术前放疗有短程和长程两种模式。短程放疗一直是欧洲各国首先放疗的标准模式，25Gy/5 次。但目前长程放化疗使用更为广泛，45~50Gy/25 ~28 次，长程放疗可同步口服卡培他滨增敏。术前放射治疗可以减少手术中肿瘤的种植，使肿瘤缩小，淋巴结转移数目减少以降低分期；对于低位直肠癌，术前放疗可增加保肛概率，提高患者的生活质量。术后放疗适用于 II 期、III 期可切除的直肠癌。直肠癌术后放疗优点在于有准确的病理分期，避免了早期患者的不必要照射。但是由于术后腹腔结构破坏，小肠受到照射剂量增加。术后放疗可显著提高局部控制率，降低局部复发率。

（三）化疗

直肠癌的化疗主要分为：手术前的新辅助化疗，根治术后的辅助化疗，晚期直肠癌的姑息化疗。新辅助化疗主要与放疗联合应用，可提高保肛率，提高患者手术后的生活质量，减少术后复发。辅助化疗的目的在于消灭根治术后或放射治疗后的残留病灶，消灭远处的微小转移灶，从而降低治疗后复发及转移的概率。对于诊断时已出现远处转移的肿瘤，化疗虽然不能达到治愈的目的，但能使患者的生存期延长，生活质量得到提高。

常用化疗药物：氟尿嘧啶、替吉奥、卡培他滨、伊立替康、奥沙利铂。氟尿嘧啶一直是大肠癌治疗最主要的药物，通常与亚叶酸钙联合用药，以提高疗效，卡培他滨是临床应用最为广泛的氟尿嘧啶类药物。卡培他滨口服后，在人体内转化为氟尿嘧啶，从而发挥抗肿瘤作用。氟尿嘧啶为细胞周期特异性药物，作用于 S 期，具有时间依赖性，持续静脉滴注较常规滴注疗效好。替吉奥是日本以替加氟为基础开发出的口服化疗药物。伊立替康是半合成的喜树碱衍生物，是特异性的拓扑异构酶 I 抑制剂，其不良反应相对较大，例如腹泻、中性粒细胞减少、血小板减少等，腹泻为主要的副作用，应用大剂量的洛哌丁胺治疗可缓解症状。奥沙利铂是第 3 代铂类抗癌药，主要不良反应是累及神经末梢而导致的外周感觉神经毒性，遇冷加重，严重时有喉痉挛的可能。

常用的术后辅助化疗方案：①氟尿嘧啶为基础的单药方案：卡培他滨每次 1250mg/m^2，每日 2 次，口服，第 1~14 天，每 3 周重复，共 24 周。②联合化疗方案：CapeOx（又称 XELOX）：奥沙利铂 130mg/m^2，静脉输注 2 小时，第 1 天，卡培他滨每次 1000mg/m^2，每日 2 次，口服，第 1~14 天，每 3 周重复，共 24 周。mFOLFOX6：奥沙利铂 85mg/m^2，静脉输注 2 小时，第 1 天，亚叶酸钙 400mg/m^2，静脉输注 2 小时，第 1 天，氟尿嘧啶 400mg/m^2，静脉推注，第 1 天，然后 1200mg/（m^2·d），连续 2 天，持续静脉输注（总量 2400mg/m^2，输注 46~48 小时）。每 2 周重复，共 24 周。

（四）靶向治疗

分子靶向治疗，是在细胞分子水平上，针对已经明确的致癌位点或者肿瘤生长转移的信号传导途径中的位点来设计相应的治疗的药物。药物进入人体后会特异性的选择靶点来结合并发生作用，抑制肿瘤细胞的增殖转移，新生血管形成。一般不会影响到正常的组织细胞。针对 EGFR 的西妥昔单抗和帕尼单抗，针对 VEGF 的贝伐单抗，给结直肠癌患者带来明显的生存获益，显著提高了临床疗效。

第三节　直肠癌健康管理

直肠癌是老年人常患的一种癌症，患病后会严重影响其生活治疗，因此预防疾病的发生成为重中之重，对于已经发生的疾病，应以缓解症状，尽可能延长生存期，提高生活质量为主。

一、直肠癌的三级预防

1. **一级预防** 一级预防是针对一般人群的病因管理，是健康管理的本质，针对危险因素进行干预，去除某些致病因素以达到降低肿瘤发病率的目的。肿瘤的发病趋势的变化与人类生活方式的改变直接相关。饮食上应多食富含膳食纤维的食物、全谷物、乳制品，低糖低脂饮食，少食红肉、加工肉类，改变不良生活习惯，戒烟戒酒，超重和肥胖人群通过健康的方式减重，在有防护措施情况下合理适度地进行体育锻炼，糖尿患者群合理降糖，以上措施均可降低直肠癌发生率。

2. **二级预防** 二级预防的重点是筛查高危人群，加强随访和干预，做到早诊断、早治疗，这对直肠癌的发现和预后以及术后的生存质量有至关重要的意义。直肠癌筛查与早诊早治是降低人群直肠癌死亡率的有效措施。由于缺乏直肠癌的知识，很多人对于大便性状改变，长期便秘、腹泻及便血等症状并未不在意，延误病情的早期诊断。直肠癌早期表现常易与常见疾病混淆，社区医师对患者实施大便隐血试验、指检等对早期诊断直肠癌具有重大意义。直肠癌的发生是息肉－腺瘤－癌的演变过程，从癌前病变进展到癌一般需要 5~10 年，为疾病的早期诊断和临床干预提供了重要时间窗口。应用有效的技术方法对人群进行筛查，能及时发现癌前病变和早期癌。目前，应用最为广泛的直肠癌筛查方法是大便隐血试验，在健康体检人群便隐血筛查过程中开展健康教育能改善体检人群的认知水平和弃检状况，通过对阳性人群开展随访后续服务提高了肠镜筛查的精检率，真正体现健康体检早发现、早诊断、早治疗的意义。结肠镜是直肠癌筛查的金标准。免疫法粪便隐血试验（FIT）适用于直肠癌筛查，其对直肠癌诊断灵敏度较高，但对癌前病变灵敏度有限。FIT 阳性者需要进行结肠镜检查以明确诊断。

3. **三级预防** 三级预防是患者管理，也健康管理的补充。常见的治疗方式包括手术、放疗、化疗，监测治疗后患者可能出现的临床表现、急性毒性反应的预计缓解时间、治疗的远期疗效及可能出现的治疗远期后遗症，如慢性腹泻或大便失禁（如造瘘患者），奥沙利铂治疗的常见不良反应：永久的神经病变、盆腔疼痛、盆骨骨折、盆腔手术、放疗后出现的泌尿生殖功能障碍等，可以更好地达到三级预防的效果，让患者实现良好的术后管理。

直肠癌是复发率较高的癌症，良好的术后健康管理可以提高患者的生存率及最大限度地避免复发。

二、直肠癌治疗相关的健康管理

1. 术后健康管理

（1）饮食管理：术后早期少食多餐，食物为易消化的类型，排便次数增加且性状稀薄时应多进食富含纤维素的食物，早期避免进食牛奶、甜食、大豆、蜂蜜等产气和辛辣刺激性食物。后期多进食含纤维素丰富的蔬菜、水果，进食高蛋白、高热量、高维生素饮食，减少油盐，在确保营养的基础上根据患者口味和习惯选择最适宜的食材和烹饪方式，尽量做到营养均衡。确保饮食规律，培养患者形成良好的饮食生活习惯。

（2）心理护理：患者普遍心理状态不佳，对生活悲观，更有部分患者因此不愿意配合治疗和护理。需进行自我心理调节，增加与他人交流的机会，找出引起不良情绪的主要因素，及时给予消除，经常鼓励自己并量力而行地帮助其他患者，互帮互助，互相鼓励，树立战胜疾病的信心；家属也应耐心倾听患者的内心感受和需求，使患者坦然接受事实，重塑信心，积极配合治疗并主动进行功能锻炼；因疾病长期困扰，容易出现负性情绪，需患者与家属共同努力对抗负性心理情绪，树立治疗的信心与希望。

（3）保肛术后功能锻炼：术后早期下床活动，术后1周后开始进行缩肛运动锻炼，每天至少做3~4次收缩肛门运动，每次5分钟，可根据实际情况适当增加次数和时间；排便反射训练：重建定时排便习惯，早起饮用一杯温开水，促使肠蠕动，随后到卫生间培养便意。也可每日对腹部进行加压，以促使顺利排便；亦可在必要时尝试灌肠，确保排便通畅。如排便时间不固定，则可通过转移注意力的方法减轻便意，例如，改变体位、读书、看报、听音乐等，训练肠道的贮便功能和肛壁的延伸性，加快术后康复速度，提高术后的生活质量。造口术后功能锻炼：造口术后排便习惯发生改变，患者及家属需适应这种新的生活方式，尽快熟悉并掌握肠造口的护理方法，尽量在家中维护以减少就医次数。

（4）运动：出院后根据实际情况进行相应强度的运动锻炼，如散步等，运动时长可逐步增加至每天30分钟以上，中间可适当休息，注意劳逸结合。避免急功近利，体力消耗过大造成身体不适。

2. 放疗相关健康管理

放疗期间可能会出现急性放疗反应和晚反应组织损伤表现。对于生育期女性患者，放疗可能会导致不孕，性激素水平下降，提前绝经，有条件的患者可以在治疗前进行生殖细胞储备。还有一部分患者放疗前并无肠梗阻，但因放疗导致的肠壁急性水肿，导致肠腔狭窄进而肠梗阻，可以应用激素缓解急性水肿。有些患者放疗前由于便血导致贫血，贫血会影响放疗的疗效，在放疗前应该积极止血并纠正贫血。放疗前如有不完全肠梗阻，可在治疗期间给予缓泻剂，比如麻仁润肠丸，保证排便顺畅，治疗后肿瘤缩小，肠梗阻可以缓解。如在治疗期间出现急性完全肠梗阻，可急诊手术治疗。

3. 化疗相关健康管理 化疗药物的不良反应包括腹泻、肝功能损伤、神经毒性、骨髓抑制、手足综合征等。腹泻为主要的毒副作用，应用大剂量的洛哌丁胺治疗可缓解。肝功能受损时轻微时可口服双环醇、甘草酸类药物，严重时可静脉滴注。奥沙利铂造成的神经末梢导致的外周感觉神经毒性，遇冷加重，严重时有喉痉挛的可能，治疗期间以及治疗结束后1年内切记避免冷食、冷饮，冬季时注意防寒保暖，洗漱时避免凉水。化疗后骨髓抑制一般为中性粒细胞减少、血小板减少、贫血。中性粒细胞减少时患者容易发生细菌感染，严重时可导致感染性休克危及生命；血小板减少则有自发性出血的风险，比如脑出血、消化道出血的可能。老年患者一般体质较差，化疗期间注意营养补充，低糖低脂高蛋白饮食，避免因进食差进一步导致骨髓抑制。手足综合征一般表现为手掌或脚底的皮肤发红，明显不适，麻木，指甲变色脱落等。轻度的手足综合征可用保湿剂及抗角化药物，如尿素霜、凡士林软膏、他佐罗汀软膏等。镇痛药物可以选择塞来昔布、普瑞巴林等。

（杨　薨）

参 考 文 献

[1] 国家癌症中心中国结直肠癌筛查与早诊早治指南制订专家组.中国结直肠癌筛查与早诊早治指南 [J].中国肿瘤，2021，30（1）：10-15.

[2] 中华医学会肿瘤学分会.中国结直肠癌诊疗规范（2020版）[J].中国实用外科杂志，2020，40（6）：10-15.

[3] Amin M B, Edge S B, Greene F L, et al. AJCC Cancer Staging Manual. 8th Edition[M]. Chicago：Springer, 20.

[4] 郝希山.肿瘤学 [M].第2版.北京：人民卫生出版，2015，20-21.

[5] 李晔雄.肿瘤放射治疗学 [M].第5版.北京：中国协和医科大学出版社，2018，1109-1124.

第9章

慢性肾衰竭

第一节　慢性肾衰竭基础知识

一、病例摘要

患者，男，68岁。因"眼睑浮肿5年，夜尿增多1年，乏力、厌食2个月"就诊。患者5年前无明显诱因出现晨起眼睑浮肿，无乏力、腰痛、纳差等，于当地医院就诊，血压160/90mmHg，未规律诊治。此后间断出现水肿症状，未予重视。近1年出现夜尿增多，每夜3~5次，未诊治。近2个月患者自觉乏力、厌食，有时伴恶心、腹胀，无明显诱因，无腹痛、腹泻等症状，遂与我院就诊。患者发病以来睡眠尚可，大便较正常。既往无糖尿病病史，无药物及食物过敏史。查体：T: 36.6℃, R: 24次/分钟，P: 86次/分钟，BP: 160/90mmHg，慢性病容，贫血貌，双眼睑轻度浮肿，浅表淋巴结无肿大，巩膜无黄染。心、肺、腹部查体未见异常。双下肢无水肿。实验室检查：血常规：血红蛋白86g/L；尿常规：蛋白（＋＋），红细胞（＋＋），粪便常规（−）。肾功：血肌酐820μmol/L。B超：双肾缩小，左肾大小为8.4cm×3.8cm，右肾大小为8.8cm×4.2cm，双肾皮质回声增强，皮髓质分界不清。诊断：慢性肾衰竭（尿毒症期）、肾性高血压、肾性贫血。

二、概述

慢性肾衰竭（chronic renal failure, CRF）是指各种慢性肾脏疾病持续进展导致进行性肾功能损害所出现的一系列症状或代谢紊乱的临床综合征。它是以代谢产物潴留，水、电解质及酸碱平衡失调和全身各系统症状为表现的一种临床综合征。在我国以慢性肾炎为主要病因，继发的肾脏疾病引起的慢性肾衰竭也逐渐增多，依次为高血压、糖尿病肾病和狼疮性肾炎等。

三、流行病学特点

1. **发病率**　慢性肾脏疾病的发病率较高并有逐年上升的趋势。流行病学调查数据显示，2011 年美国成人慢性肾脏病患病率已高达 15.1%；慢性肾衰竭的年发病率约为 0.3‰，患病率约为 1‰，且有逐年增高的趋势。据 2012 年国内数据显示，我国成人慢性肾脏病发病率为 10.8%。

2. 发患者群 慢性肾衰可发生于各个年龄段，不同阶段其关注点不同，如儿童应关注先天遗传型因素，青年人对慢性肾炎应多加注意，年轻女性多关注红斑狼疮等自身免疫性疾病，中老年人多关注自身糖尿病、高血压、高尿酸、痛风等疾病，有家族史的患者应定期复查。

3. 地域差异 地域差异中，北京市、上海市、广州市等经济发达地区的发病率相差较小，经济欠发达地区偏低，国际、国内总体发病率基本一致。

第二节 慢性肾衰竭诊断与治疗

一、病因

慢性肾衰竭的病因目前尚未完全明确，常见有以下病因。

1. 原发性与继发性肾小球肾炎 继发性肾脏疾病有糖尿病肾病、高血压肾小动脉硬化、狼疮性肾炎等。在发达国家，糖尿病肾病、高血压肾小动脉硬化成为慢性肾衰竭的主要病因；在中国等发展中国家，慢性肾衰竭各种病因中，原发性肾小球肾炎仍位居首位，但伴随人口老龄化、糖尿病、高血压发病率的逐年上升，糖尿病肾病、高血压肾小动脉硬化导致的肾衰竭明显增加，可能即将成为我国慢性肾衰竭的主要病因。

2. 肾小管间质病变 如慢性肾盂肾炎、慢性尿酸性肾病、梗阻性肾病、药物性肾病等。抗生素、部分抗炎药、医用造影剂、抗肿瘤药物以及部分中药等均属于肾毒性药物，容易对肾脏造成损伤，并由此引发尿毒症。

3. 肾血管病变、遗传性肾病 如多囊肾、遗传性肾炎等。

4. 双侧肾动脉狭窄或闭塞所引起的"缺血性肾病" 双侧肾动脉狭窄或闭塞所引起的缺血性肾病，在老年慢性肾衰竭的病因中占有较重要的地位。大多情况下进展缓慢，但如果有感染、有效循环血量不足以及使用了肾毒性的药物，包括中药、西药，病情会加快进展甚至明显加重。

二、发病机制

慢性肾衰竭进展的机制尚未完全阐明，目前认为进展的机制可能与以下因素有关。

1. 肾单位高滤过 慢性肾衰竭时残余肾单位肾小球出现高灌注和高滤过状

态是导致肾小球硬化和残余肾单位进一步丧失的重要原因之一。高灌注和高滤过刺激肾小球系膜细胞增殖和基质增加；损伤内皮细胞和增加血小板聚集；导致微动脉瘤形成；引起炎症细胞浸润、系膜细胞凋亡增加等，因而肾小球硬化不断发展，肾单位进行性丧失。

2. **肾单位高代谢** 残余肾单位肾小管高代谢状况，是慢性肾衰竭时肾小管萎缩、间质纤维化和肾单位进行性损害的重要原因之一。高代谢引起肾小管氧消耗增加和氧自由基增多，小管内液 Fe^{2+} 的生成和代谢性酸中毒引起补体旁路途径激活和膜攻击复合物（C5b-9）的形成，均可造成肾小管 – 间质损伤。

3. **肾组织上皮细胞表型转化的作用** 在某些生长因子或炎症因子的诱导下，肾小管上皮细胞、肾小球上皮细胞（如包曼囊上皮细胞或足细胞）、肾间质成纤维细胞等均可转分化为肌成纤维细胞，在肾间质纤维化、局灶节段性或球性肾小球硬化过程中起重要作用。

4. **细胞因子和生长因子促纤维化的作用** 慢性肾衰竭肾组织内一些细胞因子和生长因子（如 TGF-β_1、白细胞介素 -1、单个核细胞趋化蛋白 -1、血管紧张素 Ⅱ、内皮素 -1 等）参与了肾小球和肾小管间质的损伤过程，并对细胞外基质（ECM）的产生起重要促进作用。某些降解细胞外基质的蛋白酶如基质金属蛋白酶（MMP）表达下调，金属蛋白酶组织抑制物（TIMP）、纤溶酶原激活抑制物（PAl-I）等表达上调，在肾小球硬化和肾间质纤维化过程中也起重要作用。

5. **其他** 肾脏固有细胞凋亡增多在多种慢性肾病动物模型中，均发现与肾小球硬化、肾小管萎缩、肾间质纤维化有密切关系，提示细胞凋亡可能在慢性肾衰竭进展中起某种作用。此外，醛固酮增多也参与肾小球硬化和间质纤维化的过程。

三、临床表现

慢性肾衰竭的不同阶段有着各异的临床表现。初期病情较隐匿，慢性肾脏病 3b 期后，乏力、腰酸、夜尿增多、食欲减退等不适症状逐渐更加明显。到慢性肾脏病 5 期，基本可以分为代谢紊乱和各系统症状两大组。两者亦互为因果，许多代谢紊乱可以是系统症状的基本原因，反过来，各系统脏器因代谢异常而导致毒性代谢产物潴留，影响脏器功能，从而加剧代谢紊乱。分为典型症状和全身症状。

（一）典型症状

1. **水、电解质代谢紊乱**

（1）代谢性酸中毒：尿毒症最常见症状之一。轻度、慢性酸中毒时，多数患者症状较少，但如果动脉血 HCO_3-<15mmol/L 时，患者可出现明显食欲不振、

呕吐、虚弱无力、呼吸深长等症状。

（2）水钠代谢紊乱：水、钠潴留，可表现为低血容量和低钠血症。肾功能不全时，肾脏对钠负荷过多或容量过多，适应能力逐渐下降。临床常见表现为不同程度的皮下水肿和／或体腔积液，此时患者易出现血压升高、左心功能不全和脑水肿。低血容量主要表现为低血压和脱水。低钠血症的原因，既可因缺钠引起（真性低钠血症），也可因水过多或其他因素所引起（假性低钠血症），而以后者更为多见。

（3）钾代谢紊乱：当肾小球滤过率（glomerular filtration rate, GFR）降至 20~25mL/min 或更低时，肾脏排钾能力逐渐下降，此时易于出现高钾血症。尤其当患者钾摄入过多、酸中毒、感染、创伤、输血等情况发生时，更易出现高钾血症。严重高钾血症有一定危险，需及时治疗抢救。有时由于钾摄入不足、胃肠道丢失过多、应用排钾利尿剂等因素，也可出现低钾血症。

（4）钙磷代谢紊乱：随着病情进展患者主要表现为低钙和高磷。钙缺乏主要与钙摄入不足、活性维生素 D 缺乏、高磷血症、代谢性酸中毒等多种因素有关。血磷浓度由肠道对磷的吸收及肾的排泄来调节。当肾小球滤过率下降、尿磷排出减少，血磷浓度逐渐升高。在肾衰的早期，血钙、磷仍能维持在正常范围，且通常不引起临床症状，在中、晚期时才会出现高磷血症、低钙血症。低钙血症、高磷血症、活性维生素 D 缺乏等可诱发甲状旁腺激素升高，即继发性甲状旁腺功能亢进和肾性骨营养不良。

（5）镁代谢紊乱：当 GFR<20mL/min 时，因肾排镁能力下降，常发生轻度高镁血症，患者一般无任何症状；但如使用含镁的药物则更易于发生高镁血症，应慎用。少数也出现低镁血症，与镁摄入不足或频繁使用利尿剂有关。

2. 蛋白质、糖类、脂类和维生素代谢紊乱

（1）蛋白质代谢紊乱：慢性肾衰竭患者蛋白质代谢紊乱一般表现为蛋白质代谢产物蓄积，也可有血清白蛋白水平下降，血浆和组织必需氨基酸水平下降等。上述代谢紊乱主要与蛋白质分解增多或／和合成减少、负氮平衡、肾脏排出障碍等因素有关。

（2）糖代谢异常：主要表现为糖耐量减低和低血糖两种情况，前者多见。

（3）脂代谢紊乱：高脂血症较常见，其中多数患者表现为轻中度高甘油三脂血症，少数患者表现为轻度高胆固醇血症，或二者均有。部分患者出现血浆低密度脂蛋白、脂蛋白 a 水平升高，高密度脂蛋白下降。

（4）维生素代谢紊乱：常见血清维生素 A 水平增高、维生素 B_6 及叶酸缺乏等。

（二）各系统症状

1. 心血管系统表现　心血管病变是慢性肾脏病患者的主要并发症之一和最

常见的死因。高血压是慢性肾衰竭患者最常见的并发症，左心室肥厚或扩张型心肌病是最危险的心血管并发症。心力衰竭、尿毒症性心肌病、心包积液、心包炎、血管钙化和动脉粥样硬化等也是常见的心血管并发症。

2. 呼吸系统症状　患者体液过多或酸中毒时均可出现气短、气促，严重酸中毒可致呼吸深长。体液过多、心功能不全可引起肺水肿或胸腔积液。由尿毒症毒素诱发的肺泡毛细血管渗透性增加、肺充血，可引起"尿毒症肺水肿"，肺部 X 线检查以双侧肺门毛细血管周围充血形成"蝶翼"样改变为特征，及时利尿或透析后上述症状可迅速改善。

3. 胃肠道症状　通常是慢性肾脏病最早的表现，主要表现有食欲减退、晨起恶心、呕吐、口腔有尿味。晚期患者呼出气体中有尿味和金属味，消化道出血也较常见，其发生率比正常人明显增高，多是由胃黏膜糜烂或消化性溃疡导致的。

4. 血液系统表现　慢性肾衰竭患者血液系统异常主要表现为肾性贫血、出血倾向和血栓形成倾向。多数患者有轻、中度贫血，其原因主要由于红细胞生成素缺乏，故称为肾性贫血；同时缺铁、营养不良、出血等因素也可加重贫血。晚期慢性肾衰竭患者有出血倾向，如皮下或黏膜出血点、瘀斑、胃肠道出血、脑出血等。

5. 神经肌肉系统症状

（1）早期症状：患者可有失眠、注意力不集中、记忆力减退等症状。尿毒症时可有反应淡漠、谵妄、惊厥、幻觉、昏迷、精神异常等症状。

（2）周围神经病变：本病较常见，患者表现为感觉神经障碍更为显著，最常见的是肢端袜套样分布的感觉丧失，也可有肢体麻木、烧灼感或疼痛感、深反射迟钝或消失，并可有神经肌肉兴奋性增加，如肌肉震颤、痉挛、不宁腿综合征等。

（3）透析失衡综合征：初次透析患者可能发生透析失衡综合征，出现恶心、呕吐、头痛、惊厥等症状，主要是由于血透后细胞内外液渗透压失衡和脑水肿、颅内压增高。

6. 内分泌功能紊乱

（1）肾脏本身内分泌功能紊乱：如 1,25- 二羟维生素 D_3、红细胞生成素不足和肾内肾素 – 血管紧张素 II 过多。

（2）下丘脑 – 垂体内分泌功能紊乱：如泌乳素、促黑色素激素、促黄体生成激素、促卵泡激素、促肾上腺皮质激素等水平增高。

（3）外周内分泌腺功能紊乱：大多数患者均有血甲状旁腺激素升高，部分患者有轻度甲状腺素水平降低及胰岛素受体障碍、性腺功能减退等表现。

7. 骨骼病变

（1）高转化性骨病：主要由于甲状旁腺激素（parathy roid hormone, PTH）

过高引起，破骨细胞过度活跃引起骨盐溶解、骨质重吸收增加，骨胶原基质破坏，而代以纤维组织，形成纤维囊性骨炎，易发生肋骨骨折。X线检查可见骨骼囊样缺损（如指骨、肋骨）及骨质疏松（如脊柱、骨盆、股骨等处）的表现。

（2）低转化性骨病：主要包括骨软化症和骨再生不良。骨软化症主要由于骨化三醇缺乏或铝中毒引起骨组织钙化障碍，导致未钙化骨组织过分堆积，成人以脊柱和骨盆表现最早，可有骨骼变形。骨再生不良主要与血 PTH 浓度相对偏低、某些成骨因子不足而不能维持骨的再生有关；透析患者如长期过量应用活性维生素 D、钙剂或透析液钙含量偏高，则可能使血 PTH 浓度相对偏低。

（3）混合型骨病：是指以上两种因素均存在，兼有纤维性骨炎和骨软化的组织学特点。

（4）透析相关性淀粉样变骨病：β_2 微球蛋白淀粉样沉积于骨所致，透析多年后出现。X线检查可见骨骼囊样缺损的表现，可发生自发性股骨颈骨折。

四、诊断

本病诊断容易，无论病因为何，存在肾损伤或肾功能减退至少 3 个月即为慢性肾脏病。肾损伤或肾功能减退持续至少 3 个月是区分慢性和急性肾脏病的必要条件。肾损伤是指病理异常，其通过肾活检或影像学检查证实，或从尿沉渣异常等标志物或尿白蛋白排泄率增加推测而来。肾功能减退是指 GFR 下降，一般采用血清肌酐和几个公式来估算 GFR。

（一）实验室检查

1. **尿常规检查** 尿比重和渗透压可出现下降，可有不同程度的蛋白尿、血尿、管型尿，尿检也可无明显异常，以 24h 尿肌酐计算肌酐清除率，有明显下降。蜡样管型尿的出现标志肾衰竭进展至严重阶段。

2. **血常规检查**

（1）血常规：正细胞正色素性贫血，有红细胞、血红蛋白、红细胞压积的明显下降，部分患者可有白细胞和血小板的减少，肾功能达到失代偿指标。

（2）离子测定：早期患者可呈低钙高磷，在合并甲状旁腺功能亢进时可呈高钙高磷。慢性肾功能不全患者应注意血钾水平的变化及纠正酸中毒状态。

（3）肾功能测定：血 β_2- 微球水平可反映肾小球的滤过功能通常可升高，血碱性磷酸酶升高，钙磷乘积升高。

（4）其他生化指标：病因诊断时还可以检查血糖、血尿酸、免疫指标等项目。

3. **影像学检查**

包括 B 超、CT、心脏超声、X 线等。主要是确定肾脏的大小、形态以及是否存在肾脏动脉狭窄等情况。B超发现双侧肾脏对称性缩小支持慢性肾衰竭的诊断。

4. **肾活检** 一般来说，慢性肾衰竭不是肾活检的适应证，但当需要与急性肾损伤鉴别、肾脏无缩小时，肾活检是重要的鉴别手段。

（二）慢性肾衰竭分期诊断要点

1. 慢性肾衰竭分期诊断要点见表9-1。

表 9-1　慢性肾衰竭分期

分　　　期	血肌酐 （μmol/L）	肌酐清除率 （mL/min）	临 床 表 现
肾功能不全代偿期	133~177	80~50	无症状或仅有原发病症状
肾功能不全失代偿期	186~442	50~20	乏力，轻中度贫血，食欲下降
肾功能衰竭期 （尿毒症早期）	451~707	20~10	明显贫血，代谢性酸中毒，水、电解质紊乱
肾功能衰竭终末期 （尿毒症晚期）	>707	10 以下	严重酸中毒，恶心呕吐以及全身各系统不同程度受损

2. 慢性肾脏疾病患者的肾功能监测指标为血肌酐及肌酐清除率。

3. 对病史不明确者出现不明原因的食欲下降、恶心、呕吐、疲乏无力、贫血、高血压、夜尿增多、尿中有蛋白或细胞成分者，应提高警惕，及时检查肾功能。

4. 对已诊断为慢性肾衰竭者要注意查找使肾衰加重的诱因。如有效血容量不足，感染，尿路梗阻，慢性心衰和严重心律失常，使用肾毒性药物，急性应激状态，严重高血压或血压急剧波动，高磷或高钙血症，水、电解质及酸碱平衡失调，高蛋白饮食等。

五、鉴别诊断

1. **肾前性氮质血症** 在有效血容量补足48~72小时后，肾前性氮质血症患者的肾功能即可恢复，而慢性肾衰竭则肾功能难以恢复。

2. **急性肾损伤** 本病一般起病较急，肾功能迅速恶化。在患者病史不明确时，可借助于影像学检查（如B超、CT等）或肾动态非显像检查结果进行分析，如双肾明显缩小，或肾动态非显像检查提示慢性病变，则支持慢性肾衰竭的诊断。

3. **慢性肾衰竭伴发急性肾衰竭** 如果慢性肾衰较轻，而急性肾衰相对突出，且其病程发展符合急性肾衰竭演变过程，则可称为"慢性肾衰竭合并急性肾衰竭"，其处理原则基本上与急性肾衰相同。如慢性肾衰本身已相对较重，或其病程加重过程未能反映急性肾衰演变特点，则称为"慢性肾衰急性加重"。

六、并发症

1. 低血糖 现在有很多人因为饮食不合理，出现营养不良的情况，这时肾脏无法有效地灭活体内胰岛素时，有些原本血糖较高的糖尿病患者就会出现低血糖症状。

2. 出血 慢性肾衰竭导致机体凝血功能减退，也会引起患者经常流鼻血。

3. 贫血 慢性肾衰竭会促使患者体内的红细胞生成素降低，患者会产生全身乏力等贫血症状。

4. 尿毒症性脑病 患者发生慢性肾衰竭时，由于肾功能缺失，无法将体内的毒物及时排除，致使中枢神经系统损伤，从而引发幻听、抽搐、癫痫、失语等症状。

5. 男性患者体内激素出现异常 慢性肾衰竭时肾脏无法消除患者体内的雌性激素，许多男性患者就会出现乳房增大、体毛减少等雌性化症状。

6. 骨折 慢性肾衰竭导致生产和调理钙、磷代谢的活性维生素 D_3 降低，患者易骨折。

7. 心血管疾病 是影响慢性肾衰竭预后的主要因素，同时慢性肾衰竭患者也是心血管疾病的高危人群。目前主要表现为心肌疾病，例如左心室肥厚和动脉血管疾病与动脉粥样硬化两大类。

8. 高钾血症 早期肾小管重吸收功能减退，可导致低钾血症，晚期因电解质的排泄减少可能出现高钾血症、高磷血症以及低钙血症，出现抽搐现象。高血钾可引发心律失常。

七、治疗

慢性肾衰竭的主要治疗原则为积极治疗原发病，可以阻抑或延缓疾病的进展，避免和纠正慢性肾衰竭进展的危险因素，防治相关并发症及进行替代治疗。慢性肾衰竭目前尚不能治愈，需要持续性治疗。

（一）一般治疗

1. 营养治疗 慢性肾衰竭患者蛋白摄入量一般为 0.6~0.8g/（kg·d），以满足其基本生理需要。磷摄入量一般应 <600~800mg/d；对严重高磷血症患者，还应同时给予磷结合剂。患者饮食中动物蛋白与植物蛋白应保持合理比例，一般两者各占一半左右；对蛋白摄入量限制严格，如 0.4~0.6g/（kg·d），动物蛋白可占 50%~60%。如有条件，患者在低蛋白饮食 [0.4~0.6g/（kg·d）] 的基础上，可同时补充适量的必需氨基酸和 α 酮酸，此时患者饮食中动物蛋白与植物蛋白的比例可不加限制。

患者须摄入足量热卡，一般为 126~147kJ/（kg·d），以使低蛋白饮食的氮得到充分的利用，减少蛋白分解和体内蛋白库的消耗。

2.纠正酸中毒和水、电解质紊乱

（1）纠正代谢性酸中毒：主要为口服碳酸氢钠，必要时可静脉输入。纠正酸中毒过程可将所需碳酸氢钠总量分次给予，在 48~72 小时或更长时间后缓慢纠正酸中毒。对有明显心衰的患者，要防止碳酸氢钠输入量过多，输入速度宜慢，以免心脏负荷加重；也可根据患者情况同时口服利尿药或注射速效利尿剂，以增加尿量，防止钠潴留。

（2）水钠代谢紊乱的防治：为防止出现水钠潴留需适当限制钠摄入量，一般钠的摄入量应不超过 8g/d。有明显水肿、高血压者，钠摄入量 2~3g/d，个别严重病例可为 1~2g/d。

也可根据需要应用袢利尿剂，对慢性肾衰竭患者不宜应用噻嗪类利尿剂及保钾利尿剂，因此时疗效甚差。对严重肺水肿急性左心衰竭者，为避免延误治疗时机，常积极给予血液透析或持续性血液滤过治疗。

对慢性肾衰患者轻、中度低钠血症，一般不必积极处理，而应分析其不同病因，只对真性缺钠者谨慎地进行补充钠盐。对严重缺钠的低钠血症者，也应有步骤地逐渐纠正低钠状态。对"失钠性肾炎"患者，因其肾脏失钠较多，故需要积极补钠，但这种情况比较少见。

（3）高钾血症的防治：当 GFR<25mL/min 时，即应限制钾的摄入，当 GFR<10mL/min 或血清钾水平 >5.5mmol/L 时，则应严格限制钾摄入。控制钾摄入的同时，还应积极纠正酸中毒，并适当应用袢利尿剂增加尿中钾离子的排出。对已有高钾血症的患者，应采取积极的降钾措施：及时纠正酸中毒，除口服碳酸氢钠外，必要时可碳酸氢钠静脉滴注，并可根据病情需要重复给予药物。袢利尿剂：可经静脉滴注或肌肉注射呋塞米或布美他尼，必要时将剂量增大。应用葡萄糖－胰岛素溶液静滴输入。口服降钾树脂，增加肠道钾排出，以聚苯乙烯磺酸钙更为适用，因为离子交换过程中只释放离子钙，不致增加钠负荷。对严重高钾血症且伴有少尿、利尿效果欠佳者，应及时给予血液透析治疗。

（二）药物治疗

由于个体差异大，用药不存在绝对的最好、最快、最有效，除常用非处方药外，应在医师指导下充分结合个人情况选择最合适的药物。药物选择应遵循安全、有效和规律使用的原则，系统性、综合性，同时也需要个体化对策，以提高患者的生活质量为目的。对慢性肾脏病患者开展长期随访和管理，医师会根据患者的病情和对治疗的反应制订并调整治疗方案。

1.血管紧张素转化酶抑制剂和血管紧张素Ⅱ受体拮抗剂　卡托普利、缬沙坦等降压药，具有良好降血压作用。其还独具有减少肾小球高滤过、减轻蛋白尿的作用，同时也有抗氧化、减轻肾小球基底膜损害、减少系膜基质沉积等作用。血管紧张素转化酶抑制剂（ACEI）和血管紧张素Ⅱ受体拮抗剂（ARB）两者不宜联合使用。对老年人或肾功能不全患者，使用 ACEI 或 ARB 时，需密切观察血肌酐和血钾的变化；血肌酐 >256μmol/L、双侧肾动脉狭窄的情况下慎用 ACEI 和 ARB。

2. **利尿剂** 呋塞米、布美他尼、托拉塞米、氢氯噻嗪、螺内酯等，可用于肾病患者的利尿消肿和辅助降血压。呋塞米、布美他尼、氢氯噻嗪用于利尿、排钠、排钾，用药后需注意低钾血症。托拉塞米的排钾作用较弱。螺内酯可以保钾利尿。严重肾衰竭患者用保钾利尿药易产生高钾血症。这些药可能有胃肠道恶心、呕吐等不良反应。

3. **重组人促红细胞生成素** 纠正肾性贫血，用于肾衰竭合并血红蛋白 <110g/L 的患者，一般经皮下注射或静脉注射；血红蛋白上升至 120g/L 为达标，在维持达标的前提下，适当减少重组人红细胞生成素用量；在应用重组人红细胞生成素的同时需评估体内是否缺铁，如血清铁蛋白 <100μg/L，血清转铁蛋白饱和度 <20% 时，建议患者静脉补铁。

4. **铁剂** 蔗糖铁静脉滴注使用，首次静脉补铁需进行测试，防治过敏。轻度缺铁者，可口服药物补铁，如硫酸亚铁、富马酸亚铁、生血宁片。

（三）手术治疗

肾移植是最佳的替代疗法。患者通常应先做一段时间的透析，待病情稳定并符合有关条件后，再考虑进行肾移植术。成功的肾移植可使患者恢复正常的肾功能，包括内分泌和代谢功能。移植肾要在 ABO 血型配型和人类白细胞抗原配型合适的基础上，选择供肾者，近年肾移植的疗效已明显改善。肾移植术后为防止发生排斥反应，患者需长期使用免疫抑制剂，如糖皮质激素、环孢素 A、硫唑嘌呤等，所以术后并发感染的患者数量增加，恶性肿瘤的患病率也有所增高。

（四）肾脏替代治疗

1. **血液透析** 血透前 3~4 周，应预先给患者做动静脉内瘘，以形成血流通道。血透治疗一般每周做 3 次，每次 4~6 小时。在开始血液透析 4~8 周内，尿毒症症状逐渐好转。

2. **腹膜透析** 持续性不卧床腹膜透析疗法，设备简单，易于操作，安全有效，可在患者家中自行操作。每日将透析液输入腹腔，并交换 4 次（一次 6 小时），每次约 2L。它是持续地进行透析，可持续地清除尿毒症毒素，血容量不会出现明显波动。在保存残存肾功能方面优于血透，费用也较血透低，尤其适用于老人、糖尿病患者、小儿患者或做动静脉内瘘有困难者。

第三节　慢性肾衰竭健康管理

肾衰竭往往会严重影响患者的日常工作、生活质量。慢性肾衰竭的病因尚不清楚,如高血压、糖尿病等,引起慢性肾功能衰竭的病因应积极治疗。同时老年、高脂血症、肥胖、家族史是慢性肾功能衰竭的高危因素。为了及时发现肾脏病变,应定期检查肾功能。肾病患者应注意避免使用肾毒性药物等加重因素,避免前往拥挤的公共场所,防止感染。接受血液透析的患者可以接种乙肝疫苗,并尽量减少输血产品。

一、早期防治管理

1. **关注早期症状**　如乏力、疲劳,眼睑、颜面浮肿,下肢水肿,尿中泡沫增多、尿色异常,排尿疼痛或困难,夜间排尿次数增多,腰酸痛,食欲减退,面色苍白,呼气带尿味,皮肤瘙痒等症状。这些症状虽然不具有特异,但都可能表现于慢性肾脏病的患者中。如果出现上述症状,应尽早到医院就诊,完善相关的理化检查,以明确诊断,及时治疗。

2. **定期体检**　定期体检也是发现慢性肾脏病最有效的方法。较多患者的无症状性血尿、蛋白尿及肾功能减退都是通过定期健康体检查出来的。常见肾脏病的检查有尿液检查、肾功能及肾脏 B 超等。另外,对于高血压和糖尿病引起的肾脏病,需要依靠尿微量白蛋白定量来发现早期肾脏损害。

3. **高危人群的筛查**　对于高危人群来说,采取相应手段实时追踪、评估肾脏情况也是发现肾脏病的重要手段。老年人随年龄增加,肾功能也在逐渐衰减,也应半年化验一次肾功能。所谓高危人群包括糖尿病患者、高血压患者、代谢性疾病患者肾脏病家族史者、65 岁以上的老年人、长期服用有肾毒性药物的患者,除了上述高危人群外,慢性泌尿系感染、尿路梗阻、过度饮酒、一侧肾切除或先天性独立肾、自身免疫性疾病以及病毒性肝炎患者均是慢性肾脏病的高危人群。这些患者在日常生活中也应当关注相关症状并定期体检。

二、日常生活管理

(一) 饮食

慢性肾衰竭患者日常生活中的饮食需严格控制,以促进患者体重恢复正常并保持稳定,血糖、血脂等正常或维持理想水平,可以有效延缓病情进展,且需对于自身情况高度警觉，出现任何不适反应，需及时就诊，以防止肾功能进一步恶化。

1. **低盐饮食**　慢性肾衰竭患者要控制血压，一般患者血压应控制在130/80mmHg左右。患者应注意低盐饮食，少食用高盐的酱菜类食物（如榨菜、咸菜等），还有高盐的调料（如食盐、蚝油等）。

2. **低糖饮食**　慢性肾衰竭患者要控制血糖，注意少食用含糖量高的饮料水果（如奶茶、瓶装饮料、榴莲等）。

3. **控制蛋白质的摄入**　慢性肾衰竭患者要保证基本生理需求，可以减轻症状及相关并发症，延缓病情进展。在低蛋白饮食的基础上，应适当补充必需氨基酸或 α - 酮酸，同时保证摄入足够热量。低蛋白饮食应以高生物效价蛋白为主，如蛋、牛奶、鱼、瘦肉等动物蛋白。

4. **限制钾的摄入**　慢性肾衰竭患者要避免或减少食用含钾高的食物和水果，如山药、马铃薯、香蕉等。尽量不食用菜汤，蔬菜要尽量浸泡一段时间后再加工。

5. **限制磷的摄入**　慢性肾衰竭患者要避免或减少食用动物内脏、坚果类、干菜、鱼虾等海鲜，含有人工色素、防腐剂等人工添加剂的罐头、腌腊食品、饮料等含磷高的食物。

（二）改善生活方式

慢性肾衰竭患者要不抽烟、不酗酒，加强体育锻炼特别是有氧运动，均衡膳食结构，控制体重等。建议大家养成规律生活的习惯，尤其是要保证充足的睡眠，建议每天晚上早入睡，保证良好的睡眠状态，有助于提升身体的免疫能力。多休息，勿疲累，适度运动；保持健康心态，提高人们的机体防御能力，远离疾病的困扰。

三、个人管理

1. 建议患者积极治疗原发肾病，推荐到正规医院肾科就诊，是避免肾脏再次受到人为打击和恢复健康的重要保证。建议一个月左右复查尿常规、血常规、肾功能检查、血生化检查等，如有病情变化及时就诊。

2. 慢性肾衰患者需要限制蛋白质摄入总量，提高优质蛋白比例，减少肾脏负担，提倡低盐饮食，尤其在慢性肾衰后期提倡低嘌呤、低磷、高热量的健康饮食。

3. 全程积极控制高血压、高血糖、高尿酸、高血脂以及肾性贫血、肾性骨病等危险因素，起到预防、延缓肾病进展的效果。

4. 注意防止咽部、肺部、泌尿道感染，以免感染加重慢性肾衰竭。避免劳累、受凉、腹泻、创伤等加重病情的可能。

5. 感染后应及时使用抗生素控制感染，严禁使用庆大霉素、卡那霉素、两性霉素 B 等对肾脏有毒性药物，否则会加重加速肾功能恶化。

6. 调整良好的心理，克服不良的心理，学习别人，鼓励自己。正确对待他人的评价，合理认识疾病的过程。培养一些积极的兴趣爱好，如读书、绘画、书法、歌唱等，让生活充满乐趣。

四、日常注意事项

1. 慢性肾衰竭患者要规律口服药物，不要自行随意减停药物。

2. 慢性肾衰竭患者出现不良反应或不适症状，及时与医师沟通，以便调整用药及计量等，以控制或缓解症状。

3. 慢性肾衰竭患者不要随意服用中药、保健品等，需在正规医院购买药物。

4. 血液透析及腹膜透析患者应定时定期进行透析治疗，且伤口及导管应保持无菌原则，规范进行消毒及透析等操作。

5. 慢性肾衰竭患者要定时到医院监测、随访，如有不适及时就诊。

五、预防

关爱自己，关注肾脏健康；对肾脏健康的关注不宜走极端，过于忽视，容易延误病情，过于关注，会对自身心理造成较大压力；另外，注意进行定期检查，如尿常规、B 超以及肾功能方面的检查；对于有高血压、糖尿病、自身免疫疾病的患者，在治疗用药方面要多加注意，防止造成肾脏的损伤；总之，对于慢性肾病要做到早期发现，才可有效预防。

（刘怡琳）

参 考 文 献

[1] 葛均波，徐永健，王辰 . 内科学 [M]. 第 9 版 . 北京：人民卫生出版社，2018，518-529.

[2] 中国医师协会肾脏内科医师分会，中国中西医结合学会肾脏疾病专业委员会营养治疗指南专家协作组 . 中国慢性肾脏病营养治疗临床实践指南 [J]. 中华医学杂志，2021，101（8）：539-559.

[3] 郭立中，谢院生，方敬爱，等 . 慢性肾脏病肾性贫血的中西医诊断与治疗 [J]. 中国中西医结合肾病杂志，2021，（1）：92-94.

[4] 杨伶慧 . 慢性肾衰竭患者血液透析护理研究进展 [J]. 中西医结合心血管病电子杂志，2019，7（33）：8-9.

[5] 任倩倩，向少伟，许雯雯，等 . 中医药治疗慢性肾衰竭的研究进展 [J]. 实用中医内科杂志，2020，1-4.

第10章

肾病综合征

第一节　肾病综合征基础知识

一、病例摘要

谭某，女，36岁，双下肢水肿及颜面部水肿半年，加重一周。该患于半年前无明显诱因出现双下肢水肿，呈对称性及可凹陷性，且有脚踝水肿，并出现颜面部及眼睑水肿，自行服用利尿剂治疗（具体药物及剂量不详）未见明显好转。一周前上述症状加重就诊于当地医院，检查示尿蛋白4＋，白蛋白18.8g/L，无尿频尿急尿痛，无肉眼血尿，无腰痛，无胸闷气短、呼吸困难，无腹痛腹泻。查体：一般状态可，T：36.5℃，R：22次/分钟，P：90次/分钟，BP：123/92mmHg，颜面眼睑水肿，呼吸音清，未闻及啰音，心律齐，腹软，无压痛及反跳痛，双下肢中度凹陷性水肿。诊断：肾病综合征。

二、概述

肾病综合征（nephrotic syndrome，NS）是指一组由类似的临床表现、不同的病因及病理表现的肾脏疾病构成的临床综合征。它既可以是原发的肾小球疾病也可以是全身性疾病的肾脏表现。肾病综合征通常被描述为大量蛋白尿、低白蛋白血症、水肿、伴或不伴高脂血症。实际上"大量蛋白尿"是肾病综合征的特征性表现和始动因素，后三者是其引起的后果。因此有学者认为用肾病范围（nephrotic range）蛋白尿来描述更为准确。

三、流行病学

肾病综合征的流行病学特征因患者年龄、地域、人种和发病年代等因素不同具有较大异质性。近年来，随着社会经济发展、生活方式和环境因素变化，肾病综合征流行病学也产生了相应改变。

肾病综合征是CKD临床诊断的常见类型，占肾活检病例的40%左右。通过我国10年的肾活检病例分析发现，肾病综合征占全部患者的20.6%。其中占比最多的分别为原发性膜性肾病、IgA 肾病、微小病变、狼疮肾炎。此外一项北京地区 1993~2007 年的单中心肾活检数据显示病理类型分布存在年龄差异，青壮年以微小病变、IgA 肾病、狼疮肾炎、系膜增生性肾小球肾炎为主要病因，中老年（>60 岁）肾病综合征病因则主要为原发性膜性肾病、微小病变、乙型肝炎病毒相关性肾炎和肾脏淀粉样变。

第二节　肾病综合征诊断与治疗

一、病因及分类

肾病综合征的病因复杂、病理类型多样，可由多种不同病理类型的肾小球病变引起。目前根据病因分为原发性肾病综合征及继发性肾病综合征。原发性肾病综合征主要病理类型包括微小病变肾病（minimal change ne-phropathy disease, MCD）、系膜增生性肾小球肾炎（mesangial proliferative glomerulonephritis, MsPGN）、膜性肾病（membranous nephropathy, MN）、局灶节段性肾小球硬化（focal segmental glomerulosclerosis, FSGS）及系膜毛细血管性肾小球肾炎（mesangiocapillary glomerulonephritis, MPGN）。继发性包括过敏性紫癜性肾炎、乙型肝炎病毒相关性肾炎、系统性红斑狼疮性肾炎、糖尿病肾病、肾淀粉样变性等。

二、临床表现及病理生理

肾病综合征通常表现为大量蛋白尿、低白蛋白血症、水肿、伴或不伴高脂血症。

（一）大量蛋白尿

大量蛋白尿指尿蛋白定量 >3.5g/d。正常情况下大于 70kD 的血浆蛋白分子不能通过肾小球滤过膜。肾病综合征时血浆蛋白持续、较大量从尿液中丢失，是本征生理和临床表现的基础。尿蛋白的主要成分为白蛋白，亦可包括其他血浆蛋白成分，这与肾小球滤过膜的通透性包括电荷屏障、孔径屏障的变化，尤其裂隙隔膜蛋白分子的异常相关。尿蛋白的量还受血浆蛋白浓度及肾小球滤过率等因素的影响。

（二）低白蛋白血症

低白蛋白血症指血清白蛋白 <30g/L。其主要原因是自尿中丢失白蛋白，但血浆白蛋白水平与尿蛋白丢失量并不完全平行，因为血浆白蛋白值是白蛋白合

成与分解代谢（包括异常途径丢失）平衡的结果。常见原因如下。

1. 肾病综合征时肝脏对白蛋白的合成轻度增加，但增加的程度常不足代偿尿的丢失。

2. 患者肾小管上皮细胞摄取原尿中由肾小球滤过的白蛋白进行分解的能力增加，但肾外的白蛋白分解过程是下降的。

3. 以 "^{51}Cr" 标记的白蛋白研究发现患者自胃肠道也丢失白蛋白，另一些研究者未能观察到这一现象，可能与病情的严重程度有关。

除了血清白蛋白浓度下降外，其他血浆蛋白成分也会发生变化，减少或增加主要取决于丢失（主要是尿白蛋白）和合成的平衡。如某些免疫球蛋白（IgG）和补体成分、抗凝及纤溶分子、金属结合蛋白及内分泌激素结合蛋白减少，使患者易发生感染、高凝状态、微量元素缺乏、内分泌紊乱和免疫功能低下等并发症。

（三）水肿

肾病综合征时主要是血管外钠、水潴留，即组织间液增加。当组织间液的水容量增长超过 5kg，即出现临床可察觉的可凹性水肿。水肿程度一般与低蛋白血症的程度相一致。严重时引起胸腔积液、腹腔积液、心包积液、颈部皮下水肿及纵隔积液以致呼吸困难。因肺间质中压力比较低，当左室充盈压稍上升，即可呈现明显的肺水肿表现。本征之水肿与体位有明确关系。如肾病综合征患者出现一侧下肢与体位无关的固定性水肿时应疑及下肢深静脉血栓形成。如下肢肿较轻而有顽固、严重的腹腔积液时应怀疑肝静脉血栓形成。因膈肌的裂孔位置偏右及静脉、淋巴反流等因素，可于严重腹腔积液同时出现右侧胸腔积液。

关于钠、水潴留的原理有很多争议。传统的观念认为低白蛋白血症引起血浆胶体渗透压下降，使水分从血管腔内进入组织间隙，是造成肾病综合征水肿的主要原因。此外，部分患者有效循环血容量不足，激活肾素－血管紧张素－醛固酮系统，促进水钠潴留。

目前认为，肾病综合征水肿的发生机制涉及低充盈及过度充盈二个观点。这两种机制在临床上不同患者、不同病程中可能均存在。但目前比较共识的是本病水肿发生不依赖于 RAS 系统，与原发性肾性钠潴留有关。

（四）高脂血症

肾病综合征患者血浆脂质异常包括：胆固醇、甘油三脂水平明显增加，伴低密度脂蛋白（low density lipoprotein，LDL）及极低密度脂蛋白（verylow density lipoprotein，VLDL）浓度增加。同时，脂蛋白 apo-B，apoC-II 及 apo-E 也增高，而 apo-A、apo-A-II 通常是正常的。高密度脂蛋白正常或稍下降。既往认为由于低白蛋白血症，肝细胞周围胶体渗透压下降导致肝脏合成 VLDL 增加。但近年的研究表明，本征高脂血症与脂蛋白的脱脂与分解过程延缓有关。高甘油三脂分解下降与白蛋白的丢失一致，但与胶体渗透压的改变无关。高脂血症是肾病综合征患者动脉硬化性并发症高发的原因，并与形成血栓及进行性肾小球硬化有关。

三、病理类型及特征

1. 微小病变型肾病 光镜下肾小球无明显病变，近端肾小管上皮细胞可见脂肪变性。免疫病理检查阴性。电镜下的特征性改变是广泛的肾小球脏层上皮细胞足突融合。

2. 膜增生性肾小球肾炎 光镜下可见肾小球系膜细胞和系膜基质弥漫增生，依其增生程度可分为轻、中、重度。免疫病理检查可将本组疾病分为 IgA 肾病及非 IgA 系膜增生性肾小球肾炎。前者以 IgA 沉积为主，后者以 IgG 或 IgM 沉积为主，常伴有 C3 于肾小球系膜区或系膜区及毛细血管壁呈颗粒状沉积。电镜下显示系膜增生，在系膜区可见到电子致密物。

3. 局灶节段性肾小球硬化 光镜下可见病变呈局灶、节段分布，表现为受累节段的硬化（系膜基质增多、毛细血管闭塞、球囊粘连等），相应的肾小管萎缩、肾间质纤维化。免疫荧光显示 IgM 和 C3 在肾小球受累节段呈团块状沉积。电镜下可见肾小球上皮细胞足突广泛融合、基底膜塌陷，系膜基质增多，电子致密物沉积。

4. 膜性肾病 光镜下可见肾小球弥漫性病变，早期仅于肾小球基底膜上皮侧见少量散在分布的嗜复红小颗粒（Masson 染色），进而有钉突形成（嗜银染色），基底膜逐渐增厚。免疫荧光检查可见 IgG 和 C3 细颗粒状沿肾小球毛细血管壁沉积。电镜下早期可见 GBM 上皮侧有排列整齐的电子致密物，常伴有广泛足突融合。

5. 系膜毛细血管性肾小球肾炎 光镜下较常见的病理改变为系膜细胞和系膜基质弥漫重度增生，并可插入肾小球基底膜（GBM）和内皮细胞之间，使毛细血管祥呈"双轨征"。免疫病理检查常见 IgG 和 C3 呈颗粒状系膜区及毛细血管壁沉积。电镜下系膜区和内皮下可见电子致密物沉积。

四、诊断及鉴别诊断

（一）诊断标准

1. **大量蛋白尿** 尿蛋白 >3.5g/d，是肾病综合征最主要的诊断依据；
2. **低蛋白血症** 血清白蛋白 <30g/L；
3. **水肿** 严重者可出现胸、腹腔及心包积液；
4. **高脂血症** 血浆中几乎各种脂蛋白成分均增加。

其中前 2 条是诊断的必备条件。诊断包括三方面：明确是否为肾病综合征；确认病因；必须首先除外继发性病因和遗传性疾病，才能诊断为原发性肾病综合征，最好能进行肾活检，做出病理诊断，判定有无并发症。

（二）鉴别诊断

1. **过敏性紫癜肾炎**　好发于青少年，有典型的皮肤紫癜，可伴关节痛、腹痛及黑便，多在皮疹出现后 1~4 周出现血尿和 / 或蛋白尿，典型皮疹有助于鉴别诊断。

2. **系统性红斑狼疮肾炎**　好发于青少年和中年女性，依据多系统受损的临床表现和免疫学检查可检出多种自身抗体，一般不难明确诊断。

3. **乙型肝炎病毒相关性肾炎**　多见于儿童及青少年，以蛋白尿或 NS 为主要临床表现，常见的病理类型为膜性肾病，其次为系膜毛细血管性肾小球肾炎等。国内依据以下 3 点进行诊断：①血清 HBV 抗原阳性；②患肾小球肾炎，并可除外狼疮性肾炎等继发性肾小球肾炎；③肾活检切片中找到 HBV 抗原。我国为乙型肝炎高发区，对有乙型肝炎患者，儿童及青少年蛋白尿或 NS 患者，尤其为膜性肾病，应认真排除。

4. **糖尿病肾病**　好发于中老年，NS 常见于病程 10 年以上的糖尿病患者。早期可发现尿微量白蛋白排出增加，以后逐渐发展成大量蛋白尿、NS。糖尿病病史及特征性眼底改变有助于鉴别诊断。

5. **肾淀粉样变性**　好发于中老年，肾淀粉样变性是全身多器官受累的一部分。原发性淀粉样变性主要累及心、肾、消化道（包括舌）、皮肤和神经；继发性淀粉样变性常继发于慢性化脓性感染、结核、恶性肿瘤等疾病，主要累及肾脏、肝和脾等器官。肾受累时体积增大，常呈 NS。肾淀粉样变性常需肾活检确诊。

6. **骨髓瘤性肾病**　好发于中老年，男性多见，患者可有多发性骨髓瘤的特征性临床表现，如骨痛、血清单株球蛋白增高、蛋白电泳 M 带及尿本周蛋白阳性，骨髓象显示浆细胞异常增生（占有核细胞的 15% 以上），并伴有质的改变。多发性骨髓瘤累及肾小球时可出现 NS。上述骨髓瘤特征性表现有利于鉴别诊断。

五、并发症

1. **感染**　感染是肾病综合征患者常见并发症，与蛋白质营养不良、免疫功能紊乱及应用糖皮质激素治疗有关。常见感染部位为呼吸道、泌尿道及皮肤等。感染是肾病综合征的常见并发症，由于使用糖皮质激素，其感染的临床症状常不明显；感染是导致肾病综合征复发和疗效不佳的主要原因，应予以高度重视。易发生感染的机制如下。

（1）血 IgG 水平常明显下降。

（2）补体成分特别是影响补体旁路途径激活的 B 因子和 D 因子下降。

（3）白细胞功能下降。

（4）低转铁蛋白及低锌血症。

2. **血栓和栓塞** 由于血液浓缩（有效血容量减少）及高脂血症造成血液黏稠度增加。此外，因某些蛋白质从尿中丢失，肝代偿性合成蛋白增加，引起机体凝血、抗凝和纤溶系统失衡；加之肾病综合征时血小板过度激活、应用利尿剂和糖皮质激素等进一步加重高凝状态。因此，肾病综合征容易发生血栓、栓塞并发症，其中以肾静脉血栓最为常见，发生率 10%~50%，其中 3/4 病例因慢性形成，临床并无症状；此外，肺血管、下肢静脉、下腔静脉、冠状血管和脑血管血栓或栓塞并不少见，是直接影响肾病综合征治疗效果和预后的重要原因，应予以高度重视。

3. **急性肾损伤** 因有效血容量不足而致肾血流量下降，可诱发肾前性氮质血症。经扩容、利尿后可得到恢复。少数病例可出现急性肾损伤，尤以微小病变型肾病者居多，发生多无明显诱因，表现为少尿甚或无尿，扩容利尿无效。肾活检病理检查显示肾小球病变轻微，肾间质弥漫重度水肿，肾小管可为正常或部分细胞变性、坏死，肾小管腔内有大量蛋白管型。该急性肾损伤的机制不明，推测与肾间质高度水肿压迫肾小管和大量管型堵塞肾小管有关，即上述变化形成肾小管腔内高压，引起肾小球滤过率骤然减少，又可诱发肾小管上皮细胞损伤、坏死，从而导致急性肾损伤。

4. **蛋白质及脂肪代谢紊乱** 除蛋白质营养不良引起肌肉萎缩、儿童生长发育障碍外，尚有甲状腺激素水平低下、维生素 D 缺乏、钙磷代谢障碍和继发性甲旁亢；小细胞性（缺铁性）贫血；锌缺乏、铜缺乏等多种原因所致乏力、伤口愈合缓慢等表现。

六、治疗

（一）肾病综合征治疗目标

肾病综合征治疗目标是诱导期尽早获得完全缓解或部分缓解。并密切监测免疫抑制剂的不良反应。维持期治疗目标是以最小的有效剂量维持疾病的稳定，减少复发和尽量避免不良反应，保护肾功能。新型免疫抑制剂的不断出现，使提高肾病综合征的缓解率、减少不良反应成为可能。

（二）肾病综合征治疗策略

1. **一般治疗** 凡有严重水肿、低蛋白血症者需卧床休息。水肿消失、一般情况好转后，可起床活动。给予正常量 0.8~1.0g/（kg·d）的优质蛋白（富含必需氨基酸的动物蛋白）饮食。热量要保证充分，每日每公斤体质量应摄入 126~147kJ（30~35kcal）。尽管患者丢失大量尿蛋白，但由于高蛋白饮食增加肾小球高滤过，可加重蛋白尿并促进肾脏病变进展，故目前一般不再主张应用。水肿时应低盐（<3g/d）饮食。为减轻高脂血症，应少进富含饱和脂肪酸（动物油脂）的饮食，而多吃富含多聚不饱和脂肪酸（如植物油、鱼油）及富含可溶性纤维（如燕麦、米糠及豆类）的饮食。

2. **对症治疗** 利尿消肿。

1）噻嗪类利尿剂：主要作用于髓袢升支厚壁段和远曲小管前段，通过抑制钠和氯的重吸收，增加钾的排泄而利尿。常用氢氯噻嗪 25mg，每日 3 次，口服。长期服用应防止低钾、低钠血症。

2）潴钾利尿剂：主要作用于远曲小管后段，排钠、排氯，但潴钾，适用于低钾血症的患者。单独使用时利尿作用不明显，可与噻嗪类利尿剂合用。常用醛固酮拮抗剂螺内酯 20mg，每日 3 次。长期服用需防止高钾血症，对肾功能不全患者应慎用。

3）袢利尿剂：主要作用于髓袢升支，对钠、氯和钾的重吸收具有强力的抑制作用。常用呋塞米（速尿）20~120mg/d，分次口服或静脉注射。在渗透性利尿药物应用后随即给药效果更好。应用袢利尿剂时需谨防低钠血症及低钾、低氯血症性碱中毒。

4）渗透性利尿剂：通过提高血浆胶体渗透压，可使组织中水分回吸收入血。此外，它们又经过肾小球滤过，造成肾小管内液的高渗状态，减少水、钠的重吸收而利尿。常用不含钠的右旋糖酐 40（低分子右旋糖酐）250~500 mL 静脉滴注，隔日 1 次。随后加用袢利尿剂可增强利尿效果。但对少尿（尿量 <400 mL/d）患者应慎用此类药物，因其易与肾小管分泌的 Tamm-Horsfall 蛋白和肾小球滤过的白蛋白一起形成管型，阻塞肾小管，并由于其高渗作用导致肾小管上皮细胞变性、坏死，诱发"渗透性肾病"，导致急性肾衰竭。

5）提高血浆胶体渗透压：血浆或白蛋白等静脉输注均可提高血浆胶体渗透压，促进组织中水分回吸收并利尿，如继而用呋塞米 60~120mg 加于葡萄糖溶液中缓慢静脉滴注，有时能获得良好的利尿效果。但由于输入的蛋白均将于 24~48 小时内由尿中排出，可引起肾小球高滤过及肾小管高代谢造成肾小球脏层及肾小管上皮细胞损伤、促进肾间质纤维化，轻者影响糖皮质激素疗效，延迟疾病缓解，重者可损害肾功能。故应严格掌握适应证，对严重低蛋白血症、高度水肿而又少尿（尿量 <400mL /d）的 NS 患者，在必需利尿的情况下方可考虑使用，但也要避免过频过多。心力衰竭患者应慎用。对 NS 患者利尿治疗的原则是不宜过快过猛，以免造成血容量不足、加重血液高黏倾向，诱发血栓、栓塞并发症。

6）减少尿蛋白：持续性大量蛋白尿本身可导致肾小球高滤过、加重肾小管－间质损伤、促进肾小球硬化，是影响肾小球病预后的重要因素。已证实减少尿蛋白可以有效延缓肾功能的恶化。ACEI 如贝那普利或 ARB 如氯沙坦，除可有效控制高血压外，均可通过降低肾小球内压和直接影响肾小球基底膜对大分子的通透性，有不依赖于降低全身血压的减少尿蛋白作用。用 ACEI 或 ARB 降尿蛋白时，所用剂量一般应比常规降压剂量大，才能获得良好疗效。

3.主要治疗 抑制免疫与炎症反应。

（1）糖皮质激素：可能是通过抑制炎症反应、抑制免疫反应、抑制醛固酮和抗利尿激素分泌，影响肾小球基底膜通透性等综合作用而发挥其利尿、消除尿蛋白的疗效。使用原则和方案一般是：①起始足量。常用药物为泼尼松 1mg/（kg·d），口服 8 周，必要时可延长至 12 周。②缓慢减药。足量治疗后每 2~3 周减原用量的 10%，当减至 20mg/d 左右时症状易反复，应更加缓慢减量。③长期维持。最后以最小有效剂量（10mg/d）再维持半年左右。激素可采取全日量顿服或在维持用药期间两日量隔日一次顿服，以减轻激素的副作用。水肿严重有肝功能损害或泼尼松疗效不佳时，可更换为甲泼尼龙（等剂量）口服或静脉滴注。长期应用激素的患者可出现感染、药物性糖尿病、骨质疏松等副作用，少数病例还可能发生股骨头无菌性缺血性坏死，需加强监测，及时处理。

（2）细胞毒药物：这类药物可用于"激素依赖型"或"激素抵抗型"的患者，协同激素治疗。若无激素禁忌，一般不作为首选或单独治疗用药。

1）环磷酰胺（CTX）：是国内外最常用的细胞毒药物，在体内被肝细胞微粒体羟化，产生有烷化作用的代谢产物而具有较强的免疫抑制作用。应用剂量为 2mg/（kg·d），分 1~2 次口服，200mg，隔日静脉注射。累积量达 6~8g 后停药。主要副作用为骨髓抑制及中毒性肝损害，并可出现性腺抑制（尤其男性）、脱发、胃肠道反应及出血性膀胱炎。

2）盐酸氮芥：为最早用于治疗 NS 的药物，治疗效果较佳。因可引起注射部位血管炎或局部组织坏死，及严重的胃肠道反应和甚强的骨髓抑制作用，目前临床上较少应用。

3）其他：苯丁酸氮芥 2mg，每日 3 次，口服，共服用 3 个月，毒性较氮芥小，疗效差。此外，硫唑嘌呤亦有使用报道，但疗效也较弱。

（3）环孢素：能选择性抑制 T 辅助细胞及 T 细胞毒效应细胞，已作为二线药物用于治疗激素及细胞毒药物无效的难治性 NS。常用量为 3~5 mg/（kg·d），分 2 次空腹口服，服药期间需监测并维持其血浓度谷值为 100~200ng/mL。服药 2~3 个月后缓慢减量，疗程半年至 1 年。副作用有肝肾毒性、高血压、高尿酸血症、多毛及牙龈增生等。

（4）麦考酚吗乙酯（mycophenolate mofetil，MMF）：在体内代谢为霉酚酸，

后者为次黄嘌呤单核苷酸脱氢酶抑制剂，抑制鸟嘌呤核苷酸的经典合成途径，故而选择性抑制T、B淋巴细胞增殖及抗体形成达到治疗目的。常用量为1.5~2g/d，分2次口服，共用3~6个月，减量维持半年。该药对部分难治性NS有效，尽管尚缺乏大宗病例的前瞻对照研究结果，但已受到重视。因其价格较高，目前仍作为二线用药。目前已有导致严重贫血和伴肾功能损伤者应用后出现严重感染的报道，应引起足够重视。

4. 中医药治疗 单纯中医、中药治疗NS疗效出现较缓慢，一般主张与激素及细胞毒药物联合应用。

（1）辨证施治：NS患者多被辨证为脾肾两虚，可给予健脾补肾利水的方剂（如真武汤）治疗。

（2）拮抗激素及细胞毒药物不良反应：久用大剂量激素常出现阴虚内热或湿热，给予滋阴降火或清热祛湿的方剂，可减轻激素不良反应；激素减量过程中辅以中药温补脾肾方剂，常可减少病情反跳、巩固疗效；应用细胞毒药物时配合补益脾肾及调理脾胃的中药，可减轻骨髓抑制及胃肠反应的副作用。

（3）雷公藤总苷：雷公藤总苷10~20mg，每日3次口服，有降尿蛋白作用，可配合激素应用。国内研究显示该药具有抑制免疫、抑制肾小球系膜细胞增生的作用，并能改善肾小球滤过膜通透性。主要副作用为性腺抑制、肝功能损害及外周血白细胞减少等，及时停药后可恢复。本药毒副作用较大，甚至可引起急性肾衰竭，用时要小心监护。

5. 并发症防治 NS的并发症是影响患者长期预后的重要因素，应积极防治。

（1）感染：通常在激素治疗时无须应用抗菌药物预防感染，否则不但达不到预防目的，反而可能诱发真菌二重感染。免疫增强剂（如胸腺肽、转移因子及左旋咪唑等）能否预防感染尚不完全肯定。一旦发现感染，应及时选用对致病菌敏感、强效且无肾毒性的抗菌药物积极治疗，有明确感染灶者应尽快去除。严重感染难控制时应考虑减少或停用激素，但需视患者具体情况决定。

（2）血栓及栓塞并发症：一般认为，当血浆白蛋白低于20g/L时，提示存在高凝状态，即应开始预防性抗凝治疗。可给予肝素钠1875~3750U皮下注射，每6小时1次（或可选用低分子肝素，4000U皮下注射，每12~24小时1次），维持试管法凝血时间于正常一倍；也可服用华法林，维持凝血酶原时间国际标准化比值（INR）于1.5~2.5。抗凝同时可辅以抗血小板药，如双嘧达莫300~400mg/d，分3~4次口服，或阿司匹林40~300mg/d口服。对已发生血栓、栓塞者应尽早（6h内效果最佳，但3d内仍可望有效）给予尿激酶或链激酶全身或局部溶栓，同时配合抗凝治疗，抗凝药一般应持续应用半年以上。抗凝及溶栓治疗时均应避免药物过量导致出血。

（3）急性肾衰竭：NS并发急性肾衰竭如处理不当可危及生命，若及时给予正确处理，大多数患者可望恢复。可采取以下措施：①袢利尿剂：对袢利尿剂仍有效者应予以较大剂量，以冲刷阻塞的肾小管管型；②血液透析：利尿无效，并已达到透析指征者，应给血液透析以维持生命，并在补充血浆制品后适当脱水，以减轻肾间质水肿；③原发病治疗：因其病理类型多为微小病变型肾病，应予以积极治疗；④碱化血液：可口服碳酸氢钠碱化尿液，以减少管型形成。

（4）蛋白质及脂肪代谢紊乱：在 NS 缓解前常难以完全纠正代谢紊乱，但应调整饮食中蛋白和脂肪的量和结构（如前所述），力争将代谢紊乱的影响减少到最低限度。目前，不少药物可用于治疗蛋白质及脂肪代谢紊乱。如 ACEI 及血管紧张素Ⅱ受体拮抗剂均可减少尿蛋白，有研究提示中药黄芪（30~60g/d，煎服）可促进肝脏白蛋白合成，并可能兼有减轻高脂血症的作用。降脂药物可选择降胆固醇为主的羟甲戊二酸单酰辅酶 A（HMG-CoA）还原酶抑制剂，如洛伐他汀等他汀类药物；或降甘油三脂为主的氯贝丁酯类，如非诺贝特等。NS 缓解后高脂血症可自然缓解，则无须再继续药物治疗。

（三）成人肾病综合征个体化治疗

应用激素及细胞毒药物治疗 NS 可有多种方案，原则上应以增强疗效的同时最大限度地减少副作用为宜。对于是否应用激素治疗、疗程长短以及应否使用细胞毒药物等应结合患者肾小球病的病理类型、年龄、肾功能和有否相对禁忌证等情况不同而区别对待，制订个体化治疗方案。

近年来根据循证医学的研究结果，针对不同的病理类型，提出的相应治疗方案。

1. 微小病变性肾病

（1）MCD 初始治疗：糖皮质激素作为初发 MCD 肾病综合征患者的初始治疗，建议泼尼松 1mg/（kg·d）顿服（最大剂量 60mg/d），维持 6~8 周。达到缓解后，糖皮质激素在 6 个月内缓慢减量。MCD 患者完全缓解率高（成人完全缓解率高达 80%），但复发率亦高。对于使用糖皮质激素有相对禁忌证或不能耐受大剂量糖皮质激素的患者（如伴有股骨头坏死、精神疾病、严重的骨质疏松等），可单用钙调神经磷酸酶抑制剂（calcineurin inhibitors，CNI）并密切观察。

（2）非频繁复发的患者：复发时建议采用初发 MCD 相同的治疗方案，效果欠佳者加用免疫抑制剂。

（3）难治性 MCD 治疗：成人难治性 MCD 肾病综合征包括激素抵抗，频繁复发，激素依赖 MCD 肾病综合征。建议加用口服或静脉注射脉 CTX 200mg，隔日用药，达到累计剂量 6~8g。与单用糖皮质激素相比，CTX 可更持久地维持缓解，但应注意其相关的不良反应，使用 CTX 后复发和希望保留生育能力的患者，建议使用 CNI 1~2 年：他克莫司 0.05~0.10mg/（kg·d）或环孢素 A 3.0mg/（kg·d）

起始，分2次口服，间隔12小时），后根据血药浓度调整剂量，药物浓度：他克莫司（5~10ng/mL），环孢素A（100~150ng/mL），待有效后，逐渐减量至低剂量维持。建议CNI与小剂量糖皮质激素［泼尼松0.4~0.5mg/（kg·d）］联合用药，也有研究提示单用CNI可能有效。有研究提示，对于激素依赖或抵抗患者，CNI较CTX可更快达到缓解并有可能获得更高的完全缓解率，但复发率较高若对上述治疗不耐受或效果不佳，可用糖皮质激素加MMF治疗，MMF剂量为0.5~1.0 g，每日2次。

2. 局灶节段性肾小球硬化

（1）FSGS初始治疗：表现为肾病综合征的FSGS患者其初始治疗可使用糖皮质激素，泼尼松1mg/（kg·d），晨顿服（最大剂量60mg/d）。初始大剂量糖皮质激素使用至少8周，如能耐受最长可使用至12周。达到完全缓解后，糖皮质激素在6个月内缓慢减量。

（2）非频繁复发的患者：复发时建议采用初发FSGS相同的治疗方案。

（3）难治性FSGS治疗：成人难治性FSGS包括糖皮质激素抵抗型、频繁复发型、糖皮质激素依赖型FSGS。建议糖皮质激素联合口服或静脉CTX 200mg，隔日用药，达到累计剂量（6~8g）。使用CTX后复发和希望保留生育能力的患者，建议使用CNI，具体用法同难治性MCD。荟萃分析表明，CNI联合小剂量糖皮质激素［泼尼松0.4~0.5mg/（kg·d）］比激素单药治疗更可能获得临床缓解。研究提示，对于糖皮质激素依赖或抵抗患者，CNI较CTX可更快达到缓解并有可能获得更高的完全缓解率，若对上述治疗不耐受或效果不佳，可用糖皮质激素加MMF治疗，MMF剂量为0.5~1.0g，每日2次。

3. IgA肾病 表现为肾病综合征的IgA肾病患者建议以下治疗方案。

（1）糖皮质激素治疗：肾活检病理为MCD样改变伴系膜区IgA沉积的IgA肾病，这部分患者的治疗同MCD。

（2）糖皮质激素联合免疫抑制剂：有研究探讨糖皮质激素联合使用免疫抑制剂（包括MMF、CTX、硫唑嘌呤和CNI）治疗IgA肾病的疗效和安全性，但是针对表现为肾病综合征的IgA肾病的大样本RCTs尚缺乏。

4. 特发性膜性肾病 表现为肾病综合征的特发性膜性肾病（idiopathic membranous nephropathy，IMN）患者，保守治疗无效，通常单用糖皮质激素效果不佳，需同时联用免疫抑制剂。

（1）特发性膜性肾病的初始治疗

方案一：糖皮质激素＋烷化剂。初次治疗可采用Ponticelli方案，即糖皮质激素及烷化剂每月为周期的交替治疗。烷化剂首选CTX，疗程为6个月。Ponticelli方案在成人IMN患者中的完全缓解率为40%、总缓解率为80%~90%，但复发率较高。

根据我国患者的用药情况，建议采用糖皮质激素＋静脉注射或口服 CTX 方案，CTX 200 mg，隔日静脉用药，达到累计剂量 6~8g。如果患者没有明显缓解，可考虑其他免疫抑制剂。在出现肾功能恶化（1~2 个月内肌酐翻倍），可根据患者的年龄和肾功能调整 CTX 剂量，必要时可考虑重复肾活检或用其他免疫抑制剂。

方案二：糖皮质激素 ＋CNI。CNI 类药物的具体用法同难治性 MCD。建议从最低推荐剂量起始，逐渐增加剂量以避免急性肾毒性。初始治疗期间应密切监测 CNI 血药浓度，血药谷浓度控制在他克莫司（5~10ng/mL），环孢素 A（100~150ng/mL）。一旦出现不明原因的血清肌酐升高（＞20%）应及时进行检测 CNI 与小剂量糖皮质激素 [0.4~0.5mg/（kg·d）] 联合用药方案起效较快，并有可能获得比 Ponticelli 方案更高的完全缓解率和 / 或总缓解率。

（2）初始治疗无效：IMN 肾病综合征的治疗对糖皮质激素联和烷化剂方案抵抗的 IMN 患者可选择 CNI 治疗方案；对糖皮质激素联合 CNI 方案抵抗的 IMN 患者也可使用糖皮质激素联合烷化剂的治疗方案。

（3）成人特发性膜性肾病（idiopathic membranous nephropathy，IMN）：肾病综合征复发的治疗 IMN 所致肾病综合征复发者，建议重新使用与初始治疗相同的方案。对采用 6 个月糖皮质激素联和烷化剂为初始治疗方案者，若出现复发，建议该方案仅可再使用 1 次。

5. 膜增生性肾小球肾炎　该型患者的免疫抑制治疗效果总体不佳。

（1）糖皮质激素 ＋CTX：可获得一定的缓解率，早期复发率较高。数据主要来自于小样本研究或病例报道，目前尚没有随机对照试验（randomized controlled trial，RCTs）研究的证据。

（2）糖皮质激素 ＋MMF：可降低蛋白尿，并有可能保护肾功能。数据主要来自于小样本研究或病例报道，目前尚没有 RCTs 研究的证据。

6. 难治性肾病综合征　难治性肾病综合征是指对糖皮质激素抵抗，依赖和 / 或频繁复发的肾病综合征。诊治难治性肾病综合征的过程中应特别注意感染、血栓形成、依从性差等导致假性难治性肾病综合征因素。

（1）糖皮质激素抵抗型肾病综合征（steroid resistant nephrotic syndrome，SRNS）：使用糖皮质激素治疗（泼尼松 1mg/（kg·d）或相应剂量的其他类型的糖皮质激素）8 周无效；若病理类型为 FSGS，KDIGO 指南定义为足量激素治疗 16 周。根据我国患者情况，建议 FSGS 患者足量激素治疗 12 周无效时定义为激素抵抗。

（2）糖皮质激素依赖型肾病综合征（steroid dependent nephrotic syndrome，SDNS）：使用糖皮质激素治疗取得完全缓解后，于减量或停药后 2 周内复发，连续 2 次以上。

（3）频繁复发型肾病综合征（frequent recurring nephrotic syndrome，FRNS）：

糖皮质激素治疗取得完全缓解后，6个月内复发2次，12个月内复发3次或以上。

7. 肾病综合征临床转归

（1）完全缓解：24h尿蛋白定量<0.3g或尿蛋白/肌酐（uPCR）<300mg/g，肾功能正常，血白蛋白>35g/L，尿蛋白定性阴性。

（2）部分缓解：24h尿蛋白定量>0.3g，但<3.5g或uPCR在3000~3500mg/g之间或24h尿蛋白定量比基线水平下降50%且肾功能稳定（血肌酐较基线水平上升<20%）。

（3）未缓解：24h尿蛋白定量>3.5g，且下降幅度小于基线水平的50%。

（4）复发：经治疗后缓解的患者重新出现24h尿蛋白定量>3.5g，或uPCR>3500mg/g。

第三节　肾病综合征健康管理

一、医院管理

1. 指导患者选择适当的活动方式，如适当床上活动特别是肢体活动，以减少血栓形成，下床活动以不引起疲乏为宜。

2. 告诉患者预防感冒，避免久留于过冷、过热及人流拥挤的地方。

3. 让患者了解使用激素期间应限制外出时间、次数以及戴口罩的意义。

4. 学会居住室内空气消毒方法，每周食醋熏蒸一次。

5. 指导患者自我调节健康的生活方式，适当娱乐活动等。

6. 饮食

（1）水肿时严格遵循低盐饮食，以1~3g/d为宜。避免摄入含钠量高的食物、药物及饮料。

（2）低脂饮食，以每日不超过40g为宜。少食动物油脂，多食植物油，如芝麻油。

（3）摄入适量优质蛋白饮食，以每日每公斤体质量1g为宜。

（4）保证充分热量摄入。增加富含可溶性纤维素的摄入，以利降低血脂。

（5）每天摄入液体总量一般不要超过1500mL。在尿量较少的时候，可以用"前一日尿量+500mL"来初步估计液体的总摄入量。这里提到的液体，指的是全天各种形式摄入的水，比如茶、食物、饮料、汤、水果等。

（一）指导用药

1. 给患者讲解清晨顿服用激素的原因（减少对肾上腺皮质分泌的抑制）。教育患者出院后在复诊时由医师撤减激素用量，并在用药期间注意观察体温、尿量、体重及血压变化,定期到医院复查血糖、尿糖及血电解质指标。若出现发热、胃痛、呃逆、骨痛、腰痛、精神症状、血压、血糖明显增高时应及时就医。

2. 患者如同时联合应用免疫抑制剂,应该告诉患者免疫抑制剂相关不良反应,应定期到医院监测相关并发症,如出现与免疫抑制剂可疑毒副作用应及时就诊。

3. 教育患者在医师指导下服用利尿剂,避免因利尿剂过度造成的血容量不足、电解质紊乱、血液浓缩及并发血栓形成。若出现脉搏细数、口渴、明显乏力、肢体疼痛应及时就诊。指导患者留取 24 小时尿量,检查尿蛋白量。

(二)健康教育

告诉患者肾病综合征需要长期坚持治疗,依从性好是患者预后的关键,应该定期到医院随诊,如出现病情变化及时就诊。指导患者不要偏信单方、偏方,特别不要偏信各种媒体不负责任的宣传,杜绝服用无确切疗效的中草药。

二、自我管理

自我管理是患者在医护人员的指导下获得自我管理所需的知识、技能及沟通能力,后可利用自身知识解决疾病带来的躯体及情绪问题。NS 的病程长,且病情迁延,患者出院后需长期居家修养。多数患者对 NS 的认知不足,自我管理能力差,出院后病情控制不佳,对家庭及社会均造成了一定的负担,影响患者的自我效能感,生活质量下降,因此,正确的自我健康管理尤为重要和关键。

1. **服药**　患者及其家属掌握正确服药的方法、时间、剂量,了解药物的不良反应,按医嘱按时按量服药,及时正确记录自己的服药行为和行为发生的外部条件。通过患者的自我监控和激励校正,来逐渐调整患者服药的自我管理行为。如经常忘了服药,可以让患者提前准备好药物,放在显眼位置,并设置好闹钟或手机,也可以让患者家属帮忙提醒其服药。

2. **饮食**　合理的饮食构成能改善患者的营养状况和减轻肾脏负担,因此良好的饮食自我管理对于疾病的预后、转归、康复有着极其重要的作用。医务人员根据患者的实际情况制订出个性化的饮食计划,告诉患者严格按照饮食计划执行。每天认真记好膳食日记,记录内容为每次的进食行为和行为发生的外部条件,让患者通过电话、互联网等方式与医务人员保持随时联系。患者门诊随访时随身携带膳食日记,以便根据患者的病情变化调整饮食计划。

3. **自我监测**　肾病综合征自我监测管理的内容:①指导患者学会正确的测量体温和血压,早晚各 1 次,观察体温有无升高;②准确测量并记录出入量,指导患者根据尿量调整入量,以保证每日生理需要量;③出现感染、栓塞、血栓等并发症时的症状及药物严重不良反应表现时，应及时就诊。

4. 心理方面　患者及其家属认识到良好的心理自我管理对其健康状况的重要性，鼓励患者家属共同参与到患者的心理自我管理中，正确处理与患者的关系，理解支持患者。让患者以小组讨论的方式讨论相关问题，如疾病相关问题，家庭问题，使患者在集体中倾诉、宣泄、分享，获得彼此实际的关心与支持。指导患者采取听音乐等方式来转移和放松自己的心情。采取积极乐观的态度来对待疾病，积极配合治疗，适应新的生活方式。

5. 社会活动方面　患者应养成良好的生活习惯，若过度劳累，会导致疾病的复发。全身严重水肿者应绝对卧床休息，为了防止肢体血栓的发生，应保持当的床上运动与床旁活动。等病情缓解，水肿消退之后，可适当增加活动量，如行走、骑车、散步、打太极等有氧训练，但应避免劳累，以运动后不感到劳累为宜。在校读书的学生应避免剧烈的体育活动。可以根据自身的身体状况，适当地参加一些力所能及的工作或家务活动，劳逸结合，以增强其自信心。由于患者抵抗力低下，应避免到人流密集的公共场所，以防止感染，还应注意保暖，防止着凉感冒。

（丛广婷）

参 考 文 献

[1] 王学东，吴永贵 . 安徽省成人肾病综合征分级诊疗指南 [J]. 安徽医学，2017，38（5）：523-536.

[2] 何娅妮，张炜炜 . 肾病综合征的流行病学现状 [J]. 中华肾病研究电子杂志，2017，6（4）：149-153.

[3] 夏洪芬，李丽娟，罗林，等 . 医院－社区－家庭健康管理对院后肾病综合征患者自我效能、生活质量的影响 [J]. 中华健康管理学杂志，2020，14（3）：245-250.

[4] 葛均波 . 内科学 [M]. 第 9 版 . 北京：人民卫生出版社，2018，470-476.

[5] 王海燕，赵明辉 . 肾脏病学 [M]. 第 4 版 . 北京：人民卫生出版社，2021，794~812.

[6] Nishi S, Ubara Y, Utsunomiya Y, et al. Evidence-based clinical practice guidelines for nephrotic syndrome 2014[J]. Clinical and experimental nephrology, 2016, 20（3）：342-370.

第11章

慢性荨麻疹

第一节　慢性荨麻疹基础知识

一、病例摘要

患者，女，57岁。全身反复发作性风团伴瘙痒一年。一年前患者无明显诱因出现全身多处风团，呈散在性分布，部分融合成片，伴明显瘙痒，持续2~3小时可自行消退。进食海鲜及饮酒后加重。无发热、胸闷、关节痛、恶心、呕吐、腹痛、腹泻、呼吸困难及心悸等全身症状。给予口服"西替利嗪"后症状略有好转，皮疹仍不断发生。体格检查：T：36.3℃，R：26次/分钟，P：86次/分钟，BP：115/70mmHg，呼吸平稳。咽喉无充血，扁桃体无肿大。皮肤科检查：全身多发鲜红色风团，大小不等，呈圆形、椭圆形及不规则形，部分融合成片，水肿明显，成橘皮样外观。既往无药物及食物过敏史。诊断：慢性荨麻疹。

二、概述

荨麻疹（urticaria）是由机体皮肤、黏膜真皮内小血管反应性扩张及渗透压增加而产生的一种局限性水肿反应。以皮肤黏膜潮红、风团和瘙痒为特征，起病急，瘙痒剧烈。病因复杂，既有食物、药物、吸入物、感染、物理因素等引起的变态反应，也有部分为非变态反应因素所致。

三、流行病学

荨麻疹是一种全球范围内的疾病，无种族差异，可发生于任何年龄，发病率受环境等因素影响。一般人群患病率为1%~30%，中国人群患病率约为23%。

第二节 慢性荨麻疹诊断与治疗

一、病因

荨麻疹的病因较复杂，常见有以下病因：

1. **食物及食物添加剂** 鱼、虾、蟹、蛋类，大量食用蛋白类食物后再饮酒，食物难以彻底消化，变成蛋白胨或多肽形式，被身体吸收后易造成荨麻疹。草莓、芒果、荔枝、番茄、苹果、大蒜等食物也可造成荨麻疹。腐败食物、某些食品添加剂（如水杨酸盐、甲苯酸盐、亚硫酸盐等）也可引起荨麻疹。

2. **感染** 各种病毒感染（如病毒性上呼吸道病毒、肝炎病毒、柯萨奇病毒等）、细菌感染（如金黄色葡萄球菌所致的扁桃体炎、慢性中耳炎、幽门螺旋杆菌感染等）、真菌及寄生虫感染均可引起，常可改变机体的反应性，造成荨麻疹。

3. **药物** 常见的有青霉素、破伤风抗毒素、呋喃唑酮、狂犬疫苗、阿司匹林、吗啡制剂、造影剂等。

4. **呼吸道吸入物及皮肤接触物** 常见吸入物有花粉、动物皮屑、粉尘、尘螨、真菌的孢子及一些挥发性化学品等，皮肤接触物有某些植物、动物毛发、昆虫毒液、毒毛虫刺激等。

5. **物理因素** 如冷、热、日光、摩擦、振动和压力等，都有可能造成荨麻疹，如寒冷性荨麻疹、局部热荨麻疹、日光性荨麻疹、皮肤划痕症、振动性荨麻疹及压迫性荨麻疹。

6. **精神及内分泌因素** 如情绪波动、精神紧张、抑郁等。精神紧张可造成体内乙酰胆碱释放，乙酰胆碱可致毛细血管扩张、血管通透性增加、血清渗出而形成荨麻疹。比如，一些考生易在考前因情绪紧张而出现荨麻疹。

7. **系统性疾病** 荨麻疹既有可能是独立疾病，又有可能是系统性疾病的症状之一，如风湿热、类风湿性关节炎、过敏性紫癜、系统性红斑狼疮（systemic lupus erythematosus, SLE）、淋巴瘤、内分泌紊乱等都可出现荨麻疹。

8. **其他因素** 部分慢性荨麻疹患者可存在凝血功能和免疫功能异常。

二、发病机制

肥大细胞是荨麻疹发病中关键的效应细胞，通过免疫和非免疫机制被诱导活化。免疫机制包括针对 IgE 或高亲和力 IgE 受体的自身免疫反应、IgE 依赖型的变态反应、抗原抗体复合物以及补体系统活化等途径；非免疫性机制包括直接由肥大细胞释放剂或食物中小分子化合物诱导的假变应原反应，或非甾体抗炎药改变花生四烯酸代谢等。肥大细胞脱颗粒后，导致组胺、多种炎症因子如肿瘤坏死因子（tumor necrosis factor, TNF）-α 和白细胞介素（inter leukin, IL）-2、3、5、13 以及白三烯 C4、D4 和 E4 等的产生，影响荨麻疹发生、发展、预后和治疗反应。嗜碱性粒细胞、嗜酸性粒细胞、B 细胞和 T 细胞的参与使荨麻疹的炎症反应更加复杂，而组胺非依赖炎症反应是抗组胺药治疗抵抗的基础。凝血系统异常激活也被认为参与荨麻疹发病。少数荨麻疹患者肥大细胞活化的机制尚不清楚，甚至其发病可能不依赖肥大细胞。

多数患者属 I 型变态反应，少数为 II、III 型变态反应。I 型变态反应由 IgE 介导，又称 IgE 依赖型反应，其机制为上述变态反应原使体内产生 IgE 类抗体，与血管周围肥大细胞和血液循环中嗜碱性粒细胞相结合。当抗原再次侵入并与肥大细胞表面 IgE 的高亲和性受体结合发生抗原抗体反应，引起肥大细胞膜膜层结构的稳定性改变，以及内部一系列生化改变（如酶激活），促使脱颗粒和一系列化学介质的释放而形成风团。

输血反应引起的荨麻疹为 II 型变态反应，多见于选择性 IgA 缺乏患者，当这些患者接受输血后，产生抗 IgA 抗体，再输入血液后即形成免疫复合物，激活补体系统并产生过敏性毒素（anaphylatoxin）及各种炎症介质，引起荨麻疹、红细胞破碎及过敏性休克等。

III 型变态反应荨麻疹即荨麻疹性血管炎，由免疫复合物引起，最常见的变应原是血清制剂和药物（如呋喃唑酮、青霉素），较少见的是微生物抗原（如链球菌、结核杆菌、肝炎病毒等）。由于抗原和抗体量的比例不同，往往抗原偏多，使形成的抗原抗体复合物沉积于血管壁，激活补体，使肥大细胞及中性粒细胞释放组胺等炎症介质，引起血管通透性增加及水肿而产生荨麻疹，同时中性粒细胞释放出溶酶体酶亦起着重要作用。

三、临床表现

荨麻疹临床表现为风团和（或）血管性水肿，发作形式多样，风团的大小和形态不一，多伴有瘙痒，可自行消退不遗留痕迹。病情严重的急性荨麻疹还可伴有发热、恶心、呕吐、腹痛、腹泻、胸闷及喉梗阻等全身症状。

荨麻疹主要分为三类：自发性荨麻疹、诱发性荨麻疹及具有荨麻疹/血管性水肿的综合征。

（一）自发性荨麻疹

是指荨麻疹自行发生，并没有其他诱导因素所诱发，自发性荨麻疹可分为急性自发性荨麻疹和慢性自发性荨麻疹。急性自发性荨麻疹，皮疹主要为自发性的风团或血管性水肿，发作时间不超过 6 周，起病比较急，患者会有瘙痒症状。很快会在瘙痒部位出现大小不等、形状不规则的红色风团。风团可孤立存在，也可相互融合成片，皮损的表面凹凸不平，呈橘皮样外观。严重的自发性急性荨麻疹，有可能会出现过敏性休克的症状。慢性自发性荨麻疹，皮疹发作时间超过6周，全身症状一般比较轻，风团时起时消，反复发生。

（二）诱发性荨麻疹

由物理因子及其他因子诱发，主要有以下几种特殊临床类型的荨麻疹。

1. **人工荨麻疹** 又称皮肤划痕症。皮肤划痕症的发病机制尚不清楚，当局部皮肤受到外界物理刺激后，即可反射性地引起皮下毛细血管扩张，血浆、组织液渗透到真皮层，就会出现红色条痕。表现为用手搔抓或用钝器划过皮肤数分钟后沿划痕出现条状隆起，伴或不伴瘙痒，约半小时后可自行消退。迟发型皮肤划痕症，表现为划痕后数小时在皮肤上出现的线条状风团和红斑，在6~8小时达到高峰，持续时间一般不超过48小时。

2. **冷接触性荨麻疹** 又称寒冷性荨麻疹，可分为两种类型。一种为家族性，为常染色体显性遗传，较罕见，可从婴幼儿开始发病，可持续终身。另一种为获得性，较常见，表现为接触冷风、冷水或其他冷物后，暴露或接触部位产生风团，病情严重者可出现手麻、唇麻、胸闷、心悸、腹痛、腹泻、晕厥甚至休克等，有时进食冷饮可引起口腔和喉头水肿。原发性寒冷性荨麻疹发病机制目前尚不清楚。继发性寒冷性荨麻疹与些疾病关系密切，如冷球蛋白血症、冷纤维蛋白原血症、传染性单核细胞增多症、风疹、获得性免疫缺陷综合征、梅毒、结缔组织病、骨髓恶性肿瘤等。

3. **延迟压力性荨麻疹** 又称压力性荨麻疹，本病可能与炎症介质（如组胺、激肽、白三烯）或血清蛋白酶抑制因子的缺乏有关。压力刺激作用后4~6小时产生瘙痒性、烧灼样或疼痛性水肿性斑块，持续8~12小时，部分患者伴有畏寒等全身症状。站立、步行、穿紧身衣及长期坐在硬物体上可诱发本病，常见于承重和持久压迫部位，如臀部、足底及系腰带处。

4. **热接触性荨麻疹** 又称热性荨麻疹，分先天性和获得性两种。Ⅰ型热接触性荨麻疹与肥大细胞和组胺有关；Ⅱ型热接触性荨麻疹与补体有关。先天性热荨麻疹又称延迟性家族性热性荨麻疹，是一种常染色体显性遗传病，通常幼年发病。患者接触43℃温水后1~2小时，在接触部位出现风团，4~6小时达到高峰，一般持续12~14小时。获得性热性荨麻疹又称局限性热性荨麻疹，将装有43℃温水的试管放在这类患者皮肤上，数分钟后在接触部位就可出现风团和红斑，伴刺痛感，持续1小时左右而自行消退。

5. **日光性荨麻疹** 根据逆被动转移试验将本病分成不同类型。特发性日光性荨麻疹病因不明。此种血清因子不属 IgE 或 IgM，它们的热稳定性提示它与

IgE一致。日光性荨麻疹是否有介质参与目前尚无确切定论。日光照射后数分钟在暴露部位出现红斑和风团，1~2小时内可自行消退，严重患者在身体非暴露部位亦可出现风团，自觉瘙痒和刺痛。可由中波、长波紫外线或可见光及人造光引起，以波长300nm左右的紫外线最敏感，少数敏感性较高的患者接受透过玻璃的日光亦可诱发，病情严重的患者可出现全身症状，头痛甚至晕厥。

6. **振动性血管性水肿** 是一种发生于皮下组织较疏松部位或黏膜的局限性水肿，分获得性及遗传性两种，后者罕见。获得性血管性水肿常伴其他遗传过敏性疾病。其发病与荨麻疹相似，可由药物、食物、吸入物和物理因素等引起。

7. **胆碱能性荨麻疹** 多见于年轻患者，主要由于运动、受热、情绪紧张、进食热饮或乙醇饮料后，躯体深部温度上升，促使胆碱能性神经发生冲动释放乙酰胆碱，作用于肥大细胞而发病。该类型表现为受刺激后数分钟出现直径1~3mm的圆形丘疹性风团，周围有不同程度的红晕，常发于躯干上部和肢体近心端，互不融合。自觉剧痒、麻刺感或烧灼感，有时仅有剧痒而无皮损，可于30~60分钟内消退。

本病偶伴发乙酰胆碱引起的全身症状（如流涎、头痛、脉缓、瞳孔缩小及痉挛性腹痛、腹泻等）等，头晕严重者可致晕厥。以1:5000乙酰胆碱做皮试或划痕试验，可在注射处出现风团，周围可出现卫星状小风团。

8. **水源性荨麻疹** 指接触水后出现局限性以毛囊为中心的风团，临床少见，该病多见于青春期或青春期前具有过敏性体质的女性。水源性荨麻疹的发病原因是，水与皮肤中的皮脂相互作用，产生了一种新的水溶性可吸收抗原，促使附近肥大细胞释放组胺。在此病过程中，水可能起了一种溶媒的作用。在皮肤接触水的部位即刻或数分钟后出现风团，与水温无关，皮损好发于躯干上半部分，伴瘙痒，持续时间在1小时之内。

9. **接触性荨麻疹** 皮肤直接接触变应原后出现风团和红斑，可由橡胶、化妆品、食物防腐剂和添加剂等化学物质等引起。

（三）具有荨麻疹/血管性水肿的综合征

1. **冷吡啉相关周期性综合征** 显性遗传，在染色体1q44上编码冷吡啉蛋白结构域基因HLRP3(CIASI)突变。包括：穆克尔－韦尔斯综合征；家族性冷自身炎症性综合征；新生儿多系统炎症性病。

2. **施尼茨勒综合征** 慢性非瘙痒性荨麻疹。

四、实验室及其他检查

1. **疑为风湿病引起者** 可检查血红细胞沉降率、抗核抗体等，测定血清补体，皮肤活检对有补体活化参与所致荨麻疹的诊断有帮助。

2. **寒冷性荨麻疹** 应检查梅毒血清试验，测定冷球蛋白、冷纤维蛋白原、冷溶血素，进行冰块试验，抗核抗体等检查。

3. **日光性荨麻疹** 应检查粪，尿卟啉等，应注意与 SLE 相区别。

4. **疑与感染有关，或体检时肝大或病史存在肝炎史者** 可行血常规，乙肝抗原、抗体检查，大便虫卵，真菌，病灶部位 X 线等检查。

5. **疑有甲状腺疾病者** 应作抗微粒体甲状腺抗体相关检查。

6. **变态反应方面** 如怀疑吸入或食入过敏者，应行变应原检查，如为阳性可作脱敏治疗。

7. **血清病性荨麻疹** 有发热和关节痛时应检查血沉，如血沉正常有重要诊断价值。

8. **荨麻疹性血管炎** 发作时除有明显的低补体血症，血清 Cl 的亚单位 Cla 明显降低，C4，C2 和 Cg 中度至重度降低，血清中出现循环免疫复合物和低分子量 Clq 沉淀素，直接免疫荧光检查可见皮肤血管壁有免疫球蛋白和补体沉积。

9. **自身免疫性慢性荨麻疹** 可检测自身抗体，采用自身血清皮肤试验：常规抽血放入无菌试管凝结 30 分钟，离心，取血清 100μL 给患者行皮内试验，以生理盐水为对照，如 1 小时后局部出现风团直径大于 9mm 即为阳性，其他如组胺释放试验、免疫印迹法及酶联免疫吸附试验等均可选用。

五、组织病理

在组织学上，风团表现为真皮中上部的水肿，伴真皮上部毛细血管后微静脉和淋巴管的扩张，而血管性水肿类似的变化主要发生在真皮深部和皮下组织。血管周围有不同程度的混合炎细胞浸润，包括中性粒细胞和（或）嗜酸性粒细胞、巨噬细胞和 T 细胞等，还可以有轻、中度的肥大细胞增多。迟发性压力性荨麻疹炎细胞的浸润通常位于真皮中下部。在荨麻疹的一些亚型中未受累皮肤也可出现黏附分子上调和细胞因子表达的改变。但这些变化可见于多种炎症反应，不具有特异性及诊断价值。

六、诊断

本病诊断容易，但确定病因较为困难。必须详细询问病史和体检，结合以下方面寻找病因。皮肤上的风团是荨麻疹的主要标志，出现了这个标志即基本可以确认为是荨麻疹。但引起荨麻疹的原因比较复杂，确定引起荨麻疹的原因常很困难，因此，必须通过详细采取病史，详细体格检查，以及有关的实验室检查，尽可能地明确荨麻疹的原因。

临床诊断应依据特定患者详细病史、体格检查以及一些常规实验室检查，排除任何相关的系统性自身免疫疾病或自身炎症疾病。患者病史应该包括以下内容。

1. **风团的形态和大小**　风团表现为线状，多为人工型荨麻疹。风团小，周围有明显红晕，有时可见卫星状风团，则可为胆碱能性荨麻疹。

2. **风团的部位和时间**　风团分布于掌跖或下背部，可为延迟压力性荨麻疹。风团限于暴露部位者可能与日光或冷有关。风团存在时间超过 4~6 小时，且消退后有色素或鳞屑，并伴有关节痛、腹痛、血沉增快，病理为坏死性血管炎，对抗组胺药物无效时可考虑为荨麻疹性血管炎。

3. **实验室检查**　通常不需要做过多的检查。慢性患者如病情严重、病程较长或对常规剂量的抗组胺药治疗反应差时，可考虑行相关的检查，如血常规、粪虫卵、肝肾功能、免疫球蛋白、红细胞沉降率、C 反应蛋白、补体、相关自身抗体和 D- 二聚体等，以排除感染及风湿免疫性疾病等。必要时可进行变应原筛查、自体血清皮肤试验、幽门螺杆菌感染检测、甲状腺自身抗体测定和维生素 D 测定等，以尽可能找出可能的发病因素。诱导性荨麻疹还可根据诱因不同，做划痕试验、光敏实验、冷热临界阈值等检测，对病情严重程度进行评估。IgE 介导的食物变态反应可提示机体对特定食物的敏感性，其结果对明确荨麻疹发病诱因有一定参考价值，但对多数慢性荨麻疹发病诱因的提示作用较为有限。自身免疫性荨麻疹的临床诊断主要依据临床表现、自体血清皮肤试验、嗜碱性粒细胞释放组胺活性的检测，以及器官特异性自身抗体的检测。

七、鉴别诊断

主要与荨麻疹性血管炎鉴别，后者通常风团持续 24 小时以上，可有疼痛感，皮损恢复后留有色素沉着，病理提示有血管炎性改变；还要重视感染性荨麻疹，患者有高热伴有大块风团，外周血白细胞及中性粒细胞比例明显升高，可能是金黄色葡萄球菌败血症的皮肤表现。对风团是否持续 24 小时以上，应针对某个部位的某个风团，最好做一标记，以免与该风团周围的新发风团混淆；自身免疫性荨麻疹占特发性荨麻疹的 50% 左右，应在鉴别诊断中充分考虑。另外还需要与表现为风团或血管性水肿形成的其他疾病如荨麻疹型药疹、血清病样反应、丘疹性荨麻疹、败血症、成人 Still 病、遗传性血管性水肿、大疱性类天疱疮、肥大细胞增生症、全身炎症反应综合征、严重过敏反应等鉴别，可依据其他临床表现、实验室检查或组织病理学检查明确。

八、病情评估

荨麻疹对患者的生活、工作、心理都会产生一定的影响，常用慢性荨麻疹患者生活质量评估问卷（chronic urticaria quality of life question-naire，CU-Q2oL）和血管性水肿患者生活质量评估问卷（angio edema quality of life questionnaire，AE-QoL）来评估疾病的影响程度。荨麻疹的活动度常用 7 日荨麻疹活动度评分（urticaria activity score 7，UAS7）以及血管性水肿活动度评分（angioedema activity score，AAS）来评价。其中，UAS7 主要对 1 周内每天发作的风团数目和瘙痒程度进行统计：风团数目分为无（0 个 /24 小时）、轻（<20 个 /24 小时）、中（20~50 个 /24 小时）、重（>50 个 /24 小时）4 个等级，分别记为 0~3 分；瘙痒程度分为无（无瘙痒）、轻（有瘙痒，不明显）、中（明显瘙痒，但尚不影响日常生活或睡眠）、重（严重瘙痒，不能忍受，严重困扰日常生活或睡眠）4 个等级，分别记为 0~3 分，每日评分记风团与瘙痒总分，范围为 0~6 分，1 周连续最高评分为 42 分；若周评分小于 7 分，提示疾病控制；若周评分大于 28 分，则提示病情严重。UAS 结合 DLQI 有利于皮肤科医师对皮肤疾患的疗效评估和对患者生活质量影响的方式和程度的评估。而治疗对患者疾病的控制程度常用荨麻疹控制程度测试（urticaria control test，UCT）来衡量。

九、并发症

荨麻疹出现并发症较少见，可有累及其他系统的症状，如部分患者未能及时治疗，或病情控制情况不佳时，可出现休克、呼吸骤停、消化道出血等。

十、治疗

荨麻疹治疗原则是去除病因，尽量找出病因并去除，避免各种诱发加重因素，对症处理，防止复发为原则。如不能除去病因则应减少各种促进发病的因素。荨麻疹的治疗应确立正确的治疗理念，即不能以根治为主要目的。其治疗的主要目标是：找出病因或激发因素，减轻患者的症状。而询问病史是找出病因的关键。在询问病史中必须要问以下各方面，包括起病的时间，风团发作的频率和时间，皮损发作的昼夜变化，皮疹是否与周末、度假或出国旅游有关，风团的大小和形状，是否伴有水管性水肿，是否伴有瘙痒、刺痛等主观症状，有无家族或个人的荨麻疹史及特应性疾病史，有无以前或现在的过敏史、感染史、内脏疾病史，有无身心和精神疾病史，有无外科植入性手术史，有无胃肠道疾病史，有无物理诱发因素（包括体育锻炼），用药史（包括非甾体抗炎药、疫苗注射、激素、泻药、各种栓剂、各种眼耳滴剂等），是否有与发疹有关的食物，风团的发生与月经的关系，是否吸烟，工作类型，有无特殊爱好，患者的精神状态，患者的生活质量及精神创伤与荨麻疹发病是否有关，治疗史及对治疗的反应等。

（一）一般治疗

由于荨麻疹的原因各异，治疗效果也不一样。治疗具体措施如下：

1. **患者教育**　应告知荨麻疹患者尤其是慢性荨麻疹患者，本病病因不明，病情反复发作，病程迁延，除极少数患者并发呼吸道或其他系统症状，绝大多数呈良性经过；该病具有自限性，治疗的目的是控制症状，提高患者生活质量。

2. **病因治疗**　详细询问病史是发现可能病因或诱因的最重要方法，对每位患者都应力求找到引起发作的原因，并加以避免。如果是感染引起者，应积极治疗感染病灶。药物引起者应停用过敏药物；食物过敏引起者，找出过敏食物后，不要再吃这种食物。

3. **避免诱发因素**　如寒冷性荨麻疹应注意保暖，乙酰胆碱性荨麻疹减少运动、出汗及情绪波动，接触性荨麻疹减少接触的机会等。对诱导性荨麻疹，包括物理性与非物理性荨麻疹患者，避免相应刺激或诱发因素可改善临床症状，甚至自愈；当怀疑药物诱导的荨麻疹，特别是非甾体抗炎药和血管紧张素转换酶抑制剂时，可考虑避免（包括化学结构相似的药物）或用其他药物替代；临床上怀疑与各种感染和（或）慢性炎症相关的慢性荨麻疹，在其他治疗抵抗或无效时可酌情考虑抗感染或控制炎症等治疗，部分患者可能会受益。如抗幽门螺杆菌的治疗对与幽门螺杆菌相关性胃炎有关联的荨麻疹有一定的疗效；对疑为与食物相关的荨麻疹患者，鼓励患者记食物日记，寻找可能的食物并加以避免，特别是一些天然食物成分或某些食品添加剂可引起非变态反应性荨麻疹。对自体血清皮肤试验阳性或证实体内存在针对 $Fc\varepsilon RIa$ 链或 IgE 自身抗体的患者，常规治疗无效且病情严重时可酌情考虑加用免疫抑制剂、自体血清注射治疗或血浆置换等。

（二）控制症状

由于个体差异大，用药不存在绝对的最好、最快、最有效，除常用非处方药外，应在医师指导下充分结合个人情况选择最合适的药物。药物选择应遵循安全、有效和规律使用的原则，以提高患者的生活质量为目的。医师会根据患者的病情和对治疗的反应制订并调整治疗方案。

1. **抗组胺药**　第一代及第二代抗组胺药治疗荨麻疹均有效，由于第一代抗组胺药有不同程度的嗜睡及认知/心理功能方面的不良反应，因此首选第二代非镇静抗组胺药；第二代非镇静作用类或镇静作用较低的抗组胺药对组胺 H_1 受体的亲和力有了较大的提高，分子量增大和药动学的改变减少了每天的用药次数，提高了治疗的依从性和荨麻疹患者的生活质量，并具有较好的安全性，如氯雷他定（地氯雷他定）、西替利嗪（左旋西替利嗪）、曲普利嗪、咪唑斯汀、依巴斯汀、非索非那定等，应该作为治疗荨麻疹的一线用药。治疗有效后逐渐减少

剂量，以达到有效控制风团发作和症状为标准，以最小的剂量维持治疗。慢性
荨麻疹疗程一般不少于 1 个月，必要时可延长至 3~6 个月，或更长时间。第二
代抗组胺药常规剂量使用 1~2 周后不能有效控制症状时，考虑到不同个体或荨
麻疹类型对治疗反应的差异，可在医师指导下酌情将原抗组胺药增加 2~4 倍剂量，
更换抗组胺药品种，或联合其他第二代抗组胺药以提高抗炎作用，或联合第一
代抗组胺药睡前服用。可根据风团发生的时间决定给药的时间。如晨起风团较多，
则临睡前应给予稍大剂量；如临睡时风团多，则晚饭后给予稍大剂量。风团控
制后，可持续服药月余，并逐渐减量。对顽固性荨麻疹，可试用 H_1 受体拮抗剂
与 H_1 受体拮抗剂（如西咪替丁、雷尼替丁等）联合应用。有研究表明，大剂量
（2~4 倍剂量）的抗组胺药对有些患者有益，但需要进一步的临床循证医学的证
据。因此，如临床上考虑要用的药物剂量超过生产商的推荐剂量，需要患者知
情同意。总的来说，抗组胺药治疗在荨麻疹治疗中仍占主导地位。对于慢性荨
麻疹，足够的疗程是至关重要的，根据经验常规治疗在大多患者中需要 3~6 个
月，对有长期临床表现的个体或伴有血管性水肿的荨麻疹，治疗应长达 1~2 个月，
停药逐渐减量并维持几周。

2. 生物制剂 高剂量抗组胺药治疗无效的慢性荨麻疹患者，可酌情使用
IgE 单克隆抗体（奥马珠单抗），对多数难治性慢性荨麻疹有较好疗效，推荐按
150~300mg 剂量皮下注射，每 4 周注射 1 次，但需注意其罕见的过敏反应。儿
童患者需要遵医嘱减量。

3. 免疫抑制剂 由于免疫抑制剂的不良反应发生率高，一般不推荐用于荨
麻疹的治疗。抗组胺药治疗无效的患者，可考虑选择免疫抑制药物。雷公藤多
甙片，又称雷公藤总甙片，每日分 3 次口服，使用时需注意对造血系统的抑制、
肝脏的损伤及生殖毒性等不良反应。环孢素，每日分 2~3 次口服，因其不良反
应发生率高，只用于严重的、对高剂量抗组胺药均无效的患者。

4. 糖皮质激素 为荨麻疹治疗的二线药物，适用于上述治疗效果不佳的患
者，或者急性发作时可酌情遵医嘱予泼尼松（或相当剂量的其他糖皮质激素）
口服，好转后逐渐减量，通常疗程不超过 2 周，应避免长期使用。

5. 降低血管壁通透性的药物 如维生素 C、维生素 P、钙剂，常与抗组胺类
同用。

6. 抗生素 由感染因素引起者可选用适当的抗生素。

7. 特殊类型的荨麻疹治疗

（1）诱导性荨麻疹：基本治疗原则同自发性荨麻疹，首选第二代非镇静抗组
胺药，效果不佳时酌情加倍剂量。但部分诱导性荨麻疹对常规抗组胺药反应较
差，治疗无效的情况下，要选择一些特殊治疗方法：人工荨麻疹在治疗上要减少
搔抓，可口服酮替芬，或联合窄谱紫外线（UVA 或 UVB）治疗；奥马珠单抗已

经成功用于治疗寒冷性荨麻疹、延迟压力性荨麻疹、热接触性荨麻疹、日光性荨麻疹及人工荨麻疹等。

（2）冷接触性荨麻疹：可联合口服赛庚啶或多塞平，结合冷水适应性脱敏。

（3）胆碱能性荨麻疹：可口服达那唑、美喹他嗪或酮替芬，并逐渐增加水温和运动量。

（4）延迟压力性荨麻疹：通常抗组胺药治疗无效，可选择孟鲁司特、糖皮质激素，难治患者可选择氨苯砜、柳氮磺胺吡啶口服。

（5）日光性荨麻疹：可用羟氯喹口服，或结合紫外线（UVA 或 UVB）脱敏治疗，或阿法诺肽皮下注射。

（6）老年人的治疗：老年人应优先选用二代抗组胺药，以避免一代抗组胺药可能导致的中枢抑制作用和抗胆碱作用，防止由此引起的跌倒风险及青光眼、排尿困难、心律失常等不良反应。对于合并肝肾功能异常的荨麻疹患者，应在充分阅读药物使用说明书后，根据肝肾受损的严重程度合理调整抗组胺药物的种类和剂量。如依巴斯汀、氯雷他定等药物主要通过肝脏代谢，西替利嗪等药物则经由肾脏代谢，在出现肝肾功能不全时，这些药物应酌情减量或换用其他种类抗组胺药物。

8. 外用药物治疗　以对症止痒为目的，无明确治疗意义。可选择炉甘石洗剂等止痒洗剂或艾洛松等激素药膏外用。

9. 中医治疗　荨麻疹属于中医中的"瘾疹"，中医治疗荨麻疹有较长历史，部分也有较好疗效。采取中医药治疗荨麻疹需要遵循辨证施治的原则。由于目前中药治疗荨麻疹尚缺乏大规模临床研究证明其用药有效性及安全性，故采取中医药治疗时需要在中医师或中药师指导下服药，切忌自行采取中药治疗。

第三节　慢性荨麻疹健康管理

荨麻疹往往会严重影响患者的日常工作、生活质量。荨麻疹发生后，应积极寻找病因，大部分患者，尤其是慢性荨麻疹患者多与感染、自身免疫等因素相关。

一、老年皮肤系统功能特点

1. 干燥　老年人皮脂腺和汗腺的分泌功能衰退，皮脂分泌减少，导致皮肤含水量减少，角质层脱水变脆，使皮肤干燥、粗糙、脱屑、无光泽而且容易开裂。

2. **萎缩**　真皮是皮肤的主要支架，人到了老年，真皮纤维逐渐萎缩，真皮里的许多组织便失去依托，无依无靠。血管由于缺少支撑，弹性减少，脆性增加，收缩、舒张功能降低，致使皮肤特别容易出现紫癜（出血斑点）。

3. 增生 老年人在表皮萎缩的同时，面部皮肤则出现以表皮增生为主要特征的老年疣。在皮脂腺萎缩、皮脂分泌减少的同时，颧、额、鼻部可见皮脂腺增生。老年斑、老年血管瘤、老年皮赘等相继出现，且随年龄增长而增多。老年斑是由一种脂褐素物质沉积在皮下而形成的，随年龄增长而增多，多出现在皮肤的暴露部位，如面部、手背等处。老年血管瘤表现为胸、背部的小红点，初起呈鲜红色，以后变暗，无自觉症状。皮赘易生在颈部等处。由于血管硬化，管腔缩小，老年血管瘤到处显现。老年人易出现良、恶性皮肤病变，这些都是增生性病变的反应。

4. 迟钝 由于皮肤的功能降低，老年人容易受热中暑、受凉感冒。皮肤的反应性减退，易受损伤，对细菌、病毒、真菌等病原微生物的防御能力弱化。

5. 敏感 由于皮肤变薄，皮肤附属器及皮脂腺等组织功能减弱，导致皮肤容易受到外界冷、热、疼、痛等刺激。老年人对于作用于皮肤的内外刺激，反应过于强烈，易出现皮肤干燥、瘙痒、疼痛等症状。老年人的皮肤特别容易发痒，许多老年人的背部皮肤并不干燥，却瘙痒难耐，这是皮肤敏感的反应。

6. 皱纹 由于老年人表皮层细胞增殖能力下降，角质层变薄，真皮层的弹性纤维、胶原纤维以及皮下脂肪减少，导致皮肤变薄、松弛、弹性降低，产生皱纹。

二、家庭管理

注意寻找病因，可与家人一起留意、观察可疑病因。平时需保持室内清洁、通风，经常晾晒被褥，避免不良刺激。有荨麻疹病史的老年人，要特别留意保持室内外的清洁卫生，家中要少养猫、狗之类的宠物，避免吸入花粉、粉尘。喝酒、受热、情绪激动、用力等都会加重皮肤血管扩张，激发或加重荨麻疹，需要保持生活规律。橡皮手套、染发剂、加香料的肥皂和洗涤剂、化纤和羊毛服装等，对过敏体质的人或荨麻疹患者都有可能成为不良刺激，应予避免。患寒冷性荨麻疹的人尽有可能少去海水浴场，避免洗冷水浴，冬天要留意保暖。

三、日常生活管理

1. 饮食 特定饮食是荨麻疹最常见的诱发因素之一，因此作为有荨麻疹病史的患者，务必留意自己每次发病与所进食食物种类之间的关系，一旦明确引起发病的食物，以后应避免再吃。荨麻疹患者在生活中要以清淡有营养易消化的饮食为主，避免食用油煎、油炸或辛辣类的食物，此类食物较易引发体内的热性反应。患者要注意合理的饮食搭配，平时一定要多吃些粗粮，减少动物类食品的摄入，同时多食绿色蔬菜也能很好地清除我们体内的过敏原。当然，患者在患病后，保持平和的心态及良好的情绪对于对抗荨麻疹亦有非常好的效果。

2. **生活方式**　保证良好的睡眠状态有助于提升身体的免疫能力，增强对于荨麻疹的预防，并且在发病期间也有助于荨麻疹的愈合恢复。日常生活中留意并寻找可疑病因，避免食用可疑致敏食物或药物，避免接触甲醛、香水、动物毛发等可疑致敏物；荨麻疹反复发作，尤其易累及其他系统者，建议随身携带抗组胺药。

四、个人管理

1. 忌用手搔抓，当局部抓痒时，反而让局部的温度提高，使血液释放出更多的组织胺（过敏原）。

2. 避免热敷，虽然热敷可以使局部皮肤暂时获得舒缓，但其实是另一种刺激，因为热会使血管紧张，释放出更多的过敏原，例如有些人浸泡在热的温泉或是澡盆中，或是保暖过度，如包在厚重的棉被里都很有可能引发荨麻疹。

3. 慢性荨麻疹的发作和加重，与人的情绪或心理应激有一定的关系。日常生活中要注意休息，适度运动，保持健康心态，提高身体抵抗力。

五、日常病情监测

1. **观察**　风团数目、瘙痒程度，是否伴有胸闷、呼吸困难、恶心、腹痛等其他系统症状。

2. **积极治疗原有疾病**　荨麻疹既是一种独立的疾病，也有可能是某些疾病的一种皮肤表现。能产生荨麻疹的疾病较多，例如，感染性疾病包括寄生虫感染（肠蛔虫、蛲虫等）、细菌性感染（龋齿、齿槽脓肿、扁桃体炎、中耳炎、鼻窦炎等）、病毒性感染（乙型肝炎）、真菌感染（手足癣等）。另外，糖尿病、甲亢、月经紊乱，甚至体内潜在的肿瘤等，都有可能造成荨麻疹。

3. **特殊注意事项**　一旦发现可疑病因，应立即去除病因，如停止食入或接触致敏物。伴严重反应超过两次的荨麻疹患者应随身携带自注射式肾上腺素笔，一旦出现严重反应，可以立即应用。呼吸困难或喘息，感觉喉咙收紧时应立即呼叫救护车。

六、预防

1. 有明确致病原因者，去除病因即可预防荨麻疹发作。

2. 慢性荨麻疹患者应该规律使用药物控制和预防。

3. 部分无明确致病原因者，无法预防，建议携带抗过敏药物、肾上腺素笔、激素等药物避免严重后果。

4. 使用中药预防。某些中药，如首乌、枸杞、人参、黄芪、灵芝、大枣、女贞子、菟丝子、五味子、黄精、淮山药、党参等，具有抗自由基，提高免疫功能，促进代谢，调节神经系统和内分泌系统等多种功能，有明显的抗过敏效果，但需要在专业医师的指导下使用。

（赵　岩）

参 考 文 献

[1] 中华医学会皮肤性病学分会免疫学组. 中国荨麻疹诊疗指南（2018 版）[J]. 中华皮肤科杂志，2019，52（1）: 1-5.

[2] Zuberbier T, Aberer W, Asero R, et a1. The EAAC/GA^{2}LEN/EDF/WAO guideline for the definition. classification. diagnosis and management of urticaria[J]. Allergy, 2018, 73（7）: 1393-1414.

[3] Schoepke N, Asero R, Ellrich A, et al. Biomarkers and clinical characteristics of autoimmune chronic spontaneous urticaria: Results of the PURIST Study[J]. Allergy, 2019, 74（12）: 2427-2436.

[4] Kulthanan K, Subchookul C, Hunnangkul S, et al. Factors Predicting the Response to Cyclosporin Treatment in Patients With Chronic Spontaneous Urticaria: A Systematic Review[J]. Allergy Asthma Immunol Res, 2019, 11（5）: 736-755.

[5] Rauber M M, Pickert J, Holiangu L, et al. Functional and phenotypic analysis of basophils allows determining distinct subtypes in patients with chronic urticaria [J]. Allergy, 2017, 72（12）: 1904-1911.

第12章

湿　疹

第一节　湿疹基础知识

一、病例摘要

患者女，64岁，全身反复红斑、丘疹、丘疱疹，并伴有瘙痒1年。1年前患者因频繁洗手、使用酒精免洗消毒液，双手部位出现散在分布的红斑丘疹，自觉手部皮肤干燥及瘙痒，自行外用凡士林涂抹，每天2次皮损未见好转，并逐渐蔓延至四肢及前胸、背部。患者自行至药店购买药膏（具体成分不详）外用，皮疹开始出现逐渐加重趋势，双手部分丘疹发展为丘疱疹，部分丘疱疹破溃可见浆液渗出及黄色浆痂，躯干部位部分红斑丘疹融合成片，瘙痒加重影响睡眠，遂于当地医院就诊，诊断为"湿疹"。给予"氯雷他定"口服，"糠酸莫米松软膏"外用，用药初期部分丘疹及丘疱疹较前干瘪，躯干部分皮损较前消退，遗留棕褐色色素沉着，但仍有新发红斑丘疹。患者病程中无发热、关节痛、恶心、口腔溃疡等症状，体格检查：T：36.4℃，R：20次/分钟，P：76次/分钟，BP：135/84mmHg。咽喉无充血，扁桃体无肿大，四肢无明显水肿。皮肤科查体：躯干、四肢密集分布米粒至豆粒大小的红斑丘疹，皮损以躯干部为著，可见散在抓痕及点状血痂，双手部可见密集分布的红斑丘疹及丘疱疹，表面未见明显渗出湿疹，皮损呈对称分布。诊断：湿疹。

二、概述

湿疹（eczema）是一种由多因素诱发的炎症性皮肤病，临床上较为多见，常表现为红斑、丘疹、丘疱疹、水疱等，并伴有不同程度的瘙痒。湿疹的皮损呈多样性，急性期以渗出倾向为主，慢性期以浸润肥厚为主，亚急性期介于二者之间。湿疹病因较为复杂，是一种多因素合并诱导所致的一种疾病，具有易反复、易慢性迁延等特点，治疗难度大，给患者身心健康造成了很大的影响。湿疹易发于各种人群，但因老年人身体的各项机能衰退，皮肤发生萎缩，敏感性增高，对日常生活中常见的物理及化学刺激性环境或物质不耐受，故老年人较易患湿疹等皮肤疾病。近年来，老年人群湿疹患病率也呈现增高趋势。

三、流行病学

湿疹是皮肤科常见病，无种族及特定人群易感性，任何年龄均可发病，但以老年人多见，我国一般人群患病率约为 7.5%。

第二节 湿疹诊断与治疗

一、病因

（一）外在因素

湿疹的外在因素可以包括生活环境、天气气候因素、以及外界的刺激因素。比如紫外线、寒冷或炎热天气、湿热或干燥的生活环境、皮肤易出汗、过度摩擦、过度清洗、动物皮毛、化学物质、植物、日化用品、人造纤维、某些易致敏食物等，均可以刺激及诱发湿疹。

（二）内在因素

内在因素可能与患者的器质性疾病及心理精神因素相关。如慢性消化系统疾病，慢性胃肠道功能性障碍、肝功能异常、胆汁酸代谢障碍、黄疸均可以导致皮肤脂类及营养物质吸收及代谢异常，皮肤内胆盐含量升高，继而刺激神经末梢，降低皮肤耐受性，从而加重瘙痒；新陈代谢和内分泌功能的紊乱，导致血脂、血糖代谢异常，皮肤氧自由基增加，降低皮肤耐受性；精神焦虑、过度疲劳均可以加重皮肤的瘙痒，最终加重湿疹的病情；外科手术切口边缘易出现湿疹，可能与皮肤屏障受损，切口换药时的药物刺激及切口表面长期封包相关；感染因素，人体皮肤表面存在条件性致病菌，如金黄色葡萄球菌和马拉色菌，当皮肤表面环境适合它们增殖后会大量繁殖导致发病，部分浅部真菌病患者，病情进展可发生癣菌疹。

（三）危险因素

1. **血糖异常和糖尿病** 糖尿病及糖耐量异常的患者内环境长期处于高糖状态，皮肤的屏障受损，致使周围神经组织发生病变、末梢微循环发生障碍，从而引起局部皮肤的炎性反应。当湿疹合并创面感染时，高糖的环境使皮肤的修复能力下降，导致感染迁延不愈，创面愈合缓慢，加重了湿疹的病情。

2. **肾脏功能异常** 肾脏是全身重要的代谢器官，随着年龄的增加，肾脏功能处于逐渐衰退的情况，肌酐清除率相应下降。部分肾病患者，比如尿毒症或慢性肾功不全患者体内有害物质大量堆积，可以刺激皮肤从而引起皮肤炎症和瘙痒，造成患者搔抓皮疹再搔抓的恶性循环，导致皮疹增厚，常规用药效果欠佳。

3. 吸烟　有学者研究发现长期吸烟的患者，其血管的内皮结构及功能均会受到不同程度的损伤。老年人皮肤血管由于缺少支撑弹性减少，脆性增加，收缩、舒张功能降低，而吸烟导致血管的反应性降低，加重了皮肤的老化，降低皮肤的耐受性，更易患湿疹。

4. 下肢血管循环障碍　由于老年人循环代谢缓慢，其下肢血管壁斑块沉积比较常见，部分老年人常合并下肢静脉曲张，下肢血液回流不畅易造成营养障碍性溃疡，加重湿疹病情。

二、发病机制

湿疹属于第Ⅳ型变态反应，是一种由复杂的内外激发因子引起的一种迟发的变态反应，Ⅳ型变态反应是由特异性致敏效应 T 细胞介导的细胞免疫应答的一种类型。湿疹的病例机制较为复杂，近年来免疫系统失衡成为湿疹发病机制的研究热点。有学者研究发现，辅助性 T 细胞 1（Th1）和辅助性 T 细胞 2（Th2）是 T 细胞亚群之一，人体内 Th1/Th2 处于动态平衡中，当特定条件下，Th1/Th2 动态失衡时会导致皮肤出现湿疹炎症等反应。Th1 细胞可以分泌 IL-2、INF-γ、TNF-α 从而介导迟发性免疫反应，进一步促进细胞免疫；Th2 细胞可以分泌 IL-10、IL-6、IL-4 从而介导体液免疫。湿疹患者的 Th1 细胞及其亚群细胞的活性增加，细胞分泌功能亢进，而这些细胞分泌的细胞因子主导了皮肤的炎症反应，细胞因子分泌的增加调控及促进了 Th1 向 Th2 偏移，而 Th2 分泌的细胞因子又可以促进 Th1 细胞的成熟，同时促进 IL-4、IL-10 分泌增加。有学者研究发现，湿疹患者体内 IL-4、IL-10、IL-2 的分泌均有所增加，并且与湿疹的急性期密切相关。

另有学者发现，IL-17、IL-23 在湿疹的发病机制中亦起重要作用，IL-17 是 CD4＋T 细胞的一个亚型，存在于 Th1/Th2 体系之外，可以调控角质细胞的固有免疫，可以扩大炎症反应中 T 细胞的介导作用。研究表明，在急性期、泛发性的老年湿疹的病例中，IL-17 的含量明显高于慢性期的老年湿疹患者，但具体作用机制仍待进一步研究。

三、临床表现

湿疹的临床表现有多样性的特点，同一患者同一时期皮损表现可以多种多样。

（一）湿疹的分期

湿疹按皮损的表现形式可以分为三期：急性期、亚急性期和慢性期。

1. 急性湿疹　急性湿疹好发人群无明显特异性，且好发于体表的任何部位，如四肢远心端、头面部、手足、外阴、乳房等部位。常表现为皮肤密集分布红斑丘疹，部分红斑丘疹融合成斑片、斑丘疹，还可有粟粒大小的丘疱疹或小水疱，部分丘疱疹及水疱可自发或经搔抓后出现破溃，表面可见淡黄色渗液，部分结有黄色浆痂。当合并感染时可以伴发脓疱，部分脓疱破溃结淡褐色或黄棕色痂片，掀开痂片可见脓性分泌物，当感染发生于四肢末端皮肤时，常可伴有四肢部位轻度水肿，皮温增高。

2. 亚急性湿疹　亚急性湿疹发生于急性湿疹炎症减轻后或者急性湿疹未得到有效控制时。亚急性湿疹的渗出倾向不明显，主要以红斑丘疹、鳞屑、结痂为主，偶可见散在丘疱疹或小水疱，可见轻微糜烂，部分病例皮损可有浸润倾向，但是瘙痒仍较为剧烈，无明显缓解。

3. 慢性湿疹　当急性、亚急性湿疹反复发作迁延不愈、治疗不得当时可以发展为慢性湿疹，也可以初次发病即表现为慢性湿疹。慢性湿疹瘙痒剧烈，有时可呈阵发性，部分患者反映疼痛夜间加重，有些患者皮损位于关节活动部位，因长期搔抓皮损导致活动受限或形成皲裂，可能会伴有轻微疼痛感。慢性湿疹皮损特点为丘疹融合成片，皮肤增厚、表面可见鳞屑，部分皮损可有浸润感，甚至出现皮肤苔藓样变，部分可见抓痕及血痂。

急性湿疹、亚急性湿疹、慢性湿疹在病程上三者可相互转换，并且反复发作、迁延不愈。

（二）湿疹的分类

从湿疹的发病部位可以分为两大类：局限性和泛发性。

1. 局限性湿疹　局限性湿疹是指湿疹皮损发生于身体的特定部位上，便以发病的部位命名相应的湿疹。

（1）耳部湿疹：耳部湿疹一般易继发于耳道内真菌感染，常表现为耳道、外耳郭褶皱处或耳后部位对称性的弥漫红斑，部分可见糜烂及渗出，偶伴有皲裂及油腻性结痂。

（2）乳房湿疹：较常见于哺乳期的妇女，一般在哺乳期后出现双侧乳晕、乳头或乳晕周围皮肤的弥漫红斑，表面可有脱屑、糜烂及渗出，一般边界较清楚，乳房湿疹亦可单侧发病。

（3）手、足部湿疹：手部湿疹病情较为顽固，由于外界致病因素不易去除，导致病情反复不愈。手部湿疹一般好发于双手掌部、手指指端，可向手部，及腕部蔓延，表现为大小不一的片状暗红斑，手掌部、关节部位皮损可见皲裂，手背部皮损可有浸润增厚，指甲周围皮肤可见肿胀，有时甚至伴有指甲甲板的改变。湿疹发生于足部称为足部湿疹，表现形式与手部湿疹大致相同。

依据形态学特征、病史及职业接触史可将手部湿疹分为：变应性接触性皮炎（有或没有其他的刺激成分）、特应性手湿疹（有或没有其他刺激成分）、刺激性手皮炎、过度角化性内源性手湿疹、水疱性内源性手湿疹。

（4）阴囊湿疹：阴囊湿疹在老年男性患者发病率较高，阴囊部位皮肤较薄，夏季湿热刺激后阴囊部位更易出现湿疹，部分病例皮损可蔓延阴茎。阴囊湿疹常表现为阴囊皮肤褶皱加深，皮肤变厚，表面可见丘疹、鳞屑。

（5）肛周湿疹：常与局部清洁不当及潮湿刺激有关，表现为肛门周围皮肤浸润增厚，偶可见皲裂，可向会阴部位蔓延，部分病例肛周皮肤可出现炎症后色素脱失表现为肛周皮肤变白。肛周湿疹常伴有剧烈瘙痒。

（6）女阴湿疹：为老年女性常见的一种疾病，与阴道及尿道炎症感染、异常分泌物刺激有关，部分年轻女性在月经期可发病或加重，不除外与接触物质致敏有关。本病常表现为大小阴唇及周围皮肤的浸润肥厚，可伴有皲裂及肿胀，小阴唇边缘可出现炎症后色素脱失。

（7）小腿湿疹：小腿湿疹为老年湿疹患者中常见的一种类型，一般好发于小腿下 1/3 处，呈弥漫性分布的米粒至豆粒大小的红斑丘疹，部分丘疹融合成片，搔抓后出现糜烂面；部分病例可在胫前或踝部出现浸润肥厚，甚至发生溃疡。因基础疾病影响，小腿湿疹常成亚急性、慢性的表现，病程迁延不愈。

（8）感染性湿疹：曾称为传染性湿疹样皮炎，常继发于慢性细菌感染，由于病灶内的分泌物刺激导致病灶周围皮肤出现湿疹样皮损，一般表现为病灶周围皮肤弥漫暗红斑，其上及边缘可见粟粒大小丘疹、脱屑或小水疱，部分可见糜烂及渗出，边缘皮肤肿胀。

（9）眼睑皮炎：常与变应性接触性皮炎和特应性皮炎相关。过敏性结膜炎患者过度搓揉眼睑，眼部化妆品及护肤品中的一些易致敏成分，均可导致眼睑湿疹的发生。常有眼睑片状红斑及鳞屑，可伴有眼睑的红肿及肿胀。

2. **泛发性湿疹** 泛发性湿疹一般泛发或散发于全身等多个部位。

（1）自身敏感性湿疹：本病在发病前一般身体某一部位已出现湿疹样改变，而机体自身可能对自身皮肤产生的某种物质出现过敏反应从而导致全身泛发的一个过程，一般从初期皮损到泛发至全身的时间一般为 7~10 天。自身敏感性湿疹表现为全身散在出现的丘疹及丘疱疹，部分皮损可相互融合，亦可见红斑基础上出现的鳞屑。原发病灶好转后，全身继发而来的皮损亦可出现相应的减轻或消退。

（2）钱币状湿疹：一般与气候干燥、精神紧张、长期饮酒酗酒、长期直接接触日化用品、长期过度清洁、热水刺激及不正规的药物刺激有关。临床上一般表现为硬币大小的片状暗红斑，表面覆鳞屑，红斑边缘可见散在分布的大小不一的红斑及丘疹，常见于四肢、乳房及臀部等处。

（3）乏脂性湿疹：常见于老年患者，与老年人皮肤含水量降低，表面油脂分泌降低，外界环境气候干燥及自身热水过度烫洗相关。皮损常表现为弥漫大片状淡红色或暗红色斑，表面见细小裂纹，多见于老年患者胫前部皮肤。

四、实验室检查及其他检查

湿疹在实验室检查中无明显的特异性，血清嗜酸粒细胞增高、免疫球蛋白IgE数值增高较为常见，但均不能直接诊断为湿疹，仅对湿疹的症状的严重程度有一定的提示作用。近年来，皮肤镜的普及为皮肤科医师对疾病的诊断带来了福音。

1. **血常规嗜酸粒细胞增高** 嗜酸性粒细胞是人体自身免疫反应中常见的免疫细胞，嗜酸性粒细胞在经过分化后进入血液，再经过趋化作用和与内皮细胞的相互作用后，相互聚集在相应的细胞和组织中，经由机体内多种细胞因子通路的刺激而被活化，从而进一步引起促炎症效以及相应的组织损伤。嗜酸粒细胞在机体中可发挥多种效用，其血清计数的相对增高可提示多种疾病，如感染性疾病、肿瘤、过敏性疾病、结缔组织病和寄生虫病等。一般湿疹患者的嗜酸粒细胞绝对值或嗜酸粒细胞的百分比会有相应的升高或不变，但升高的数值一般波动较小，必要时需与嗜酸粒细胞增多性皮炎相鉴别。

2. **免疫球蛋白IgE升高** 大部分湿疹患者的血清IgE水平均可有不同程度的增高，但IgE的升高对湿疹诊断无明显的特异性，且IgE的数值在短期内改变并不明显，即便正规合理用药治疗，短期内IgE水平不会有所降低，遂IgE不能作为评价湿疹的严重程度及预后和治疗是否有效的监测指标。

3. **皮肤镜下改变** 湿疹在皮肤镜下无明显特异性结构，与其他皮肤疾病相鉴别的不同点在与血管模式分布的不同。湿疹常表现为亮红色或淡红色背景下灶状或者不规则散在分布的点状或线状血管，皮损表面可见少许银白色或黄色油腻性鳞屑。

五、组织病理

1. **急性湿疹** 急性湿疹病变的部位主要位于皮肤的表皮。角质层大致正常，如取材部位有破溃结痂，表皮角质层可见浆痂；表皮可见细胞间水肿、海绵形成；急性湿疹的水疱位置比较表浅，水疱一般位于棘层内或者角质层下，水疱内可见淋巴细胞、中性粒细胞分布，水疱边缘可见淋巴细胞等炎性细胞移入表皮；真皮浅层可见血管扩张，真皮胶原疏松，血管周围可见淋巴细胞浸润，偶可见嗜酸粒细胞浸润。

2. **亚急性湿疹** 亚急性期渗出倾向减少，水疱少见，倾向于慢性炎症改变。表现为角化不全，表皮增生，表皮细胞间水肿、海绵形成，偶可见棘层内水疱；真皮浅层毛细血管扩张，血管周围可见较多淋巴细胞浸润。

3. **慢性湿疹** 慢性湿疹表现为慢性炎症改变。可见角化过度伴角化不全，表皮增生肥厚，表皮突向下延长，表皮细胞间可见轻度细胞间水肿，临床上表现为皮损的浸润增厚；真皮浅层可见血管增生及毛细血管扩张，血管周围见大量淋巴细胞浸润，也可见嗜酸粒细胞浸润。

六、诊断

一般可根据患者的病史及临床表现可以明确诊断。湿疹的临床特点有多形性、对称性等特点，临床上常以红斑、丘疹、丘疱疹为主，急性期为渗出，慢性期为增生、浸润、肥厚，皮损边界模糊不清晰。湿疹的病程一般长短不均，无规律性，易反复，易迁延不愈。

湿疹的实验室检查无明显特异性，但可以用于对相关疾病的鉴别。血常规检查中嗜酸粒细胞的百分比和嗜酸粒细胞的绝对值可能正常或增高，增高时患者常伴有较剧烈的瘙痒，持续半年以上的嗜酸粒细胞绝对值增高可能提示嗜酸粒细胞增多性皮炎的可能；部分患者血清 IgE 增高，同时免疫球蛋白检查可以帮助鉴别一些先天性疾病（如选择性 IgA 缺乏症）；部分患者与长期接触致敏物质有关，过敏原检测有助于寻找可能的致敏原；斑贴试验可以帮助诊断排除是否为接触性皮炎；疥虫检查可协助排除疥疮；手足部位皮损需利用真菌检查鉴别浅部真菌病，部分患者可能由真菌感染继发而来形成的癣菌疹，真菌检查有助于湿疹的治疗；皮损创面分泌物的细菌培养可帮助诊断继发细菌感染协助湿疹的治疗；当皮损呈浸润肥厚表现时，需要警惕是否为一些免疫相关性疾病，如大疱类疾病初期，必要时应行皮肤组织病理学检查；皮肤镜可以帮助临床医师鉴别红斑鳞屑相关疾病。

七、鉴别诊断

湿疹的临床表现多样，不同时期、不同种类的湿疹需与较多疾病相鉴别。

1. **急性湿疹** 急性湿疹以红斑、丘疹、丘疱疹、水疱、脓疱为主，临床需与接触性皮炎或特应性皮炎相鉴别。接触性皮炎患者有明确致敏物质接触史，病变局限于接触部位，边界清晰，常可单侧发病，移除病因经治疗后可有效缓解。特应性皮炎有家族过敏史，病史时间较长，有特定的好发部位。

2. 慢性湿疹 慢性湿疹以浸润肥厚红斑丘疹、斑丘疹、鳞屑、苔藓样变为主，需与神经性皮炎鉴别。神经性皮炎一般单独发病，皮损呈非对称性、非多形性，以苔藓样变为主，与患者精神心理因素相关，好发于骶尾部、颈部、肘部。

3. 亚急性湿疹 亚急性湿疹皮损表现介于上述二者之间，以红斑、鳞屑为主，临床上需与脂溢性皮炎鉴别。脂溢性皮炎好发于头皮、面部等油脂分泌旺盛区域，临床上常表现为片状大小不一的红斑，表面可见黄色鳞屑，皮肤镜可以帮助鉴别诊断。

4. 泛发性湿疹 泛发性湿疹一般泛发或散于全身各个部位，可表现为红斑、斑块、丘疹、鳞屑，可与疥疮、嗜酸粒细胞增多性皮炎、红斑型天疱疮、皮肤 T 细胞淋巴瘤鉴别。疥疮为疥虫感染所致，患者一般有接触史，家人可共患病，表现为全身散在分布米粒至豆粒大小丘疹结节，呈暗红褐色，好发于阴阜、手指缝、腋下等处。嗜酸粒细胞增多性皮炎可通过实验室血常规检查判断，嗜酸粒细胞绝对值 >1.5×10^9/L，且持续半年以上方可确诊，皮损一般表现为浸润、肥厚性的片状红斑，有时可弥漫成片。红斑型天疱疮，临床上可没有水疱的发生，仅为密集分布的浸润性红斑，表面覆鳞屑，皮肤活体组织检查及直接免疫荧光、间接免疫荧光法可帮助鉴别诊断。皮肤 T 细胞淋巴瘤红斑期可在躯干、四肢部位出现片状不规则的暗红斑，表面覆少许鳞屑，可伴有不同程度的瘙痒，临床表现上有时不易区分，一般需要借助皮肤活体组织检查及免疫组织化学检查相鉴别。

5. 手足部位湿疹 手足部位湿疹需与手足癣相鉴别，手足癣好发于指缝间，呈浸渍糜烂表现，皮损边界清晰，也可伴渗出，皲裂及甲部变黄增厚。真菌镜检可协助诊断。

6. 小腿湿疹 需与瘀积性皮炎鉴别，瘀积性皮炎一般常继发于下肢静脉曲张，是一种下肢瘀血造成的皮肤炎症，常表现为红斑、渗出、糜烂，部分可伴有瘀斑及溃疡。该病病程较长，如果基础疾病治疗不及时，皮肤炎症改变无法缓解，下肢血管动静脉彩超可以协助诊断。

7. 颜面部湿疹 与激素依赖性皮炎、玫瑰痤疮、口周皮炎、单纯疱疹相鉴别。激素依赖性皮炎一般有面部长期滥用糖皮质激素药物史，表现为面部弥漫性潮红斑，可有毛细血管扩张，无明显渗出倾向，皮肤镜检查可协助鉴别诊断。玫瑰痤疮又称酒渣鼻，皮损一般表现为鼻部、双侧面颊部弥漫红斑，可见脱屑及毛囊炎性丘疹，鼻部皮肤增生肥厚。单纯疱疹为病毒感染所致，好发于口周、鼻部周围，病程较短，一般有自限性及复发性。

8. 乳房湿疹 与乳房佩吉特病（Paget disease）鉴别。后者一般单发于单侧乳头及乳晕，表现为弥漫炎性红斑，表面脱屑，可见渗出及糜烂，且经久不愈，常规脱敏治疗效果欠佳，皮肤组织病理可协助鉴别。

9. **阴囊湿疹** 与家族性良性慢性天疱疮鉴别，后者常有家族史，男性发病多见，表现为阴囊、腹股沟区、腋下的弥漫性分布的暗红斑，可伴有水疱或糜烂渗出，皮肤组织病理检查可鉴别。

八、治疗

湿疹的主要治疗目的是控制疾病的症状，缩短病程，减少复发，提高患者生活质量。治疗应从整体考虑，兼顾近期疗效和远期疗效，同时要特别注意治疗中的医疗安全。

（一）一般治疗

1. **正确健康教育** 告知患者湿疹的病因、危险因素、疾病的转归、相应的治疗手段及治疗效果以及该治疗手段可能导致的治疗不良反应。帮助并指导患者查找日常生活中的致敏物质，改变不良生活习惯（如过度烫洗、过度搔抓），指导患者正确地进行日常身体清洁及皮肤防护。

2. **避免诱发及加重因素** 详细了解患者生活环境、患者除皮肤疾病外的躯体其他基础疾病，详细了解其病史及家族史，仔细查找各种可疑病因及诱发或加重因素，以达到去除病因、治疗的目的。

3. **加强皮肤屏障保护及修护** 向患者宣教皮肤屏障修护在湿疹治疗中的重要作用，指导患者选用无刺激性外用药物，注重保湿剂的使用，合理安全使用保湿剂。

（二）局部治疗

局部外用药物治疗在湿疹的治疗中起着至关重要的作用，合理的局部治疗可以缩短疾病病程，提高患者生活质量。局部外用药物的选择应根据湿疹的分期进行选择。

1. **急性期** 有大量渗出时建议选择水剂湿敷，如 3% 硼酸溶液、0.1% 依沙吖啶溶液、0.1% 盐酸小檗碱溶液等；当有糜烂但渗出不多时，建议选用氧化锌油剂外用；当无水疱、渗出、糜烂，仅表现为红斑丘疹时，建议选用炉甘石洗剂外用，按疾病的严重程度及皮损部位考虑是否选用糖皮质激素乳膏或凝胶；当有合并感染倾向时，建议选用抗菌药膏或加有抗菌成分的糖皮质激素药膏。

2. **亚急性期** 建议外用氧化锌糊剂或者糖皮质激素的软膏或乳膏。

3. **慢性期** 建议选用含糖皮质激素的酊剂、乳剂、软膏、硬膏等，同时可联合选用保湿剂及角质松解剂，如 5%~10% 水杨酸软膏、20%~40% 尿素软膏等。

糖皮质激素制剂是湿疹治疗中的重要药物，不同程度的湿疹可相应选用不同效能的糖皮质激素药膏，但要注意使用部位及时间。轻度湿疹可选用弱效激素，如氢化可的松、地塞米松乳膏；中度湿疹可选用中效激素，如糠酸莫米松、曲安奈德、布地奈德等；重度浸润肥厚性湿疹可选用强效糖皮质激素，如卤米松等，也可使用一些含有维 A 酸成分的激素合剂药膏；儿童患者，尤其婴幼儿面部及皮肤皱褶部位因口水及皮肤屏障未发育完全原因，皮损较为严重，选用弱效或中效糖皮质激素即有效。强效糖皮质激素连续应用一般不要超过 2 周，以减少急性耐受及不良反应。

钙调磷酸酶抑制剂具有免疫抑制的作用，在湿疹的局部治疗上也有一定作用，代表药物有他克莫司软膏、吡美莫司乳膏，二者有与糖皮质激素相同的免疫抑制作用。但该制剂有一定刺激性，面部、眼睑、外阴、肛周等薄嫩部位的湿疹应选用低浓度制剂治疗。同时对于一些接触致敏因素所致的急性期湿疹，慎重选择本制剂，部分患者由于皮肤屏障受损可能无法耐受而出现烧灼感。吡美莫司乳膏较适合头面部及间擦部位湿疹的治疗。

（三）系统治疗

当湿疹全身泛发、程度较重、常规应用外用药物治疗无效时，需要局部联合系统药物治疗以缓解病情。

1. 抗组胺药物 湿疹应用抗组胺药物主要起到止痒抗炎作用，一代、二代抗组胺药物对缓解湿疹瘙痒均有一定疗效。一代抗组胺药物可有嗜睡的不良反应，具有中枢镇静作用，而二代抗组胺药物不透过血脑屏障，镇静作用较弱。临床上湿疹瘙痒加重较常见于夜间，与交感-肾上腺髓质分泌及调控关系密切，白天选用二代抗组胺药物口服联合夜间使用一代抗组胺药物，或者两种不同种类的二代抗组胺药物进行应用，但要注意特殊人群的抗组胺药物应用，如肾功衰竭的患者避免选用左西替利嗪。

2. 抗生素 金黄色葡萄球菌为表皮的条件性致病菌，部分湿疹患者糜烂破溃较严重时可以伴有细菌感染，从而使皮疹愈合欠佳，病情反复。当伴有泛发感染、全身症状严重时可经验性或药敏结果指导下应用抗生素系统治疗 7~10 天。

3. 维生素 C 和葡萄糖酸钙 二者具有一定的抗过敏作用，可降低血管通透性，当患者急性发作或是瘙痒较为剧烈时或处于妊娠期皮疹泛发严重时可系统应用。

4. 糖皮质激素 一般不推荐糖皮质激素作为湿疹的常规用药治疗，但可用于短期可以祛除病因的患者，如接触因素、药物因素引起者或自身敏感性皮炎等患者；或者对于渗出较明显、严重水肿、全身泛发性时可短期使用，但应慎重，避免造成全身不良反应或停药后反跳现象。

5. 免疫抑制剂 在老年患者的湿疹治疗中应慎重应用免疫抑制剂。因大部分免疫抑制剂会对患者肝肾功及骨髓造血功能造成一定影响，老年患者会出现生理性的肾功能减退，应用免疫抑制剂时应格外注意，需定期检测相关指标。在湿疹治疗中，一般在常规治疗无效、糖皮质激素绝对禁忌、短期应用糖皮质激素病情得到有效控制需要减量或停药时应用免疫抑制剂。

（四）物理治疗

常用的紫外线疗法有 UVA / UVB 照射、窄谱 UVB（310~315 nm）照射，一些渗出、糜烂较重的皮损可以尝试宽谱 UVB 照射或红光照射，紫外线疗法对慢性湿疹具有较好疗效。

（五）中医中药疗法

中医将湿疹分为三种证型：湿热浸淫证、脾虚湿蕴证、血虚风燥证，老年湿疹患者血虚风燥证较常见。中药可以内治也可外治，应根据病情辨证施治。中医汤药制剂常见有：龙胆泻肝汤、胃苓汤、养血定风汤等。但选用中药制剂治疗时建议正规规范用药，避免选用私人偏方，以防导致严重不良反应，如药物超敏反应综合征、肝肾损伤等。目前临床较常用的中药提取物，如复方甘草酸苷、雷公藤总甙等对某些患者有效，但应注意相应不良反应，如血压升高、水钠潴留、月经失调等问题。

第三节　湿疹健康管理

目前在环境健康模式基础上发展出一种新的医学健康模式，称为生理－心理－社会健康模式。既往的生物医学模式仅关注到了疾病的生物化学因素，而忽略了心理及社会因素对疾病的影响。湿疹作为一种多因素共同诱导下而发病的疾病，在其健康管理上更需要注重心理及社会因素对其的影响。

一、个人管理

1. **饮食习惯**　患者日常需要关注饮食种类，是否有使用某种食物后出现过敏反应，同时可于医院做过敏原检测，避免接触易致敏食物。

2. **生活习惯**　老年人因皮肤正常老化会出现皮肤干燥等问题，部分老年人可能出现夜间皮肤瘙痒，但无明显皮损出现，为缓解瘙痒症状，一些老年人采用每日清洗，或外用酒精、白醋局部擦拭。这一些系列做法均属于外界的不良刺激，应加以避免，可延长洗澡间隔时间、洗澡后外用保湿剂，避免热水反复烫洗及暴力搔抓，同时避免直接长期接触日化用品或刺激性物品。

3. **工作习惯**　一些老年患者可能仍在从事农业劳动，手部直接接触农药或在防护措失不到位的情况下接触农药，这些不良刺激均可诱发及加重湿疹，均应加以避免。

二、家庭管理

与家人共同查找生活环境中的致敏因素，例如尘螨、动物毛发、家中织物人造化纤成分等，患者及家人在家中尽量避免使用含有可以致敏物质的物品。如饮食上有过敏食物，应及时告知，家中饮食尽量避开可致敏食物。

关注老年患者的心理健康，部分老年患者因躯体疾病原因或家庭因素易出现焦虑或抑郁的情绪，家人应与患者勤沟通，鼓励患者参加体育锻炼、外出与人交往沟通以及培养个人兴趣爱好，以缓解焦虑抑郁情绪。

对于老年湿疹患者，在症状较轻时可于正规医院就诊后，居家遵医嘱按时用药治疗，家人监督并帮助患者按时用药、按时复诊。如症状较为严重时要立即就医，必要时住院系统治疗。

三、社区管理

（一）识别及减少危险因素的影响

1. **加强对湿疹对健康影响的宣教**　可以社区宣教或家庭医师在家庭回访中进行宣教，加强对正确生活习惯的宣讲，鼓励老年患者每年积极进行体检，检查有无慢性病灶或内脏器官相应疾病。

2. **宣传吸烟、酗酒危害**　吸烟、饮酒可降低血管的耐受性，是许多疾病的危险因素，鼓励老年患者减少吸烟、饮酒次数，避免危险因素，作为治疗一部分的社会支持。

3. **社区初筛伴有慢性器质性疾病的患者**　社区鼓励老年患者体检以及宣教老年患者关注自身一些躯体症状，并能做到及时就医。一些肝肾功能或消化系统、血压系统疾病患者可有瘙痒皮疹表现，社区医院在初筛发现异常且无法解决时应立即告知患者及时转至上级医院就医，以免延误病情。

（二）关注老年患者心理健康

开展适合老年人的文体活动，鼓励老年患者定期社区心理门诊就诊，如社区发现患者心理疾病有加重趋势需立即转至上级医院。

四、医院管理

1. **早期诊断和正确评估**　根据患者的病史及临床表现，选择合理的实验室检查或其他检查手段；详细询问病史，明确诊疗思路，做好鉴别诊断，尽快明确疾病及严重程度；根据患者的临床表现综合评估疾病的严重程度，正确判断患者是否可以居家遵医嘱治疗或需住院接受系统治疗。

2. **合理用药和综合管理**　对于泛发全身，合并皮肤感染、全身症状较重，长期治疗、病情反复并且有加重倾向，或合并内脏器官疾病无法居家治疗的患者，应住院接受系统治疗。

系统治疗应根据患者的分期分类及严重程度，选择合适的治疗方案。针对老年患者，慎用糖皮质激素及免疫抑制剂，如出现常规治疗效果欠佳、短期祛除病因的患者可适当考虑应用激素或免疫抑制剂。

老年患者已选择激素或免疫抑制剂治疗时，如不合并有相应内脏疾病，可逐渐减少激素用量，并嘱患者遵医嘱定期减量治疗按时门诊复诊；如合并有相应内脏疾病，合并有糖尿病、高血压患者需监测血压及血糖，如血压、血糖情况出现波动且超过患者耐受值时建议药物干预或至专科就诊调整用药。

3. **指导复诊，按时随访**　湿疹病程较长，容易复发，门诊就诊或住院治疗的患者均应做到定期复诊。急性湿疹患者应在治疗后 1 周复诊，亚急性患者在治疗后 1~2 周后复诊，慢性患者在治疗后 2~4 周复诊一次，复诊时根据患者病情及临床表现评价疗效。

（王　玉）

参 考 文 献

[1] 赵辨. 中国临床皮肤病学 [M]. 南京：江苏科学技术出版社，2009，725-731.

[2] 中华医学会皮肤性病学分会免疫学组. 湿疹诊疗指南（2011 年）[J]. 中华皮肤科杂志，2011，44（1）：5-6.

[3] Burr Sara. Assessment and management of eczema in adults in the community setting[J]. British Journal of Community Nursing, 2019, 24（3）：110-115.

[4] Tubanur Cetinarslan, Aylin Turel, Peyker temiz. Dermoscopic clues of palmoplantar hyperkeratotic eczema and palmoplantar psoriasis: A prospective, comparative study of 90 patients[J]. The Journal of Dermatology, 2020, 47（10）：1157-1165.

[5] Sue War. Eczema and dry skin in older people: identification and management[J]. Br J Community Nurs , 2005, 10（10）：453-456.

第13章

青 光 眼

第一节　青光眼基础知识

青光眼（glaucoma）是一组以视盘萎缩及凹陷、视野缺损及视力下降为共同特征的疾病，病理性眼压增高、视神经供血不足是其发病的原发危险因素，视神经对压力损害的耐受性也与青光眼的发生和发展有关。房水循环途径中任何一环发生阻碍，均可导致眼压升高而引起病理改变，但也有部分患者呈现正常眼压青光眼。青光眼是导致人类失明的三大致盲眼病之一，总人群发病率为1%，45岁以上人群发病率为2%。临床上根据病因、房角、眼压描记等情况将青光眼分为原发性、继发性和先天性三大类。

继发性青光眼是由于某些眼病或全身疾病干扰了正常的房水循环而引起的，如眼外伤所致的青光眼、新生血管性青光眼、虹膜睫状体炎继发性青光眼、糖皮质激素性青光眼等，其致病原因均较为明确。先天性青光眼是由于胚胎发育异常、房角结构先天变异所致。

一、病例摘要

女性，40岁，主诉：头痛伴恶心呕吐2周。现病史：患者约2周前无明显诱因开始出现头痛，初起时位于左侧颞部，1周后转为右侧颞部，呈紧箍样疼痛，伴恶心呕吐，呕吐呈非喷射性，呕吐物为胃内容物及胆汁，每次头痛均于凌晨3~4点发作，从睡眠中痛醒，持续约2小时后逐渐减轻至完全消失，发作时无头晕、视物旋转，无畏光、畏声，偶有耳鸣、听力下降，无胸闷、冷汗，无气促、胸痛，无腹痛、腹泻，无意识不清、四肢抽搐，无肢体偏瘫、麻木。既往史：既往体健，否认类似头痛病史。否认"高血压病、糖尿病"及其他全身性疾病史，否认重大外伤、手术史。体格检查：T：36.3℃，R：26次/分钟，P：76次/分钟，BP：115/70mmHg，呼吸平稳。眼科专业检查：vod：0.3，vos：0.2。结膜轻度充血，角膜中央混浊，前房常深，AR（−），KP（−），瞳孔圆形，约3mm大小，眼底看不清，眼压：左眼：30.55mmHg，右眼：31.65mmHg。诊断：双眼青光眼。

二、概述

病理性眼压增高是青光眼的主要危险因素。增高的眼压通过机械压迫和引起视神经缺血两种机制导致视神经损害。眼压增高持续时间愈久，视功能损害愈严重。青光眼眼压增高的原因是房水循环的动态平衡受到了破坏。少数由于房水分泌过多，但多数还是房水流出发生了障碍，如前房角狭窄甚至关闭、小梁硬化等。

眼压升高并非青光眼发病的唯一危险因素，部分患者眼压正常却发生了典型的青光眼病理改变，也有部分青光眼患者眼压虽得到控制，但视神经损害仍然进行性发展，说明还有其他一些因素与青光眼发病有关，如眼球局部解剖学变异、年龄、种族、家族史、近视眼、心血管疾病、糖尿病、血液流变学异常等。

三、流行病学

目前，青光眼是世界上第一大致盲性眼病，青光眼是一组以进行性视神经损害和视野缺损为主要特征的眼部疾病。青光眼的发病机制尚不完全清楚，但遗传因素起着关键性作用。截至 2010 年全世界青光眼患者约有 6 000 万人，到 2020 年这一数字预计将上升到约 8 000 万人，因青光眼致盲患者的人数分别为840 万和 1 120 万。

第二节　青光眼诊断与治疗

一、病因

青光眼的病因较复杂，常见有以下病因。

1. 对于青光眼患者，病理性眼压增高是其主要危险因素。增高的眼压对眼球机械压迫，也可引起视神经缺血，两种机制共同导致视神经损害。眼压增高持续时间愈久，视功能损害愈严重。

2. 病理性眼压升高并非青光眼发病的唯一危险因素，除此之外，还有其他一些因素与青光眼发病有关，如眼球局部解剖学变异、年龄、种族、家族史、近视眼、心血管疾病、糖尿病、血液流变学异常等。青光眼病因复杂，目前尚未被明确阐述，多数学者认为是多种因素共同作用的结果。

二、发病机制

青光眼患者由于房水循环不畅，导致房角狭窄，患者眼压升高，对视神经造成压迫，引起视力受损。

三、临床表现

原发性青光眼根据眼压升高时前房角的状态，分为闭角型青光眼和开角型青光眼，闭角型青光眼又根据发病急缓，分为急性闭角型青光眼和慢性闭角型青光眼。

1. 急性闭角型青光眼　急性闭角型青光眼的发生，是由于眼内房角突然狭窄或关闭，房水不能及时排出，引起房水涨满，眼压急剧升高而造成的。多发于中老年人，40 岁以上占 90%，女性发病率较高，男女比例为 1:4，来势凶猛，症状急剧，急性发病前可有一过性或反复多次的小发作，表现为突感雾视、虹视，伴额部疼痛或鼻根部酸胀。发病时前房狭窄或完全关闭，表现突然发作的剧烈眼胀、眼痛、畏光、流泪、头痛、视力锐减、眼球坚硬如石、结膜充血，伴有恶心呕吐等全身症状。急性发作后可进入视神经持续损害的慢性期，直至视神经遭到严重破坏，视力降至无光感且无法挽回的绝对期。

2. 慢性闭角型青光眼　发病年龄 30 岁以上。此型发作一般都有明显的诱因，如情绪激动、视疲劳、用眼及用脑过度、长期失眠、习惯性便秘、妇女在经期，局部全身用药不当等均可诱发，表现为眼部干涩、疲劳不适、胀痛、视物模糊或视力下降、虹视、头昏痛、失眠、血压升高，休息后可缓解。有的患者无任何症状即可失明，检查时眼压可正常、波动或稍高（20~30mmHg），眼底早期可正常，此型最易被误诊。如此反复发作，前房角一旦粘连关闭，即可形成暴发型青光眼。

早期症状有四种：①经常感觉眼睛疲劳不适；②眼睛常常酸胀，休息之后就会有所缓解；③视物模糊、近视眼或老花眼突然加深；④眼睛经常感觉干涩。

3. 原发性开角型青光眼　多发生于 40 岁以上的人，25% 的患者有家族史，绝大多数患者无明显症状，常常是疾病发展到晚期，视功能严重受损时才发觉，患者眼压虽然升高，前房角始终是开放的。

四、实验室及其他检查

（一）基本检查项目

1. 眼压　正常眼压范围在 10~21mmHg，若眼压超过 21mmHg，或双眼压差值大于 5mmHg，或 24 小时眼压差值超过 8mmHg，则为病理性眼压升高。测量眼压的方法有多种，目前公认 Goldmann 压平眼压准确性相对最好。

2. **房角** 通过房角镜检查直接观察房角的开放或关闭，从而区分开角型和闭角型青光眼。

3. **视野** 视野检查是诊治和随访青光眼治疗效果的最重要的检查之一，包括中心视野和周边视野检查。

4. **视盘** 通过检眼镜、裂隙灯前置镜或眼底照相的方法，观察"杯盘比 C/D"的大小、盘沿有无切迹、视盘有无出血、视网膜神经纤维层有无缺损等。

（二）超声生物显微镜的应用

该项技术可在无干扰自然状态下对活体人眼前段的解剖结构及生理功能进行动态和静态记录，并可做定量测量，特别对睫状体的形态、周边虹膜、后房形态及生理病理变化进行实时记录，为原发性闭角型青光眼，特别是原发性慢性闭角型青光眼的诊断治疗提供极有价值的资料。

（三）共焦激光扫描检眼镜

该机采用了低能辐射扫描技术，实时图像记录及计算机图像分析技术，通过共焦激光眼底扫描，可透过轻度混浊的屈光间质，获得高分辨率、高对比度的视网膜断层图像，能准确记录和定量分析视神经纤维分布情况、视盘的立体图像，并能同时检查视盘区域血流状态和完成局部视野、电生理检查，对青光眼的早期诊断、病情分期及预后分析均有重要价值。

（四）定量静态视野，图形视觉诱发电位

青光眼出现典型视野缺损时，视神经纤维的损失可能已达 50%。计算机自动视野计通过检测视阈值改变，为青光眼最早期诊断提供了依据，图形视觉电生理 PVEP、PE-RG 检查，在青光眼中有一定敏感性及特异性，如将上述两种检查结合起来，能显著提高青光眼的早期检出率。

五、组织病理

青光眼的病理改变主要是根据眼压的高低和高眼压持续时间长短而发生眼部组织不同程度的病理所见。角膜上皮水肿，细胞间有液体聚集形成水泡；也可出现基质后弹力层肿胀内皮细胞变性，形态不规则。前房角关闭，狭窄粘连；小梁被虹膜遮盖，内皮细胞变性肿胀、粘连、小梁增厚、硬化或被结缔组织替代，小梁网间隙狭窄消失。Schlemm 管变窄或消失，周围淋巴细胞浸润。虹膜充血水肿，然后萎缩变薄，色素上皮增生，肌纤维萎缩被纤维组织代替，血管硬化，

内皮增生，管腔闭锁，可见新生血管，并且在虹膜表面形成膜性组织。睫状体肿胀变厚，有渗出物，晚期萎缩，睫状突缩小，肌纤维消失。脉络膜小血管毛细血管闭塞，脉络膜变薄，仅存大血管。视网膜神经节细胞和神经纤维退行性变，表现细胞内空泡形成，萎缩及消失，神经纤维被结缔组织与胶质细胞所取代。视盘形成大的凹陷，筛板后曲，神经纤维解离破坏，并被巨噬细胞清除，凹陷内被增殖的胶质细胞所覆盖。晶体肿胀，出现空泡、混浊。

六、诊断

1. **急性闭角型青光眼** 根据典型病史、症状和眼部体征，诊断多无困难，房角镜检查显示房角关闭是重要诊断依据。应注意与急性虹膜睫状体炎相鉴别。

2. **慢性闭角型青光眼** 经常有眼胀头痛、视疲劳、虹视、雾视等症状，在傍晚或暗处、情绪波动时明显。检查眼压中等度升高、周边前房浅、房角为中等狭窄，眼底有典型的青光眼性视盘凹陷，伴有不同程度的青光眼性视野缺损。

3. **原发性开角型青光眼** 早期多无自觉症状，若眼科检查发现眼压增高、视盘损害、视野缺损三项中有两项以上为阳性，房角镜检查显示房角开放，即可初步做出诊断。

七、鉴别诊断

青光眼危害巨大，因误诊和漏诊而延误治疗时机的病例时常发生，错过最佳治疗时机的患者预后十分不理想，致盲概率非常高。因此，医师必须提高对青光眼重视程度，了解不同年龄阶段患者病变特点，学会鉴别易于青光眼混淆的疾病，减少误诊、漏诊发生。

婴幼儿阶段，常见的是发育性青光眼，极易导致终身视觉残疾，发育性青光眼是由于胚胎期和发育期眼球房角组织发育异常引起，青少年阶段发生的继发性青光眼主要是外伤和炎症相关性的。

中老年阶段，青光眼类型涵盖除发育性青光眼以外的所有类型，最常见的是原发性青光眼。该年龄段的继发性青光眼也分很多种，除了炎症相关性和外伤性，还常见药物相关性、血管疾病性以及晶状体相关性青光眼。药物相关性青光眼常与眼局部或全身应用糖皮质激素制剂有关，停药后大部分患者眼压可自行恢复正常。这类型青光眼可预防，高危者应尽量少用或不用糖皮质激素类药物；若使用，须加强随访，必要时加用降眼压药物。血管疾病性青光眼常见于视网膜中央静脉阻塞、糖尿病性视网膜病变等，此类型青光眼以手术治疗为主，预后较差。晶状体相关性青光眼主要是晶状体位置异常或自身物质诱导所致的青光眼。位置异常所致的主要为闭角型青光眼。自身物质诱导的青光眼又分为晶状体溶解性青光眼、晶状体残留皮质性青光眼和晶状体过敏性青光眼，第一种类型主要是白内障过熟引起，行白内障摘除后眼压多数可恢复正常；后两种类型主要见于白内障摘除手术后，由残留的晶状体囊膜和碎片引起，多需要再次手术取出残留的组织，残留组织取出后眼压可恢复正常。需要与青光眼相鉴别的疾患，青光眼引起的眼压升高常常引起其他系统的症状和体征，如头痛、恶心呕吐等，患者就诊时，医师往往误认为是其他系统的疾病而延误治疗，误认为是单纯头痛而与神经内科或心血管疾病相混淆，青光眼引起的眼压升高常常刺激支配眼球的三叉神经末梢，出现眼痛和头痛症状；另外。一些青光眼患者本身也具有偏头痛或者高血压等疾病。尤其是急性闭角性青光眼发作时，由于眼压突然升高，致使患者出现明显的眼痛和患侧头痛，反应剧烈并伴随恶心呕吐，常误以为发生急性脑血管意外，若同时伴有血压升高，则更加容易误诊。分析原因可能是：头痛为内科门诊最常见主诉之一，医师往往倾向于认为是高血压或脑血管意外引起的头痛和偏头痛，容易忽视眼部疾病引起的头痛；青光眼患者以老年人居多，多伴有高血压、高血脂、糖尿病等全身性疾病，少数患者可能已有脑卒中等病史，当出现头痛时，容易首选神经科就诊；急性青光眼发作时的头痛、恶心呕吐、眼部瞳孔散大和对光反射消失等症状体征与脑血管意外十分相似，加之应用高渗剂甘露醇可暂时降低眼压，缓解上述症状，更会诱导医师做出神经系统疾病的诊断；部分青光眼患者仅有间歇性发作的眼胀眼痛，其眼部症状不足以引起医师的重视，往往被草率地诊断为偏头痛或高血压性头痛。恶心呕吐等症状易与消化道疾病混淆，由于机体存在眼腹反射，部分患者在青光眼发作时会伴有恶心呕吐甚至腹痛等胃肠道症状，以至于被误认为是急性胃肠炎。一旦被误诊为急性胃肠炎而使用东莨菪碱类解痉药物治疗，反而会加重青光眼病情。因此当出现上述消化道症状时，医师需要详细询问并检查患者眼部。如果发现明显的视力障碍和眼部充血，须进一步行眼科检查以明确是否为青光眼。头痛或鼻部症状易与耳鼻喉科及呼吸道疾病混淆，慢性青光眼患者的间歇性头痛、鼻根部酸痛尤以傍晚时明显，类似"上颌窦炎"的表现，易被误认为是鼻窦炎。急性青光眼常因劳累、气候变化等诱发，常常伴随有发热、畏寒、鼻塞流涕等症状而被误诊为感冒或上呼吸道感染。有时患者使用的治疗感冒或鼻塞药物中有收缩血管的药物成分，可能引起瞳孔扩大，加重青光眼。患者可能直到视力严重损害时才意识到眼睛出了问题。出现上述的原因可能有：很多人不舒服时会不自觉地闭眼休息，多数未意识到视力下降，认为症状是其他疾病如感冒、偏头疼引起，误认为疾病缓解后症状便会消失；医师缺乏对青光眼不同表现的认识，易被患者的主诉和全身症状误导，以至于做出错误的判断。如何避免漏诊与误诊，临床上对于近视加深较快（每年加深100度以上）或易出现视疲劳的青少年，应高度重视，警惕青光眼的可能，并行眼科的系统检查予以排除。目前临床分科越来越细化，医师在对本专业知识不断深化的同时，须扩大知识面、开阔视野，摆脱原来的医学诊疗思维方式，应全面综合考虑与症状和体征可能有关的疾病，问诊时需要耐心询问、仔细查体，不可仅依据一两个症状或体征便轻易做出诊断处理。除了对上述情况引以为戒外，还应充分了解青光眼发生的高危因素，尤其是有青光眼家族史的人群发生青光眼的概率要高于一般人群，临床中须引起重视。

八、病情评估

目前，判断青光眼的视功能损害还缺乏充足的依据；同样，也没有依据用来判断青光眼视野缺损进展模式。通过随访观察，治疗有效的青光眼与病情稳定的青光眼的视野缺损进展模式是一样的；并且，治疗有效的青光眼，视野缺损进展率更低。青光眼视野缺损在程度上有一定的特征性改变；由此可以推断，病情稳定的青光眼视野缺损特征；如果患者有足够的随访时间，治疗有效的青光眼与病情稳定的青光眼的视野缺损进展程度是一样的。在同一个半视野里，青光眼视野缺损进展模式与视神经纤维束损伤加重的模式相一致。旁中心区一个微小的敏感度下降极有可能扩大、加深，变成鼻侧阶梯和弓形暗点。这些位点缺损逐渐加深，并向中心、周边扩展，与生理盲点连接，形成弓形暗区；发展到终末阶段，只有中心视野、管状视野和颞侧视岛残留；甚至，最终连这些残留的区域也消失了。这是目前广为接受的青光眼视野缺损的进展模式。大多数青光眼视野缺损进展呈现出直线型逐渐减低的特征；尽管不是所有青光眼视野缺损都呈现出这种简单方式；伴随青光眼的视野缺损，生理性、年龄相关性的神经纤维缺损也在发生，两者会叠加在一起。如果把年龄对正常视野的影响考虑进去，将使青光眼视野缺损进展模式的研究变得更复杂。青光眼视野缺损进展的自然历程必须有长期、大量的视野检测结果作为基线来进行判断；目前正在进行的长期多中心临床研究结果可以提供有力的支持。

九、并发症

1. **视神经萎缩** 视觉神经萎缩，比较通俗的解释就是视力下降，视野逐渐缩小，严重的直到失明，这是得了青光眼之后最常见，同时也是最为严重的并发症，这是每一个青光眼不可避免的结局。

2. **血管神经性头痛、高血压、心脑血管病变** 血管神经性头痛、高血压、心脑血管病变这些症状很多时候其实也是青光眼的一些隐性表现，只是因为这些病症表现出来的症状掩盖了青光眼的发病，常常会被误诊为是以上的这些疾病发作，所以没有得到重视，如得不到及时正确诊治有生命危险。

3. **白内障**　白内障可以说是医学上跟青光眼关系最为密切的疾病了，因为青光眼的发作可以直接并发白内障，而白内障在发病过程中又可继发青光眼。

4. **视网膜脱离**　目前医学上青光眼手术后最常见的并发症就是视网膜的脱离，因为青光眼手术会导致眼压快速的下降，失去对视网膜的支撑作用而导致视网膜脱离，表现为视野突然缺损或全盲。

5. **炎症感染**　术后如炎症未能得到有效控制，导致眼内感染，轻者手术失败，重者继发葡萄膜炎需摘除眼球，防止炎症全身扩散。

6. **恶性青光眼**　术后眼压反而急剧升高，摘除眼球才能解除痛苦。

7. **手术创伤**　眼内结构非常微细，稍有不慎重即可破坏损伤，且不易被发现，这也是青光眼手术失败的重要原因之一。

十、治疗

（一）治疗原则

青光眼是我国主要致盲原因之一，而且青光眼引起的视功能损伤是不可逆的，后果极为严重。一般来说青光眼是不能预防的，但早期发现、合理治疗，绝大多数患者可终生保持有用的视功能。因此，青光眼的防盲必须强调早期发现、早期诊断和早期治疗。治疗目的主要是降低眼压，减少眼组织损害，保护视功能。

（二）治疗措施

1. **急性闭角型青光眼**　急性发作时要局部频滴缩瞳剂，同时联合应用 β-肾上腺能受体阻滞剂波滴眼液，口服碳酸酐酶抑制剂等以迅速降低眼压。待眼压降低，炎症反应控制后进一步考虑做激光切除或其他抗青光眼手术。

2. **慢性闭角型青光眼**　初期可用缩瞳剂或 β-肾上腺能受体阻滞剂局部治疗，若药物不能控制眼压或已有明显视神经损害者，需做滤过手术治疗。

3. **原发性开角型青光眼**　可先试用药物治疗，局部滴用 1~2 种眼药控制眼压在安全水平，并定期复查。药物治疗不理想可用激光治疗，或做滤过手术，目前最常用的滤过手术是小梁切除术。

4. **先天性青光眼**　婴幼儿型以手术治疗为主，可通过房角切开术、小梁切开术治疗；青少年型早期可与开角青光眼相同，药物治疗不能控制时，可做小梁切开或小梁切除术。

5. **继发性青光眼**　治疗原发病同时，进行降眼压治疗，若眼压控制不满意，可针对继发原因做相应的抗青光眼手术治疗。

第三节　青光眼健康管理

青光眼是一组常见的严重致盲性眼病，通常以眼压异常升高、视神经永久性损害和视野永久性丧失为特征。我国大约有 900 多万人患有青光眼，其中，超过半数的青光眼患者一眼或双眼失明。由于青光眼造成的视功能损害是不可恢复的，因此，早期发现、早期治疗，对于避免青光眼导致的失明非常重要。开展青光眼的预防和护理，需要注意的问题如下。

1. 积极开展防盲宣传，使群众了解青光眼的主要症状及其危害性，一旦发生青光眼，能够主动与医师配合并按医嘱用药。

2. 应把青光眼的普查工作作为重点,对40岁以上,特别是有青光眼家族史者,应做眼压、视野及眼底检查,对已确诊或疑有青光眼者,应建立病案卡,定期复查。

3. 对中年以上，经常在傍晚出现眼胀、头痛、虹视等自觉症状者，应考虑患青光眼的可能。一旦确诊为临床前期青光眼，必须尽早做预防性手术，以防急性发作。做好心理护理，解除患者精神上的紧张和焦虑，安定情绪，树立信心，配合医师的治疗。

4. 嘱患者生活要有规律，心情舒畅，劳逸结合，避免阅读时间过长或暗室工作过久。衣领不宜过紧，睡眠时枕头应适当垫高。饮食要易于消化，不宜一次大量饮水，禁止吃刺激性食物，保持大便通畅。

5. 青光眼患者通常禁忌使用散瞳剂。应嘱患者用药谨慎，一旦误用，立即报告医师采取相应措施。注意观察用药反应，某些年老体弱者因连续多次滴用缩瞳剂，偶可出现眩晕、多汗等毛果芸香碱中毒反应，应嘱其注意保暖，及时擦汗更衣，防止受凉，并报告医师。为减少毒性症状的发生，嘱其滴药后要压迫泪囊区 2~3 分钟，以减少毛果芸香碱的吸收。

6.青光眼患者的膳食保健

（1）青光眼以眼内压升高为主征，可引起剧烈的眼痛、头痛、眼球胀硬、视力模糊、眼部充血、瞳孔散大等症状，病情严重时，可致盲。不少青光眼发病原因不明，而诱因很多，如精神因素、光线以及饮食因素等都有可能激发眼压升高而导致本病的发作，所以平日注意生活起居与饮食，对预防本病的发生与发作有一定意义。

（2）食物治疗青光眼的效果以蜂蜜最为明显，急性青光眼患者服蜂蜜100mL，症状可以缓解。甘油也有同样疗效，一次口服 100mL，能使眼压迅速下降，对慢性患者，眼压持续偏高者，也可用 50% 蜂蜜或甘油，1 天 3 次，每次口服 50mL，蜂蜜与甘油属于高渗剂，服后能使血液渗透压增高，以吸收眼内水分，降低眼压。

（3）青光眼患者伴有便秘症状的，平时还要多吃蔬菜，蔬菜中含有大量纤维素，能促进肠蠕动；同时也可多吃植物油如麻油、菜油等来改善肠的润滑度；香蕉也有同样的效果。

（4）中医惯用利水药治疗青光眼，因为青光眼眼压高是由于眼内积聚过多的水分，用利水药物可以增加房水流量，减少房水潴留。因此青光眼患者在平时可服食一些有利水作用的赤豆、金针菜、米仁、西瓜、丝瓜等。

（5）西医多用维生素 E、维生素 B_1、维生素 B_{12} 等药物治疗青光眼。麦芽、蛋黄、植物油、黄豆、花生、莴笋、绿叶菜等食物富含维生素 E；粗粮、豆类、内脏、瘦猪肉等富含维生素 B_1；动物肝及绿叶菜等含有维生素 B_{12}，都可以适当多吃一些。

7. 青光眼患者的生活保健

（1）生活要有规律。按时起床，不要过于劳累，应保持心情舒畅。喜怒、暴躁、生气常是青光眼最常见的诱因。

（2）要严禁暴饮暴食。短时间内摄入大量的液体会使青光眼患者眼压突然升高。

（3）日常生活中应做到"三忌"，忌酒、忌烟、忌饮浓茶。

8. 青光眼患者如何自我保健

（1）首先心理上要正视这一疾病。有些患者得知患青光眼后非常恐惧，对治疗缺乏信心，不积极配合治疗。其实青光眼绝不是不可治疗，绝大多数青光眼通过药物及手术可得到有效控制，长久保持良好视力，只有少数病例控制不良，但也可以通过治疗延长有用视力。青光眼患者不应悲观，要保持良好的心情，抑郁和暴怒是青光眼的诱发因素。

（2）治疗上应按照医嘱用药和定期随访，不可自己变更用药剂量。闭角型青光眼发作前，常有一些先兆，如视疲劳、眼胀、虹视和眉棱胀痛，特别在情绪波动和昏暗环境下容易出现，出现这些现象时应及时到医院就诊，以便早期诊断和治疗，预防急性发作，这一点对单眼发病的青光眼患者尤为重要。青光眼患者最好能逐步学会自测眼压，当觉得高眼压可疑时，及时看医师，以便调整治疗方案，使高眼压得到控制。青光眼滤过手术后，手指按摩眼球有利于保持引流口通畅，但这要先经医师指导方可进行。

（3）青光眼性视神经损害除与高眼压密切相关外，还有一些其他相关因素，如低血压、糖尿病、血流变学异常等，积极治疗这些疾病，有利于保护视功能。此外，应注意一些抗青光眼药物的副作用。如噻吗心安可使心率减慢，还可引起支气管平滑肌收缩，有心动过缓、支气管哮喘和呼吸道阻塞性疾病者最好不用，必须用时应预防副作用的出现。乙酰唑胺有输尿管结石患者慎用，磺胺过敏者禁用，该药有排钾作用，服药应同时补钾。高渗剂在心血管系统、肾功能不良时勿用，糖尿病患者禁用甘油。总之应在用药前向医师说明全身疾病，以便医师选择用药。

（4）不要在光线暗的环境下较长时间看电影、电视。

（5）阅读或其他近距离娱乐及工作时间过长都可诱发青光眼发作。

（6）平时穿衣尽可能选择宽松的衣物，睡眠时枕头垫高，不要长时间低头以防头部充血、上腔静脉压增高而致眼压升高。

（7）老年人患有心肺疾患时，应注意常用的氨茶碱、异山梨酯、安定等药物都是青光眼的禁忌药，老年人一定要在医师的指导下用药。

（8）40岁以上的患者，做眼科散瞳检查时或使用阿托品类药物时，特别注意青光眼存在的可能，明确诊断的青光眼应视为禁忌。

（孟庆丰）

参 考 文 献

[1] Quigley H A, Broman A. T. The number of people with glaucoma worldwide in 2010 and 2020[J]. Br J Ophthalmol, 2006, 90（3）: 262-267.

[2] Kasahara N, Caixeta-Umbelino C, Paolera M D, et al. Myocilin mt.1 gene promoter single nucleotide polymorphism（-1000C>G）in Brazilian patients with primary open angle glaucoma[J]. Ophthalmic Genet, 2011, 32（1）: 18-23.

[3] Rao K N, Nagireddy S, Chakrabarti S. Complex genetic mechanisms in glaucoma: an overview[J]. Indian J Ophthalmol, 2011, 59 Suppl: S31-42.

[4] Kanagavalli J, Pandaranayaka P J, Krishnadas SR, et al. In vitro and in vivo study on the secretion of the Gly 367 Arg mutant myocilin protein[J]. Mol Vis, 2007, 13: 1161-1168.

[5] Rezaie T, Child A, Hitchings R, et al. Adult-onset primary open-angle glaucoma caused by mutations in optineurin[J]. Science, 2002, 295（5557）: 1077-1079.

第14章

腰椎间盘突出症

第一节　腰椎间盘突出症基础知识

一、病例摘要

患者，男，62 岁，腰疼伴右下肢放射痛 1 年，加重 3 天。患者于 1 年前劳动后出现腰疼伴右下肢放射痛，曾行休息、口服中药治疗，症状渐减轻。3 天前劳动会出现腰疼伴右下肢放射痛明显加重，行走困难，口服镇痛药后略有减轻。体检：T：36.6℃，R：22 次 / 分钟，P：80 次 / 分钟，BP：135/80mmHg，心肺未见异常。右足部感觉减退，腰椎压痛阳性，腰椎叩击痛阳性，右下肢直腿抬高试验阳性，加强试验阳性，膝腱反射减退。踝关节活动肌力下降。CT 片回报：腰椎间盘可见突出，偏向右侧，明显压迫神经根。诊断：腰椎间盘突出症。

二、概述

腰椎间盘突出症是在腰椎间盘突出的病理基础上，由突出的椎间盘组织刺激和（或）压迫神经根、马尾神经所导致的临床综合征，表现为腰痛、下肢放射痛、下肢麻木、下肢无力、大小便功能障碍等。

三、腰椎间盘突出症的自然病程

关于腰椎间盘突出症自然病程的研究目前多限于影像学及临床随访。大部分证据表明突出的椎间盘随时间推移通常会出现不同程度的萎缩，患者临床功能得到改善，但多见于非包容性椎间盘突出；也有相关证据表明腰椎间盘突出症状的改善与突出椎间盘的体积、椎间盘退变的变化无关，其具体机制尚不明确。

四、腰椎间盘突出症的临床特点

腰椎间盘突出症发病年龄的高峰期为 40 岁左右，之后逐渐下降；老年腰椎间盘突出症发病率低于年轻患者。老年患者中 $L_{4/5}$ 节段腰椎间盘突出症发生率高于年轻患者；L_5S_1 节段腰椎间盘突出症发生率低于年轻患者。老年腰椎间盘突出症更容易累及高位节段（$L_{1/2}$、$L_{2/3}$、$L_{3/4}$），随年龄增长，突出节段分布呈现由尾端向头端逐渐进展的特点，且容易发生在尾端退变较轻的节段。老年腰椎间盘突出症常合并多节段椎间盘突出、腰椎管狭窄，更容易发生极外侧椎间盘突出，而且极外侧椎间盘突出在高位节段更明显。老年腰椎间盘突出症患者吸烟比例低。老年腰椎间盘突出症患者合并症多，美国麻醉医师协会（American society of anesthesiologists，ASA）分级更高。

五、老年腰椎系统功能特点

随着年龄的不断增长，机体的腰椎系统必然发生衰老和退化，表现为骨质疏松，肌肉松弛，腰椎间关节僵硬，腰椎屈伸不便，腰椎间盘退变，应激能力减退等衰老现象。

1. **腰椎骨骼**　老年人腰椎骨骼的变化，一是骨钙出现负平衡，故骨骼开始萎缩，骨皮质变薄，骨小梁变细，数量减少，出现骨质疏松。钙的负平衡现象是从中年以后开始的。据统计，在 50~80 岁之间，每增加 10 岁，男性骨皮质厚度减少 5%，女性减少 7%。二是老年人腰椎骨骼内的成分也发生了变化，骨内的有机质如胶原、黏蛋白等减少，无机盐如碳酸钙、磷酸钙、硫酸钙等增多。青年人的骨骼中无机盐含量占 50%，中年人为 66%，而老年人则达 80%。无机盐含量越多，骨的弹性和韧性也越差，骨质疏松，脆性增加，容易骨折。三是老年人的椎间盘也收缩变薄，背呈弓状。身材变矮，称为老缩。男性老人平均缩短身长的 2.25%，而女性老人为 2.5%。

2. **腰椎间关节**　老年人腰椎间关节的变化，主要是老化，滑膜萎缩，分泌滑液减少；关节软骨变薄，弹性降低，增生而骨化；关节囊及周围软组织老化，易引起疼痛及功能障碍，形成慢性老年性关节炎。

3. **腰部肌肉**　老年人腰椎肌肉的变化主要表现是肌肉在体重中所占的比例逐渐降低。如 30 岁的人，肌肉重量占体重的 43%，而 60 岁以上老年人，仅占体重的 25%。医学家研究后认为，脊髓前角运动神经元营养障碍，近侧轴索的轴浆停止流动，是造成老年人肌肉萎缩的重要原因。也有人认为，人从 30 岁起，肌肉的功能开始下降，男性较女性更为显著。女性在 70~80 岁时，肌肉的强韧度减弱 30%，而同龄男性则减弱 58%。55 岁的人，其肌力是 16~45 岁的人握力平均值的 86%，65 岁则为 80%。老年人神经、肌肉的兴奋性降低，绝对或相对不应期延长，神经传导速度减慢，肌肉的工作能力下降，必须经过较长的发动时间，才能达到其最高能力。

4. **腰椎间盘**　随年龄增长，腰椎椎间盘退变逐渐加重，椎间盘膨出、纤维环裂隙、椎间盘突出发生率逐渐增加；与老年男性随年龄的增长、退变逐渐加重不同，女性在绝经后，腰椎椎间盘退变更快；腰椎间盘的退变程度与腰椎间盘突出的发生率呈明显相关性；无症状的椎间盘退变包括椎间盘突出的发生率随年龄增长而逐渐增加。

老年人的腰椎退变对于老年人的健康影响很大。通过参加各种简单劳动和生活活动，坚持适当锻炼，选择适合自己身体特点的运动方式、生活方式、饮食习惯，进行有效的健康管理，使多数老年人能够保持动作自如，生活自理。

第二节　腰椎间盘突出症诊断与治疗

一、病因

1. **腰椎间盘的退行性改变**　髓核的退变主要表现为含水量的降低，并可因失水引起椎节失稳、松动等小范围的病理改变；纤维环的退变主要表现为坚韧程度的降低。

2. **损伤**　长期反复的外力造成轻微损害，加重了退变的程度。

3. **椎间盘自身解剖因素的弱点**　椎间盘在成年之后逐渐缺乏血液循环，修复能力差。在上述因素作用的基础上，某种可导致椎间盘所承受压力突然升高的诱发因素，即可能使弹性较差的髓核穿过已变得不太坚韧的纤维环，造成髓核突出。

4. **遗传因素**　腰椎间盘突出症有家族性发病的报道。

5. **腰骶先天异常**　包括腰椎骶化、骶椎腰化、半椎体畸形、关节突关节畸形和关节突不对称等。上述因素可使下腰椎承受的应力发生改变，从而构成椎间盘内压升高和易发生退变和损伤。

6. **诱发因素**　在椎间盘退行性变的基础上，某种可诱发椎间隙压力突然升高的因素可致髓核突出。常见的诱发因素有增加腹压、姿势不正、突然负重、妊娠、受寒和受潮等。

二、分型

从病理变化及 CT、MRI 表现，结合治疗方法可作以下分型。

1. **膨隆型**　纤维环部分破裂，而表层尚完整，此时髓核因压力而向椎管内局限性隆起，但表面光滑。这一类型经保守治疗大多可缓解或治愈。

2. **突出型**　纤维环完全破裂，髓核突向椎管，仅有后纵韧带或一层纤维膜覆盖，表面高低不平或呈菜花状，常需手术治疗。

3. 脱垂游离型 破裂突出的椎间盘组织或碎块脱入椎管内或完全游离。此型不单可引起神经根症状，还容易导致马尾神经症状，非手术治疗往往无效。

4. Schmorl 结节 髓核经上下终板软骨的裂隙进入椎体松质骨内，一般仅有腰痛，无神经根症状，多不需要手术治疗。

三、症状

基于患者年龄和病程、突出椎间盘的位置和大小、对神经的压迫及神经的炎症反应程度不同，腰椎间盘突出症常见的症状有如下几种。

（1）放射性神经根性痛；

（2）受累神经根支配的肌肉无力和（或）神经支配区感觉异常；

（3）可伴有急性或慢性腰背部疼痛，腰部活动受限或代偿性侧凸；

（4）儿童及青少年腰椎间盘突出症患者常表现为腘绳肌紧张；

（5）马尾综合征。

老年腰椎间盘突出症症状不典型，常合并间歇性跛行，更容易出现马尾综合征；随年龄增加，行走功能受限的发生率逐渐增加，老年腰椎间盘突出症的症状逐步向腰椎管狭窄症过渡。

老年腰椎间盘突出症患者症状更重，术前卧床甚至致残的比例较年轻患者；通过腰痛和腿痛的视觉模拟评分（visual analogue scale，VAS）、SF-36 评分（the short form 36 health survey）、Oswestry 功能障碍指数（Oswestry disability index，ODI）等进行评估，腰椎间盘突出症对老年患者生活质量和功能的影响更明显；老年功能依赖发生率更高，出院后更需要院外护理，老年女性更明显。

老年腰椎间盘突出症患者腰痛和坐骨神经痛的严重程度与患者文化水平、生活方式、全身合并疾病、自身健康评估状况有关。

四、体征

（1）受累神经根支配的运动和（或）感觉障碍，腱反射减弱。

（2）神经牵拉试验阳性，主要包括股神经牵拉试验、直腿抬高试验、对侧直腿抬高试验、Lasègue 征和对侧 Lasègue 征。

（3）腰椎局部压痛，腰部活动受限，椎旁肌紧张或痉挛。

（4）马尾综合征可出现会阴部感觉障碍，肛门括约肌无力及松弛。

老年腰椎间盘突出症中神经根牵拉试验阳性发生率低；严重受限的神经根牵拉试验（<30°）阳性发生率随年龄增加逐渐降低。在老年腰椎间盘突出症中，跟腱反射减弱在老年腰椎间盘突出症中的诊断价值低；足背身肌力下降在诊断老年 $L_{4/5}$ 椎间盘突出症中的准确性更高；老年腰椎间盘突出症患者中没有神经损

伤体征的发生率低于年轻患者，但在 $L_{4/5}$ 节段高于年轻患者。

五、辅助检查

1. **X 线**　X 线片在判断脊柱骨结构及序列变化上较其他影像学方法有诸多优势，提示椎间盘突出方面的间接征象有局部不稳、椎间隙变窄、代偿性侧凸、牵张性骨赘等，但不能直接显示腰椎间盘突出，因此无直接诊断意义，不能作为诊断腰椎间盘突出症的方法。

X 线主要用于观察腰椎骨结构及序列变化；脊髓造影和椎间盘造影、选择性神经根阻滞在影像学与症状体征不符时责任节段的确定、腰椎手术失败后治疗计划的制订等方面具有一定优势；神经电生理检查可以在影像学证据的基础上进一步证实神经根损害的存在。老年腰椎间盘突出症患者中脊髓造影假阳性率更高；影像学检查椎间盘退变程度更重，常合并椎管狭窄、终板硬化。

2. **CT**　CT 及三维重建方法可提高腰椎间盘突出症的检出率。CT 较 X 线片可以更好地观察骨性结构，但对神经、椎间盘等软组织的分辨率较差，较难分辨椎间盘与神经根的关系。

3. **MRI**　MRI 为腰椎间盘突出症首选的影像学检查手段。与 CT 相比具有以下优势：无放射性损害、可评估椎间盘退变情况、更好地观察突出椎间盘与神经根的关系，但对骨性结构压迫的分辨能力较低。

4. **脊髓造影、椎间盘造影**　对体内有特殊金属内植物（如心脏起搏器）无法行 MRI 检查的患者，可行脊髓造影、CT 脊髓造影（computer tomography myelography，CTM）间接观察神经受压。脊髓造影、CTM 对有腰椎手术史的患者更有优势。在诊断腰椎椎间盘源性腰痛、症状体征与影像学不符合的病例以及腰椎间盘突出症再手术的术前计划制订时，可行椎间盘造影、CT 椎间盘造影（computer tomography discography，CTD）辅助诊断和手术策略制订。

5. **选择性神经根造影或神经根阻滞**　选择性神经根造影、神经根阻滞可用于诊断及治疗的目的。在诊断方面常用于以下情况：不典型的坐骨神经痛、影像学与症状体征不相符、多节段椎间盘突出明确责任间隙、腰椎术后疼痛综合征治疗计划的制订等。

6. **神经电生理检查**　神经电生理检查时腰椎间盘突出症的诊断具有实用价值，可以在影像学证据的基础上进一步证实神经根损害的存在。可以辅助诊断 S_1 神经根受压的腰椎间盘突出症；肌电图的神经传导和 F 波检查在腰椎间盘突出症的诊断中价值有限。体感诱发电位可作为辅助手段诊断神经根受压，但是不能独立诊断腰椎间盘突出症及神经根受压的节段。目前运动诱发电位在腰椎间盘突出症诊断中的价值尚不明确。

六、腰椎间盘突出症的诊断标准

老年腰椎间盘突出症是在老年人群中（≥60岁），在腰椎间盘突出的病理基础上，由突出的椎间盘组织刺激和（或）压迫神经根、马尾神经所导致的临床综合征，表现为腰痛、下肢放射痛、下肢麻木、下肢无力、大小便功能障碍等。

在诊断中必须明确腰椎间盘突出与腰椎间盘突出症的区别。腰椎间盘突出为形态学或影像学定义，指髓核、纤维环或终板组织超越了相邻椎体边缘造成的椎间盘局部外形异常。仅凭 MRI 或 CT 即可诊断，不作为临床疾病诊断。而腰椎间盘突出症为临床诊断名词，是在腰椎间盘退变、损伤的病理基础上发生椎间盘局限性突出，刺激和（或）压迫神经根、马尾而表现出腰痛、神经根性疼痛、下肢麻木无力、大小便功能障碍等；患者具有腰椎间盘突出症相应的病史、症状、体征及影像学表现，且影像学与神经定位相符，可诊断为腰椎间盘突出症。

七、腰椎间盘突出症的非手术治疗

腰椎间盘突出症有良性的自然病程，大部分腰椎间盘突出症的患者经保守治疗症状均能得到改善。因此，非手术治疗应作为不伴有显著神经损害的腰椎间盘突出症患者的首选治疗方法。突出的椎间盘随时间推移通常会出现不同程度的萎缩，临床功能得到改善。非手术治疗的成功率约为 80%~90%，但临床症状复发率达 25%。

1. **非手术治疗的时间** 文献报道多数腰椎间盘突出症患者的症状经保守治疗 6~12 周得到改善。因此，对无显著神经损害的病例，一般推荐保守治疗的时间为 6~12 周。

2. **非手术治疗方法**

（1）卧床休息：卧床休息一直被认为是腰椎间盘突出症保守治疗最重要的方式之一。但越来越多的循证医学证据表明，与正常的日常活动相比卧床休息并不能降低患者的疼痛程度及促进患者功能恢复。对疼痛严重需卧床休息的患者，应尽量缩短卧床时间，且在症状缓解后鼓励其尽早恢复适度的正常活动，同时需注意日常活动姿势，避免扭转、屈曲及过量负重。

（2）药物治疗：非甾体抗炎药（nonsteroidal anti-inflammatorydrugs, NSAIDs）：是治疗腰背痛的一线药物。NSAIDs 可缓解慢性腰痛并改善功能状态，但对坐骨神经痛的改善效果并不明确，不同种类 NSAIDs 之间效果也未发现明显差异。阿片类止痛药：在减轻腰痛方面短期有益。在坐骨神经痛患者的症状改善和功能恢复方面，阿片类药物的效果仍不明确，同时应关注药物长期使用的不良反应及药物依赖。糖皮质激素：全身应用可短期缓解疼痛，但缺乏长期随访的数据；考虑到激素全身使用带来的不良反应，不推荐长期使用。肌肉松弛剂：可用于急性期和亚急性期腰痛患者的药物治疗。但在治疗坐骨神经痛方面，是否选用肌肉松弛剂缺乏相关研究。抗抑郁药：抗抑郁药对慢性腰背痛和坐骨神经痛有一定疗效，但目前相关的高证据级别研究较少。其他药物：目前尚没有足够的证据支持麻醉镇静药、抗惊厥药等对腰椎间盘突出症患者的疗效。

（3）运动疗法：包括核心肌群肌力训练、特异性训练、腰痛学校等。应在康复医学专业人员的指导下进行针对性、个体化的运动治疗。运动疗法可在短期内缓解坐骨神经痛，但疼痛减轻幅度较小，长期随访患者在减轻疼痛或残疾方面没有明显获益。

（4）硬膜外注射：硬膜外糖皮质激素注射（epidural steroid injec-tion，ESI）可用于腰椎间盘突出症的诊断和治疗。对根性症状明显的腰椎间盘突出症患者，ESI短期内可改善症状，但长期作用并不显著。

（5）腰椎牵引：腰椎牵引是治疗腰椎间盘突出症的传统手段，但目前牵引治疗对缓解腰背痛和坐骨神经痛的价值缺乏高质量的循证医学证据支持。牵引治疗应在康复科专业医师的指导下进行，避免大重量、长时间牵引。

（6）手法治疗：手法治疗可改善腰背部疼痛和功能状态。对没有手术指征的轻中度腰骶神经痛患者可改善腰椎间盘突出所致的根性症状，但应注意手法治疗有加重腰椎间盘突出的风险。

（7）其他：热敷、针灸、按摩、中药等对缓解腰椎间盘突出症的症状均有一定的效果，但相关文献随访时间较短，且实验设计有局限。

八、手术治疗

与非手术治疗相比，手术治疗通常能更快及更大程度地改善症状。手术治疗方式是安全的，并发症的发生率也较低，但手术不能改善患者恢复工作的比例。

（一）手术适应证

手术适应证包括：

（1）腰椎间盘突出症病史超过6~12周，经系统非手术治疗无效；或非手术治疗过程中症状加重或反复发作。

（2）腰椎间盘突出症疼痛剧烈，或患者处于强迫体位，影响工作或生活。

（3）腰椎间盘突出症出现单根神经麻痹或马尾神经麻痹，表现为肌肉瘫痪或出现直肠、膀胱症状。

（4）腰椎间盘突出症合并其他原因所致的腰椎管狭窄。

（二）手术方式

腰椎间盘突出症的术式可分为四类：开放性手术、微创手术、腰椎融合术、腰椎人工椎间盘置换术。

1. **开放性手术** 后路腰椎突出椎间盘组织摘除术：后路腰椎突出椎间盘组织摘除术应遵循椎板有限切除的原则，尽量减少对脊柱稳定性的破坏。手术中短期疗效优良率90%左右，长期随访（＞10年）的优良率为60%~80%。腹膜后入路椎间盘切除术：腹膜后入路椎间盘切除术能够保留脊柱后方结构的完整性，但间接减压的理念使其不利于处理非包容型椎间盘突出，同时需联合融合技术。单独针对腹膜后入路处理腰椎间盘突出症的相关研究较少，但对椎间盘突出复发的患者腹膜后入路椎间盘切除术也是一种选择。

2. **微创手术** 经皮穿刺介入手术：经皮穿刺介入手术主要包括经皮椎间盘切吸术、经皮椎间盘激光消融术、经皮椎间盘臭氧消融术及射频消融纤维环成形术等。其工作原理是减少椎间盘内压，间接减轻神经根压迫。对椎间盘内压增高型的椎间盘突出有一定的疗效，不适用于游离或明显移位的椎间盘突出，需严格掌握手术适应证。

显微腰椎间盘摘除术：相对于开放手术，显微腰椎间盘摘除术（包括通道辅助下的显微腰椎间盘切除术）同样安全、有效，可作为腰椎间盘突出症手术治疗的有效方式。

显微内镜腰椎间盘摘除术（micro-endoscopicdiscectomy，MED）：显微内镜腰椎间盘摘除术是开放手术向微创手术的过渡。尽管其手术操作技术有较陡峭的学习曲线，但安全性和有效性与开放手术相当，在住院天数、出血量、早期恢复工作等方面优于开放手术，可作为开放手术的替代方案。

经皮内镜腰椎间盘摘除术：经皮内镜腰椎间盘摘除术是治疗腰椎间盘突出症的安全、有效的微创式式，与开放手术、显微或显微内镜腰椎间盘摘除术的效果相同，而经皮内镜腰椎间盘摘除术更加微创化，创伤更小、恢复更快。

3. **腰椎融合术** 腰椎融合术不作为腰椎间盘突出症首选的手术方案，但以下情况可选择腰椎融合术：腰椎间盘突出症伴明显的慢性轴性腰背痛；巨大椎间盘突出、腰椎不稳；复发性腰椎间盘突出，尤其是合并畸形、腰椎不稳或慢性腰背痛的情况。

4. **腰椎人工椎间盘置换术** 腰椎人工椎间盘置换术主要用于腰椎椎间盘源性腰痛，包括包容型腰椎间盘突出的患者。是否适用于非包容型椎间盘突出和有严重神经压迫症状的腰椎间盘突出患者仍无定论。大量超过10年的长期随访研究证实该技术具有不低于腰椎融合术的手术有效性和安全性。目前针对腰椎人工椎间盘置换术治疗腰椎间盘突出症的高证据等级研究较少。同时应注意腰椎人工椎间盘置换术技术难度及技术要求较高，具有一定的学习曲线。

九、手术疗效评估

腰椎间盘突出症手术疗效评估指标分为两类，即较简单的评定标准和量化评定标准。较简单的评定标准包括腰背痛手术评定标准、Macnab 标准、视觉模拟评分（visual analogue scale，VAS）等。

老年腰椎间盘突出症的手术治疗可获得良好的效果，但症状和功能的改善程度较年轻患者低，手术满意率低于年轻患者。老年男性和老年女性的手术满意度类似，但老年女性在腰腿痛、行走功能、需使用镇疼药物、生活质量改善方面差于老年男性患者。术前下肢疼痛的症状重、术前下肢痛病程长（大于 1 年）、术前抑郁状态、合并糖尿病等与老年腰椎间盘突出症预后不良有关。

在不同的腰椎间盘突出症手术方式中，年龄的高低对复发率的影响不同。经典的后路腰椎突出椎间盘组织摘除术和显微腰椎间盘摘除术，年轻患者术后复发率和再手术率高；在显微内镜和经皮内镜椎间盘摘除术术后，老年患者术后复发率和再手术率有高于年轻患者的趋势。

十、手术疗效的影响因素

吸烟、高龄、肥胖、糖尿病、抑郁症、术前肌力减退甚至完全性神经功能损伤、术前病程大于 3~6 个月、合并下肢骨关节病等是腰椎间盘突出症手术预后不良的影响因素。

十一、手术并发症

老年腰椎间盘突出症患者手术并发症的发生率高于年轻患者，最常见的并发症为硬膜损伤和泌尿系统感染，其中年龄增大和合并腰椎管狭窄是硬膜损伤的危险因素。老年患者腰椎融合手术术后更容易发生邻近节段退变和邻近节段退变性疾病。老年腰椎间盘突出症患者术后住院时间长，女性更加明显；80 岁以上患者中，ASA3 级和 ASA4 级与术后 30 天死亡率增加有关。老年患者腰椎术后谵妄发生率较年轻患者高；与年轻患者相比，老年患者术后谵妄危险因素包括认知损害（如术前存在痴呆、抑郁等）、系统功能减退（如社交、活动能力减退）和 / 或虚弱、营养不良（如低蛋白血症）和感觉障碍（如视力或者听力障碍）等。术后谵妄与住院时间延长、医疗费增加、术后死亡率升高、出院后需专业护理明显相关。

十二、加速康复理念在腰椎间盘突出症中的应用

鉴于老年腰椎间盘突出症患者自身的病理生理特点，应用加速康复外科理念优化老年患者腰椎手术的围手术期管理，有利于缓解术后疼痛，改善认知功能、降低术后谵妄的发生率，同时能够缩短住院时间、降低住院费用，促进老年患者的康复。

第三节　腰椎间盘突出症健康管理

随着经济的发展和人类寿命的延长，在全世界范围内，人口老龄化正在加速，腰椎退变性疾病增多，腰椎间盘突出症是骨科最常见的疾病之一，老年腰椎间盘突出症患者呈逐渐增多的趋势。老年腰椎间盘突出症患者的临床特点与年轻患者有显著差别，通过合理的诊治、维持脊柱功能是改善老年人生活质量的关键。

腰椎间盘突出症好发于青壮年，部分见于老年，严重影响患者正常生活、劳动以及工作。

全面评估病情状况、加强沟通、知识宣教、疼痛干预、饮食干预、康复训练指导、加强动态健康管理等对策贯穿于健康管理全程中，一方面可提高患者对自身疾病的了解度，缓解不良情绪。另一方面可通过加强康复训练指导，促使血液循环，解除腰部肌肉痉挛，避免引起神经根粘连。

1. **个人管理**　患者对自身的病情状况等各方面有全面的了解，努力掌握相关的疾病知识、健康保健知识、行为生活方式、治疗依从性等各方面的内容；强调配合治疗的重要性及必要性。

2. **生活方式**　建议大家要有规律生活的意识，尤其是要保证充足的睡眠，建议每天晚上早睡觉，保证良好的睡眠状态，有助于提升身体的体能。患者自己调节尽量多休息，勿疲累，适度的运动，保持健康心态。

3. **药物治疗**　西药主要包括镇痛药、肌肉松弛剂、神经营养药、关节软骨修复和营养类药物、骨质疏松治疗药物等几类。前两类如果疼痛很严重或其他方法不好时，建议患者服用后几种不良反应小的药物（有几种抗骨质疏松类药物例外），但需要长期服用，很少立竿见影，可在医师的指导下使用。对于疼痛感较为明显的患者，可在遵医嘱前提下适当给予镇痛药物进行疼痛干预。同时，还可应用理疗、脱水治疗等。

4. **体位姿势调节**　针对腰椎间盘突出症，临床上通常建议以卧硬板床休息。另外，还应做好体位指导工作。如想要下床活动时，可先将躯体偏向健侧，并借助肘关节施力支撑起上身，指导患者半屈曲双侧膝关节后缓慢站起来。因考

虑到生物力学原理、生理曲度，有必要及时做出正确的坐姿调整。通常以高低适中为宜，且不可坐太长时间，约在 40 分钟后适当进行腰部活动，下肢肌肉做一些放松训练。当患者站立时，需挺起胸部，保持腰背平直。

站立时双腿尽量分开，增加身体的支撑。双脚并拢站立时扭转腰部，再改为分腿站立扭转腰部，后者腰部会感觉轻松很多。站时间长了，可以蹲下来 30 秒钟，很多时候，腰痛会奇妙的消失。或者在脚前面放一个小板凳，将双脚轮流放在上面，会放松腰部。

尽量避免弯腰拿东西。正确的方法是蹲下来，将东西紧紧收在腹部，再慢慢站起。走路时不要拿东西。尽量减轻手袋的重量。双肩背包可以使腰椎均匀受力，比单肩挎包更好。走路时尽量小步快走，收腹挺胸，事实上，在腰痛的家庭康复方案中，每天快走半小时（时速 6 公里）是一个重要组成部分。如果已经腰部不适，高跟鞋、船鞋都可能对腰椎造成损害。

5. 注意保暖 由于寒冷会致使肌肉痉挛、血管收缩，还会提高椎间盘压力，从而增加了椎间盘破裂的风险性。因此，应当加强做好御寒保暖措施，以防着凉受冻。

6. 饮食管理 嘱患者多进食新鲜瓜果蔬菜，鼓励多喝水，可有效避免因便秘而增加腹压后加重症状。

老年腰椎患者常伴有骨质疏松症。脾胃也多虚弱。由于老年人胃酸分泌减少，影响钙的吸收，要在日常餐饮中，常吃含钙量丰富的食物和食品，如酸牛奶、虾皮、软骨、蛋、排骨、豆类及豆制品。一些含胶原蛋白丰富的食物，如猪肤、牛蹄筋、猪蹄爪等也可适量多吃一些。

老年腰椎患者多为肾虚劳伤者，一经确诊，须睡硬板床和充分注意休息，食疗中用味厚滋补之品的同时，应配餐消导通理之物，如山楂、麦芽、莱服子、赤豆、豆腐、白菜等。

（张　涛）

参 考 文 献

[1] 中华医学会骨科学分会脊柱外科学组，中华医学会骨科学分会骨科康复学组. 腰椎间盘突出症诊疗指南 [J]. 中华骨科杂志，2020，40（8）：202-213.

[2] Beard J R, Officer A, De Carvalho I A, et al. The world report on ageing and health: a policy framework for healthy ageing[J]. Lancet, 2016, 387（133）：2145-2154.

[3] Kreiner D S, Hwang S W, Easa J E, et al. An evidence-based clinicalguideline for the diagnosis

and treatment of lumbar disc herniationwith radiculopathy[J]. Spine J, 2014, 14（1）: 180-191.

[4] Brinjikji W, Luetmer P H, Comstock B, et al. Systematic literature re-view of imaging features of spinal degeneration in asymptomatic populations[J]. AJNR Am J Neuroradiol, 2015, 36（4）: 811-816.

[5] Ho-Pham L T, Lai T Q, Mai L D, et al. Prevalence and pattern of radio-graphic intervertebral disc degeneration in Vietnamese: a population-based study[J]. Calcif Tissue Int, 2015, 96（6）: 510-517.

第15章

老年骨质疏松症

第一节　老年骨质疏松症基础知识

一、病例摘要

患者，男性，89岁，打喷嚏、咳嗽后出现腰痛，活动时加重。5年前体检发现骨量减少，弯腰起立后腰痛1年，并曾发现第一腰椎压缩性骨折。既往患肾病Ⅲ期10年；慢性阻塞性肺疾病30年。吸烟史约40年。查体：神清，精神可，营养状态一般，体型偏瘦；心肺腹（−）；脊柱外形正常，棘突无压痛，双侧直腿抬高实验阴性。辅助检查：骨密度（DXA）L1-4 T-Score：−2.2；F-Neck T-Score：−1.5；Total-Hip T-Score：−2.1。腰椎 MRI：提示腰1和腰3压缩性骨折，胸腰椎骨质稀疏。诊断：老年性骨质疏松症。

二、概述

骨质疏松症（osteoporosis，OP）是一种因骨量降低而导致骨微观结构退变的疾病。该疾病导致患者骨的脆性增加，从而更加容易发生骨折。老年性骨质疏松症多因发生椎体或股骨上段骨折或腰背痛就诊，最常见的症状是腰痛。腰痛沿脊柱向两侧扩散，仰卧位或坐位时疼痛减轻，直立后伸时疼痛加剧，日间疼痛减轻，夜间和清晨醒来时疼痛加重，弯腰、肌肉运动、咳嗽和大便用力时疼痛亦加重。对于老年性骨质疏松症的诊断，我国目前没有统一标准。由于尚无针对骨强度的特殊检查手段，目前常用骨矿物质密度（bone mineral density，BMD）来检查。双能 X 线吸收仪（DXA 或 DEXA）是目前测定骨密度的金标准。

三、流行病学

2016年中国60岁以上的老年人骨质疏松患病率为36%，其中男性为23%，女性为49%。骨质疏松最严重的后果是骨质疏松性骨折。根据流行病学调查，2010年，我国骨质疏松性骨折患者达233万例，其中髋部骨折36万例，椎体骨折111万例，其他骨质疏松性骨折86万例，为此医疗支出649亿元。据预测，至 2050 年，我国骨质疏松性骨折患病人数将达 599 万例。

四、临床类型

骨质疏松症可分为原发性骨质疏松（Ⅰ型或Ⅱ型）和继发性骨质疏松。原发性骨质疏松症是指骨单位体积量减少，骨组织微结构退变，骨的脆性增加，以致易于发生骨折的全身性骨骼疾病。新的定义强调了骨量、骨丢失和骨结构的重要性。不仅包括了已发生骨折者的骨质疏松症，同时也包括了具有潜在骨折危险的临床前期骨质疏松症。原发型中的Ⅰ型常被称作绝经后骨质疏松，女性的患病率比男性高六倍，这可能与女性雌激素的缺乏和男性睾酮的缺乏引起骨小梁骨丢失有关。Ⅰ型患者常表现为脊柱的压缩性骨折或骨远端的骨折。Ⅱ型骨质疏松，以前称作老年性骨质疏松，女性的患病率是男性的 2 倍，主要影响年龄大于 70 岁的人群。这可能是由于钙代谢的变化以及一些骨形成过程的内在问题导致老年人新生骨形成的减少而引起的。Ⅱ型骨质疏松症患者中，髋骨骨折和骨盆骨折比较常见。继发性骨质疏松是由于各种明确的致病因素或疾病过程而导致的骨质丢失。

第二节　老年骨质疏松症诊断与治疗

一、病因及危险因素

（一）骨吸收因素

1. **性激素缺乏**　雄激素缺乏在老年性骨质疏松症的发病中起重要作用。雌激素缺乏更多与绝经后骨质疏松症有关。

2. **活性维生素 D 缺乏和甲状旁腺素（PTH）增高**　由于高龄和肾功能减退等原因致肠钙吸收和 $1,25\text{-}(OH)_2\text{-}D_3$ 生成减少，PTH 呈代偿性分泌增多，导致骨转换率增加和骨丢失。

3. **细胞因子表达紊乱**　骨组织的白介素 1（IL-1）、白介素 -6（IL-6）和肿瘤坏死因子（TNF）增高，而护骨素（osteoprotegerin）减少，导致破骨细胞活性增强使骨吸收增加。

（二）骨形成因素

1. **峰值骨量降低**　青春发育期是人体骨量增加最快的时期，约在 30 岁达到峰值骨量（PBM）。PBM 主要由遗传因素决定，并与种族、骨折家族史、瘦高身材等临床表象，以及发育、营养和生活方式等相关联。性成熟障碍致 PBM 降低，成年后发生骨质疏松的可能性增加，发病年龄提前。PBM 后，骨质疏松的发生主要取决于骨丢失的量和速度。

2. **骨重建功能衰退**　可能是老年性骨质疏松的重要发病原因。成骨细胞的功能与活性缺陷导致骨形成不足和骨丢失。

（三）骨质量下降

骨质量主要与遗传因素有关，包括骨的几何形态、矿化程度、微损伤累积、骨矿物质与骨基质的理化和生物学特性等。骨质量下降导致骨脆性增加和骨折风险上升。

（四）不良的生活方式和生活环境

骨质疏松和骨质疏松性骨折的危险因素很多，如高龄、吸烟、制动、体力活动过少、酗酒、跌倒、长期卧床、长期使用糖皮质激素、光照减少、钙和维生素 D 摄入不足等。蛋白质摄入不足、营养不良和肌肉功能减退是老年性骨质疏松的重要原因。危险因素越多，发生骨质疏松和骨质疏松性骨折的概率越大。

二、发病机制

骨质疏松症是一种全身性代谢性骨病，其病理机制尚未阐明，目前主要有以下几种学说。

（一）内分泌因素

1. **性激素**　性激素直接影响骨的代谢。雌激素、雄激素和孕激素可抑制骨吸收、促进骨形成，对维持骨量起重要作用。

（1）雌激素：雌激素受体已被证实存在于人的成骨细胞与破骨细胞中。在成骨细胞培养基中，由成骨细胞所产生的 IL-1 和 IL-6 能诱导单核破骨细胞前体分化为具有强大骨吸收功能的多核破骨细胞。若在成骨细胞培养基中加入雌激素，则能抑制 IL-1 和 IL-6 的分泌，进而使成骨细胞因子所诱导的破骨细胞的分化成熟过程减慢，使破骨细胞数量减少。此外，雌激素可作用于肠和肾小管，增加钙的吸收。雌激素作用于甲状旁腺可降低甲状旁腺激素的分泌。雌激素还可作用于成骨细胞和破骨细胞，阻止骨的再吸收。因此，绝经期雌激素迅速下降可引起早期快速的骨质丢失。

（2）雄激素：成骨细胞上的雄激素受体密度低，只有当雄激素浓度足够高时才能与受体结合，刺激成骨细胞功能。在破骨细胞中尚未证明雄激素受体的存在。有学说认为，雄激素可能是经过芳香化酶的作用转变为雌激素后再作用于雌激素受体。雄激素可阻止男性骨质疏松患者骨质的进一步丢失，但不能充分恢复骨量。若要恢复骨量，须与雌激素协同作用。

（3）孕激素：有关孕激素对骨骼的作用的研究很少。有学说认为孕激素可减少皮质骨丢失，维持皮质骨量，但不能增加脊柱骨密度。相比单独使用，孕、雌激素联合使用，似乎有增强骨合成代谢的作用。

2. 降钙素 降钙素是一种由 32 个氨基酸残基组成的多肽，由甲状腺细胞产生。破骨细胞上有大量降钙素受体，这些受体具有高亲和力。当受体与降钙素结合后，细胞内 cAMP 产生增多，激活蛋白激酶，从而抑制破骨细胞活性。

（二）遗传因素

有证据表明，骨质疏松患者健康亲属的骨量均值比无骨质疏松家族史的人低。家系调查发现 46% ~ 62% 的骨密度是由遗传因素决定的。在同卵双生子间，骨密度的相关系数为 0.71 ~ 0.92。而在异卵双生子间，骨密度的相关系数为 0.33 ~ 0.50。虽然不能完全排除环境因素对这些研究的影响，如家庭成员间常有相似的生活习惯或处于类似的环境中，这可能导致遗传因素的影响被过高估计，但毫无疑问，骨密度受遗传因素的影响，且由多个基因所控制，包括：

1. 维生素 D 受体基因 维生素 D 是一种重要的骨代谢调节激素，其可通过与维生素 D 受体（vitamin D receptor, VDR）结合而发挥生物效应。Morrison 等发现，VDR 等位基因与骨密度相关，可占整个遗传影响的 75% 左右。VDR 是一种核内受体，位于第 12 号染色体上，具有多态性。VDR 现已成为骨质疏松遗传学研究中的热点。

2. 雌激素受体（estrogen receptor, ER）**基因** 雌激素缺乏是绝经后骨质疏松的重要致病原因，ER 基因也被认为是影响骨密度和骨质疏松发生的候选基因之一。对于 ER 基因多态性与骨密度的关系，有不少的研究报道，目前尚无定论。

3. 转化生长因子 β（TGF-β）基因 TGF-β 在骨骼中浓度很高，被认为是成骨细胞与破骨细胞之间的相互耦联因子。有研究表明，TGF-β 基因变异者，骨密度显著降低。在基因型为 TT、TC 和 CC 中，CC 基因型的椎体骨折发生率较 TT、TC 型低，CC 基因型对应较高的骨密度，而在骨质疏松患者中，T 等位基因频率高。因此，有学者提出 T 等位基因是绝经后妇女骨质疏松症的独立危险因素之一。

骨质疏松症可能是一种多基因病，尽管相关报道不少，但基因与骨质疏松症的关系尚无定论。

（三）营养因素

老年人由于牙齿脱落及消化功能下降，致使蛋白质、钙、磷、维生素及微量元素摄入不足，多有营养缺乏的症状。蛋白质摄入不足或过量都对钙的平衡和骨钙含量起负性调节作用，我国老年人尤以膳食结构蛋白质不足者多见。动物实验证实，单纯蛋白质摄入不足可导致骨量和骨强度降低。低蛋白饮食会减少胰岛素样生长因子 I 的含量，该因子通过刺激肾脏无机磷转运和 1,2-5(OH)$_2$-D$_3$ 的合成而在钙、磷代谢中起重要作用。我国膳食谱属于低钙食谱，钙来源主要依靠谷类及蔬菜，老年人牙齿缺失较多，蔬菜、水果、瘦肉不易咀嚼，摄入量减少，导致钙的摄入减少，呈现"负钙平衡"。血钙的减少反馈性使甲状旁腺激素分泌上升，动员骨钙溶解，血钙上升。血磷含量与年龄呈明显负相关，老年人由于血磷降低，使钙与磷比值增大，导致成骨细胞的成骨作用的降低。维生素 K 缺乏可影响骨钙素的羧化，未羧化的骨钙素浓度升高，可加速骨量丢失，导致骨折。

（四）废用因素

随着年龄的增长，户外运动减少也是老年人易患骨质疏松症的重要原因。机体负荷可以增加骨转换率，刺激成骨细胞生物活性，增加骨的重建和骨量的积累。长期坚持有规律的负重行走或跑步、爬楼梯，可以增加椎体的骨密度。因此，无论年龄老少，只要长期坚持体育锻炼及体力劳动，均可减少由于增龄而导致的骨量丢失。若卧床一周，腰椎的骨矿信号降低 0.9%，当骨矿含量减少 30% 时极易发生骨折。因此，老年人手术后或严重疾病如心肌梗死、脑卒中等发生后，要避免长期绝对卧床，提倡早日下床活动。老年人行动不便，户外运动及日照减少，可使维生素 D 合成降低。60 岁以上老年人血中 1,25-(OH)$_2$-D$_3$，的含量比 20 岁青年人下降 30%，维生素 D 的合成降低可使肠道钙与磷的吸收下降，使骨形成及骨矿化率降低。

三、病理生理

老年性骨质疏松症的病理生理改变以骨量降低、骨组织微结构破坏为特征。

四、临床表现

（一）症状

1. **疼痛** 以腰背痛多见。疼痛的原因是骨吸收增加，在骨吸收过程中骨小梁的破坏、消失和骨膜下皮质骨吸收均会引起疼痛。其特征是难以明确指出何处疼痛，疼痛的性质从酸痛至剧痛不等，后者常常出现在发生骨折时。疼痛多在清晨睡醒时加重，或者在久坐不动后稍活动即出现疼痛，而在充分活动后，疼痛可缓解。如果负荷过重过久（即活动过多或者久坐、久站），症状又复加重。另外，肌肉劳损也是引起疼痛的原因，由于骨质疏松后骨的负载能力减退，各种活动以及负荷常过多地依赖肌肉，在肌肉过度活动后即可出现痉挛和劳损，从而诱发或加重疼痛症状。当发生胸腰椎压缩性骨折，无论有无明显的外伤史，均可产生急性疼痛，相应部位的棘突可有强烈压痛及叩击痛，胸腰椎压缩性骨折导致的疼痛一般于2~3周后可逐渐减轻，而后转为慢性腰痛。若骨折导致相应脊神经的压迫，则可产生放射痛以及双下肢感觉运动障碍，如脊髓、马尾受累可使膀胱和直肠括约肌功能障碍，个别患者表现为类似心绞痛的胸骨后疼痛，也可出现类似急腹症的上腹痛。

脊椎压缩性骨折的疼痛常不典型，在出现下述两种情况时要特别警惕是否发生了脊髓压缩性骨折：①疼痛在数天内逐渐发生并加重，尽管无明确外伤史，仍应摄脊椎的正、侧位X线片。此时，常可发现一个或多个椎体的压缩性骨折；②疼痛于坐位跌倒后突然出现，但当时摄片未能发现骨折的征象，疼痛持续数周或数月后，再次摄片可发现一个或多个椎体的楔形变，这种所谓的迟发性骨折可在相当一部分人群中出现。

2. 身长缩短出现驼背　脊椎椎体由松质骨组成，且负重量大，尤其在胸腰段，易受压变形，使脊椎前倾，形成驼背。随着年龄增长，骨质疏松加重，驼背曲度将加大。老年人骨质疏松时，椎体压缩，每节椎体可缩短2mm左右，身长平均可缩短3~6cm。

3. 骨折　这是最常见和最严重的并发症，它不仅增加患者的痛苦，而且严重限制患者活动，甚至缩短患者的预期寿命。由于骨质疏松者骨质丢失量的30%来自脊柱，因此患者常因发生脊柱骨折而前来就医，但有20%~50%的脊柱压缩性骨折患者并无明显症状。脊柱骨折好发于65~75岁，一般骨量丢失20%以上时即可发生骨折，骨密度每减少1.0DS，脊椎骨折发生率增加1.5~2倍。其表现可为：①轻微的外伤便可出现急性胸腰段脊椎体压缩，甚至无明显外伤而出现自发性椎体压缩；②微骨折，表现为弥漫性脊柱疼痛。

在我国，老年人因骨质疏松导致骨折的发生率为6.3%~24.4%，尤以高龄女性老人为多。骨质疏松症所致骨折在老年前期以桡骨远端骨折多见，老年期以后腰椎和股骨上段骨折多见。

4. 吸收功能下降　胸腰椎压缩性骨折、脊椎后凸、胸廓畸形均可使肺活量和最大换气量显著减少。不少老年人患有肺气肿，肺功能随着增龄而下降，若再加骨质疏松症所致胸廓畸形，患者往往可出现胸闷、气短、呼吸困难等症状。

（二）临床特征

1. 性别　基于骨量丢失的方式不同，原发性骨质疏松症分为绝经后型（Ⅰ型）和老年型（Ⅱ型）。绝经后型骨质疏松为高转换性骨质疏松，新近绝经后妇女最常受累，对女性的影响约为男性 6 倍，主要涉及松质骨的骨量丢失，它所引起的骨折是椎体骨折和桡骨远端骨折。60 岁以下病例中男女构成差异尤为显著，其中女性为 89.2%，男性为 10.8%。桡骨远端骨折在 60 岁前男女构成比分别是 3.2% 和 96.8%，显示出绝经对骨量的主要影响。

成人在达到骨峰值后，正常情况下男性以每年 0.3% 的速率，女性以 0.5% 的速率丢失骨量。在绝经期开始，骨量丢失速率为每年 2%~3%，这种丢失率维持 5~10 年，之后丢失率下降到每年 0.5% 左右。在骨峰值后，女性骨量明显减少的年龄是 49 岁，而男性是 69 岁，导致这一差别的主要影响因素是绝经。绝经后雌激素水平明显下降，而雌、孕激素的正常平衡是维持骨量的关键。在类成骨细胞中有雌激素受体，雌激素有降低骨转换和抑制骨吸收作用。正是由于男女性激素的不同改变导致了骨代谢的不同变化，继而引起骨量丢失速率的差异，构成了骨质疏松骨折的性别特征。

2. **年龄**　随着年龄的老化，骨形成和骨吸收呈负平衡，骨量逐渐减少，导致所谓老年性骨质疏松症，骨质疏松症的发生往往与年龄呈正相关。有资料表明，髋部骨折的发病率在 50 岁以后随年龄的增高而按指数比例上升。在美国，大约 55% 的髋部骨折发生在 80 岁以上的人群，33% 发生在 85 岁以上。

骨质疏松导致骨折的年龄特征在男女两性不同。骨量达峰值后，骨量随年龄的增大而逐渐下降，男女性的下降速度有所不同，女性较快，并且妇女在绝经后有一段骨量快速丢失期，因此，在绝经后的近几年内骨质疏松骨折患者明显增多，这一现象在前臂远端骨折尤为突出。

3. **部位**　在骨质疏松骨折中，以脊椎压缩性骨折发生率最高。脊椎是公认的骨质疏松骨折的最常见部位，但是大约有半数影像学椎体骨折表现的人并没有腰背痛等临床症状。由于没有症状或症状极其轻微，大约只有 1/3 的椎体骨折得到临床诊断。也就是说，实际有骨质疏松脊椎骨折的人数远远多于已确诊的人数。流行病学研究发现，北京 50 岁以上妇女脊椎骨折的患病率是 15%，骨折率随年龄增加而增加，到 80 岁以后增加至 37%。在椎体骨折的病例中，第一腰椎发生最多，其次是第十二胸椎，再依次是第二腰椎，第十一胸椎和腰第三腰椎。此外，骨折常见部位还有近端股骨（髋部）、桡骨远端、肱骨近段和踝部。

五、实验室及其他检查

（一）体格检查

在骨质疏松症早期，体检可能不能发现异常。在疾病的晚期，阳性体征包括：骨折周围的触痛、脊柱畸形，身高降低（往往大于 5cm）以及夸张的胸椎后突（dowager hump）等。

女性运动员，尤其是那些从事耐力项目、体操、滑雪以及舞蹈的人群，由于饮食控制、过度训练以及绝经，常有骨密度降低并发生应力性骨折的倾向。全面询问运动员的常规饮食和训练史以及女运动员的月经史十分必要。

（二）诊断性检查

进行诊断性检查的目的包括：诊断疾病，并明确其严重程度；评估治疗的效果；以及除外导致骨质疏松的继发性原因。

由于尚无针对骨强度的特殊检查手段，目前常用骨矿物质密度来检查。DXA 是目前测定骨密度的金标准。这种快速、无痛的方法可帮助估测骨的强度并预测远期发生骨折的危险性。这种方法快速，可重复，并且辐射吸收很少。骨量以区域密度（areal density）表示，并且与同龄人密度值（Z score）以及青年健康人密度值（T score）对比。T score 和 Z score 代表低于比较组的标准差（SDs），骨密度以脊柱、股骨颈、转子或全部股骨的最低值为代表。0 至 −1 为正常；−1 至 −2.5 代表骨量减少；小于 −2.5 代表骨质疏松。DEXA 是目前监测骨质疏松治疗的最佳检查。但由于费用、时间以及实用性等原因，高质量的超声检查目前常被用作筛查工具。

由于骨质疏松是典型的"隐袭型"疾病，选择何种检查方法要根据不同患者的罹患骨质疏松的危险预测程度而定。美国国家骨质疏松基金会 National Osteoporosis Foundation（NOF）建议下列人群应行 BMD 检查：①所有 65 岁或以上的女性，无论有无危险因素；②小于 65 岁的绝经后女性，且有一个或更多个以下危险因素：骨质疏松的家族史、45 岁后因低能量创伤（low Trauma）而发生骨折的个人史、近期吸烟史或是低体重（小于 57.6kg）；③有因低能量创伤而发生骨折的病史或有因前列腺癌接受 GnRH 拮抗剂治疗的病史；④患有原发性甲状旁腺功能亢进症、长期接受糖皮质激素治疗、患有可引起骨质疏松的疾病或服用可引起骨质疏松的药物。

骨质疏松既可以是高转换性骨质疏松（high-turnover osteoporosis，骨吸收增加），也可以是低转换性骨质疏松（low-turnover osteoporosis，骨形成减少）。Ⅰ型胶原 N- 末端交联顶端肽（NTX）检查可以测定骨胶原的降解产物，高水平的 NTX 代表高转换性骨质疏松，而低水平的 NTX 则代表低转换性骨质疏松。除外继发性骨质疏松，可进行全血细胞计数、血沉、C 反应蛋白水平等检查。为除外骨髓疾病应行免疫电泳检查（血清或尿液）。甲状腺功能检查和甲状旁腺激素水平测定可帮助除外甲状腺功能亢进症或甲状旁腺功能亢进。库欣病（Cushing disease）和糖尿病可通过病史来排除。

六、诊断

1994 年以前,骨质疏松症的诊断标准为峰值骨量丢失 2.0 个标准差。1994 年以后,世界卫生组织(WHO)发布新诊断标准,即应用双能 X 线骨密度仪测得的腰椎或髋部骨密度,与健康、年轻女性骨密度的平均值相比。若低于同性别、同种族正常成人的骨峰值不足 1 个标准差属于正常骨量,1~2.5 个标准差(T 值介于−1~−2.5 之间)为骨量减低症,低于 2.5 个标准差以上(T 值小于或者等于−2.5)为骨质疏松症,若同时伴有一处或多处骨折,则被定义为严重骨质疏松。

2001 年日本骨代谢学会制订的骨质疏松症诊断标准:骨密度相对于同性别年轻人骨密度平均值的 70%~80% 之间为骨量减少,骨密度低于同性别年轻人骨密度平均值的 70% 为骨质疏松症。

我国的骨质疏松症诊断标准尚未统一,目前国内采用的标准主要为国际公认的 WHO 骨质疏松诊断标准,另外中华医学会骨质疏松和骨矿盐分会 2011 年"原发性骨质疏松症诊治指南"制订骨质疏松症的诊断标准,即采用 T 值 −2.5 个标准差为骨质疏松症的诊断标准,T 值 =(测定值−骨峰值)/ 正常成人骨密度标准差,T 值代表绝经后妇女和 50 岁以上男性的骨密度水平。

有学者认为对于儿童、绝经前妇女以及小于 50 岁的男性,其骨密度值建议用 Z 值表示,Z 值 =(测定值−同龄人骨密度均值)/ 同龄人骨密度标准差,即骨密度值低于 2.0 个标准差以上(Z 值小于或者等于−2.0)为骨质疏松症。

骨质疏松症患者骨骼变脆、骨强度降低,使骨折阈值明显下降,导致脆性骨折(受非外伤或轻微外伤发生的骨折),是骨质疏松症最严重的后果及合并症,发生率高达 20%,一旦发生了脆性骨折临床上即可诊断骨质疏松症。

七、鉴别诊断

1. **绝经后骨质疏松症** 排除继发性骨质疏松症后,老年女性患者要考虑老年性骨质疏松症、绝经后骨质疏松症或二者合并存在等可能,可根据既往病史,BMD 和骨代谢生化指标测定结果予以鉴别。

2. **内分泌性骨质疏松症** 根据需要选择必要的生化或特殊检查逐一排除。甲旁亢者的骨骼改变主要为纤维囊性骨炎,早期可仅表现为低骨量或 OP。测定血 PTH、血钙和血磷一般可予鉴别,如仍有困难可行特殊影像学检查或动态试验。其他内分泌疾病均因本身的原发病表现较明显,鉴别不难。

3. **血液系统疾病** 血液系统肿瘤的骨损害有时可酷似原发性 OP 或甲旁亢,此时有赖于血 PTH、PTH 相关蛋白(PTHrP)和肿瘤特异性标志物测定等进行鉴别。

4. **原发性或转移性骨肿瘤** 骨转移瘤或原发性骨肿瘤的早期表现与 OP 相

似。可借助骨扫描或 MRI 鉴别临床上高度怀疑的骨肿瘤。

5. **结缔组织疾病** 成骨不全的骨损害特征是骨脆性增加，多数是由于Ⅰ型胶原基因突变所致。临床表现根据缺陷的类型和程度而异，轻者可仅表现为 OP 而无明显骨折，必要时可借助特殊影像学查或Ⅰ型胶原基因突变分析予以鉴别。

6. **其他继发性骨质疏松症**

八、病情评估

BMD 或骨量测量是最好的预测骨折单一指标，尽管既往骨折史、母亲髋部骨折史和年龄是重要的其他骨折独立预测因子。髋骨、脊柱、腕骨或跟骨 BMD 可通过各种技术进行测量。髋骨、脊柱前后位及侧位、跟骨和腕骨的 BMD 可使用这种技术测量。定量计算机断层扫描也可用于测量椎体 BMD。通过专门的软件也可用于测量椎体 BMD。与定量计算机断层扫描相比，双能 X 线骨密度仪的优点有价廉、低辐射和更好的重复性。外周双能 X 线骨密度仪（测量腕骨 BMD）或跟骨超声检查对于骨质疏松症筛检是有用的，且具有低成本和方便的优点。外周 BMD 测量（脚跟、手指或前臂）可高度预测近 12 个月髋骨、脊柱、腕骨、肋骨和前臂的骨折。应考虑检测 BMD 的情况有：①有 1 个或更多除绝经外的其他危险因素）、<65 岁的绝经后妇女；②所有 >65 岁的妇女，不管是否有其他危险因素；③考虑进行治疗的骨质疏松妇女，BMD 测量有助于治疗决策。BMD 也可用于确定男性骨质疏松症的诊断及其严重性的判断。男性有非暴力性骨折、影像学有低骨量的变化或存在导致骨质疏松危险的疾病时，应考虑测量 BMD。

虽然近来对骨质疏松患者的治疗基于 T 值，但对临床危险因素的评估能够提高对更易发生体和非椎体骨折患者的识别力。这一点特别重要，因为大多数骨折发生于 T 值 >−2.5 的绝经后妇女。患者的年龄是增加骨折风险最重要的独立危险因素。其他重要的因素包括成年后骨折史、一级亲属骨折史、体重低于 58kg、目前吸烟史以及使用皮质糖皮质超过 3 个月。视力下降、早期雌激素缺乏、痴呆、身体虚弱、近期跌倒、低钙和维生素 D 摄入、低体力活动和每天饮酒 2 杯以上是其他临床危险因素。近期骨折史是将来发生骨折的很强的预测指标，性别和近期骨折史所增加的骨折危险相似，男性与比其大 10 岁女性发生第 1 次骨折的危险相同。约半数曾经骨折的患者将在 10 年内再次骨折，其中一半将在第 1 次骨折后两年内再骨折。因此，绝大多数有骨折史的老年患者是需要治疗的人选。如果这些患者具有其他临床危险因素，在开始治疗前无须再测 BMD。相反，对于无骨折史的患者，临床危险因素有助于确定哪些高危人群需要检测 BMD。

许多骨质疏松性骨折是由跌倒引起的。因此，有必要评估患者跌倒的风险，并开展适当的预防措施。直立型低血压、平衡受损、步态不稳、环境危害及下肢乏力都是患者跌倒的高危因素。有研究表明，特定措施有助于确定那些有更大跌倒风险的人。不能保持10秒睁眼单脚站立的人有更高的跌倒风险，正常步速小于每秒0.7m也提示有更高的跌倒倾向，其他基于办公室的筛选试验也能识别可能的跌倒者，包括不能在14秒内完成定时的起立及行走试验，不能单脚站立至少5秒，以及在运动定向性能评价中得分低于19分者。

反映胶原降解（或骨吸收）和骨形成的血、尿生化指标有助于监测骨质疏松症的治疗。一些研究显示，老年人高骨吸收标志物与髋部骨折危险增加、BMD降低和骨丢失加快相关。然而，许多骨质疏松患者生化标志物却在正常范围。此外，在高BMD和低BMD或不同骨丢失率妇女中，标志物测量值常有大量重叠。因此，不推荐标志物用于骨质疏松症的筛查和诊断。但这些生化标志物有助于评估患者对治疗的反应。使用骨吸收抑制药物治疗时，骨吸收和形成的标志物降低，而使用促进骨合成代谢药物PTH时，标志物升高。血清标志物与尿液标志物相比的优势是在于在患者体内变异更小，从而误差较小。在开始治疗前评估骨标志物很重要。许多破骨细胞特异标志物在开始治疗6周后即可再检测。

在评估治疗反应上，骨标志物与反复检测BMD相比具有获得信息快、花费少且无辐射的优点。在常规血清生化检查中检测的总碱性磷酸酶，虽然没有特异性，但有助于确定抑制骨吸收治疗的反应。由于血清标志物变化的滞后性，应在开始治疗12周后再检测该指标，抑制骨吸收治疗，将导致骨吸收和骨形成的血清标志物水平下降。

九、并发症

驼背和胸廓畸形者常伴胸闷、气短、呼吸困难，甚至发绀等表现。肺活量、肺最大换气量和心排血量下降，极易并发上呼吸道和肺部感染。髋部骨折者常因感染、心血管病或慢性衰竭而死亡；幸存者生活自理能力下降或丧失，长期卧床加重骨丢失，使骨折极难愈合。

十、治疗

（一）抗骨质疏松药物治疗的适应证

美国NOF建议绝经后女性以及男性 >50 岁，有以下因素者应考虑抗骨质疏松药物治疗：髋部或椎骨骨折（临床上明显的或者影像学发现的）、股骨颈、全髋关节或者腰椎 T 值 <–2.5、骨量减低（股骨颈或者腰椎 T 值在 –1.0~–2.5 之间）及髋部骨折 10 年发生概率 3% 以上或主要骨质疏松相关性骨折 10 年发生概率 20% 以上者应启动药物治疗。

（二）抗骨质疏松药物种类

除了基础钙与维生素 D 的补充治疗外，目前美国食品药物管理局（FDA）批准的预防或治疗绝经后骨质疏松症的药物包括双膦酸盐类（阿仑膦酸钠、阿仑膦酸钠 D 合剂、伊班膦酸钠、利塞膦酸钠、唑来膦酸）、降钙素、雌激素类（雌激素或激素治疗）、选择性雌激素受体调节剂（雷洛昔芬）、组织特异性雌激素复合物（结合雌激素 / 巴多昔芬）、甲状旁腺激素（特立帕肽）以及核因子 kappa-B 配体（RANKL）抑制剂（狄诺塞麦）根据作用机制不同，上述药物可以分为抑制骨吸收和促进骨形成两类，阐述如下。

1. **抑制骨吸收的药物**　双膦酸盐能够抑制破骨细胞的活性，是强效的抑制骨吸收药物。不同双膦酸盐类药物之间疗效的差别与患者对药物的依从性有关。与每周一次用药相比每月一次用药更易被患者接受，且两者对药物的依从性均优于每日一次用药。口服双膦酸盐容易发生胃肠道反应是患者不能耐受口服双膦酸盐的一个原因。静脉用双膦酸盐可以避免胃肠道反应，但最常见的不良反应是初次使用后最初几天的自限性流感样症状，主要由循环单核细胞和 T 细胞特异性亚群激活所介导。下颌骨骨质疏松性坏死是罕见的不良反应，多由于长期使用双膦酸盐引起。也有大量证据表明股骨不典型骨折与长期使用双膦酸盐有关。

降钙素是甲状腺 C 细胞合成并分泌的天然多肽激素。当血清钙水平较低时降钙素水平升高，但目前降钙素在人体中的精确生理作用还未完全清楚。成熟的破骨细胞表达降钙素受体，在体外，降钙素直接作用于破骨细胞而抑制骨吸收。目前降钙素有鼻喷剂和注射剂两种剂型。鲑鱼降钙素（每日 200IU）被批准用于治疗绝经后至少 5 年的骨质疏松症患者。也有研究发现应用降钙素可能增加癌症的发生风险。

狄诺塞麦是一种抗 RANKL 的人单克隆抗体，可以抑制骨吸收。通过阻止 RANKL 与破骨细胞前体细胞上的核因子 kappa-B 相互作用，抑制这些细胞的分化与功能，预防骨折。2010 年，FDA 批准应用狄诺塞麦（60mg，每 6 个月皮下注射）治疗骨质疏松性骨折高风险的绝经后女性和其他抗骨质疏松治疗无效的患者。2012 年 FDA 批准应用狄诺塞麦治疗高骨折风险的男性骨质疏松症患者。狄诺塞麦暂未通过我国国家食品药品监督管理局的批准。狄诺塞麦使用 3 年能够使所有椎体骨折的风险下降 68%，使新发椎体骨折风险降低 69%，非椎体骨折风险降低 20%，5 年后效果持久。虽然单次注射狄诺塞麦的临床有效性超过 6

个月，但与双膦酸盐治疗相比，停止治疗时 BMD 下降更快，但与双磷酸盐不同的是，狄诺塞麦本身没有嵌入骨结构，停用狄诺塞麦后，相关下颌骨骨质疏松坏死可以得到更快缓解。狄诺塞麦的不良反应主要包括局部皮肤反应以及非常罕见的蜂窝组织炎。

2. 促合成药物

（1）特立帕肽：特立帕肽（1-34 氨基酸多肽，Forteo）是人 PTH 类似物，低剂量使用时可以促进骨形成，特立帕肽增加皮质骨形成，提高骨强度，在椎体成形术或脊柱后凸成形术患者中，应用特立帕肽 18 个月能够减少相邻椎体再次发生脆性骨折的风险。与单独应用特立帕肽相比，使用特立帕肽之前使用雷洛昔芬能更有效改善 BMD。在开放性研究中，阿仑膦酸钠与特立帕肽联用时可以降低特立帕肽提高 BMD 的效果。另一项联合应用特立帕肽的研究中，与先前应用阿仑膦酸钠治疗的患者相比，先前应用利塞膦酸钠治疗的患者 BMD 提高更明显。这表明，需要更多的研究去探索以间断 PTH 治疗为基础的最佳联合治疗方案。特立帕肽的主要不良反应包括体位性低血压、一过性高钙血症，恶心，关节痛和腿部痛性痉挛。临床禁用于骨肉瘤高风险患者。

（2）雷奈酸锶：雷奈酸锶（Protelos）可以增加 BMD 并且降低椎骨和非椎骨骨折的风险。雷奈酸锶的保护作用是由于骨形成和骨吸收的解偶联，因此在增加功能性成骨细胞的同时降低破骨细胞的活性。具有抑制骨吸收和促进骨形成的双重作用。雷奈酸锶未被 FDA 批准，但是目前在欧盟已经被批准（口服 2g/d）限制性应用于双膦酸盐治疗失败或者禁忌的患者，以预防椎体和非椎体骨折。雷奈酸锶治疗目前已报道的不良反应包括皮疹和深静脉血栓。

（3）雷洛昔芬：选择性雌激素受体调节剂（SERMs），用于骨质疏松症的治疗。雷洛昔芬（Evista）能改善绝经后女性 BMD，并且在 1997 年被 FDA 批准用于绝经后女性骨质疏松症的预防。一项回顾性数据分析发现，雷洛昔芬与阿仑膦酸钠治疗队列相比降低骨折风险情况相似，在 RUTH 试验研究中雷洛昔芬治疗的不良反应包括致命脑卒中和静脉血栓栓塞的风险增加。因雷洛昔芬可降低乳腺癌的发病风险，2007 年 FDA 批准其用于乳腺癌高风险的绝经后女性的治疗。

骨质疏松性骨折的基础治疗包括卧床休息，镇痛物理疗法及支撑。镇痛药物可以选择对乙酰氨基酚、非甾体抗炎药，根据病情也可以选择阿片类药物与对乙酰氨基酚合用。慢性疼痛可以选择三环类抗抑郁药物。对于严重疼痛的患者，肋间神经阻滞能够短期缓解疼痛，必要时可以联合非药物治疗手段如经皮神经电刺激等。骨质疏松症骨折外科治疗包括复位、固定、功能锻炼和骨质疏松症治疗。对老年人有效治疗的目的在于及早恢复活动和功能及预防并发症，采用有利于早期恢复和稳定骨折的有效固定方法，对骨折稳定性的要求比解剖复位还重要。骨折卧床的患者，应用上述抑制骨吸收药物以便控制骨转换，减少骨量丢失。

第三节　老年骨质疏松症健康管理

一、社区健康管理

社区就诊可询问患者是否服用药物，并鼓励其持久且恰当的对骨质疏松症治疗的依从性，以减少骨折发生风险。

二、运动管理

1. **增强肌力练习**　提高肌肉质量的最佳康复治疗方法为增强肌力练习。肌力增强后不仅骨的强度提高，而且同时坚强的肌力可以保护关节免受损伤，而过分的负荷又可通过骨周围肌群的收缩得以缓解，从而避免骨折的发生。

2. **纠正畸形的练习**　骨质疏松症患者常出现驼背畸形，在无脊椎骨折时，主要由于疼痛而出现的保护性体位所致。做背伸肌肌力练习，增强背伸肌对脊椎的保护，并分散脊椎所承受过多的应力，可以牵伸挛缩，缓解部分症状。

三、预防管理

预防骨质疏松的发生与许多因素有关，有些因素是无法改变的。例如，遗传因素、民族、地理环境等；还有些因素是可以自我控制的。强调几点：①预防骨质疏松症要从儿童时期做起提高峰值骨量，增加抗骨质疏松的储备能力，进而延缓骨质疏松的发生，或减轻其程度；②重视营养卫生，重视蛋白质、维生素（特别是维生素 D、维生素 C）和钙、磷的补充，改变膳食结构，多摄入富含钙的均衡饮食，提倡每天饮用一杯牛奶、豆浆；③重视运动与健康的关系，自幼养成每日适度运动的良好习惯，并贯穿一生；④多接受日光浴；⑤改变不良的生活习惯；不吸烟，至少不要过度吸烟，不大量饮酒，不长年喝浓茶、浓咖啡；⑥某些药物对骨代谢有不良影响，用药时要权衡利弊，不随意用药，不滥用药物。

初级预防：有骨质疏松症危险因素，但尚未发生过骨折；或者有骨量减少者。预防的最终目的是避免发生第一次骨折。

二级预防：已有骨质疏松症，或已发生过骨折者，预防并给予治疗，最终目的是避免发生初次骨折或再次骨折。

（樊昌东）

参 考 文 献

[1] 李小鹰，王建业.哈兹德老年医学 [M].第 6 版.北京：人民军医出版社，2015.

[2] 刘忠厚.骨内科学 [M].北京：化学工业出版社，2015.

[3] 马远征，王以朋，刘强，等.中国老年骨质疏松症诊疗指南 [J].中国老年学杂志，2018，39（11）：2557−2575.

[4] Compston J, Cooper A, Cooper C, et al. UK clinical guideline for the prevention and treatment of osteoporosis[J]. Arch Osteoporos, 2017, 12（1）：43−45.

[5] Cosman F, de Beur S J, LeBoff M S, et al. Clinician's Guide to Prevention and Treatment of Osteoporosis[J]. Osteoporos Int, 2014, 25（10）：2359−2381.

第16章

老年慢性便秘

第一节　慢性便秘基础知识

一、病例摘要

患者，女，62岁。间断反复排便困难20年，加重10天，排尿不畅3天。自诉20年前无明显诱因出现排便困难，便不尽感，反复发作，伴大便形状及排便规律的改变，无黏液脓血便，无里急后重，否认恶心、发热等不适。适龄顺产三女，近20年间排便困难发作并逐步加重，近10天上述症状加重，3天前出现排尿不畅，遂就诊于门诊，门诊以"老年性便秘"收入院。体格检查：T：36.3℃，R：26次/分钟，P：82次/分钟，BP：115/70mmHg，一般状态尚可，心肺查体无显著异常，腹软，无压痛及反跳痛，肝脾肋下未触及，腹部无移动性浊音，肠鸣音正常。诊断：慢性老年性便秘。

二、概述

便秘（constipation）不仅是一种疾病，还是一种临床上最为常见的消化道症状。表现为粪便排出困难，便质干燥、坚硬、伴排便不尽感，肛门阻塞感甚至需用手法帮助排便。在不使用泻剂的情况下，7天内自发性排空粪便不超过2次或长期无便意。慢性便秘（chronic constipation）的发生率不少于2%，男女比例约为1:3，发病率随年龄增长而升高。

三、流行病学

慢性特发性便秘和腹痛是患者求助于医疗的最常见原因。心理性胃肠道异常、脾曲综合征和肠道易激惹仅仅是用于描述所谓的"功能性"症状的术语的一部分。每年全世界范围患者所购买的非处方泻剂消费额巨大。便秘在某些人群中更为常见，如低收入、女性、大于60岁以上及活动少、受教育程度较差的人群。

第二节　慢性便秘发生、发展及诊治

一、生理学

（一）动力学

结肠两种基本功能为吸收和推进。肠道吸收水分，某些电解质、短链脂肪酸和细菌代谢产物。结肠的基本活动方式为缓慢地向远端推进，充分揉搓并将其内容物充分暴露给黏膜表面。肠道内物质顺着压力梯度向前运动，其运动速度和容积与压力差、管腔直径和内容物的黏稠度有关。一餐所进食物可能仅需要 1 小时或 2 小时通过小肠，但可能经常需要 30 个小时通过结肠。结肠的长度和直径促使内容物和吸收黏膜之间的接触非常充分，这一过程增加了水分的吸收从而使粪便变硬，同时宽大的乙状结肠为远端存储提供了空间，因此，粪便体积较大时才能刺激排便。结肠通常有三种收缩方式，即短程和长程的单个收缩相、协调的收缩相、特殊的推进式收缩。

单个收缩相是整个胃肠道收缩运动的基本单位。短程收缩持续时间小于 15 秒，长程收缩持续 40~60 秒。单个收缩相在时间和空间上无协调性，在混合、揉搓和进行缓慢的远端推进方面较为有效。特殊的推进式收缩（如巨大移行收缩）产生强大的推动力，这是排便和内容物运动所必需的。尽管看起来是很简单的概念，但对于用来评价不同过程和条件下病理生理过程情况的生理技术，关于其相对价值还存在着相当大的争议，这是多方面问题的结果。首先，肠腔内容物差异较大（一端为液体，另一端为固体）；其次，取样经常不完整（以至于仅对乙状结肠进行了评估，而却将其特异性扩展到整个结肠上）；最后，假设动物模型足以代表人类的实验的观念也是不正确的。

即使在今天，我们也没有完全明确结肠的所有元素（如形态学、神经支配、功能）是如何整合在一起，从而产生协调的肠内容物运动的。同时，结直肠运动的正常范围及其在疾病中的变化也还有待于进一步加以定义。事实上，慢性便秘可能与结肠动力增加或减少有关，也许将来运动结肠动力联合同位素评估直乙状结肠推动动力可能会有所获益。

（二）排便过程

排便的全过程包括两个阶段，第一阶段是不自主的内容物被逐步推进直肠。此阶段是短程、长程以及巨大移行收缩的整体作用。第二阶段为排便行为，粪便被排出体外。若此过程出现差错，医师必须运用有组织的方法对这种相当常见的症状进行评估和治疗,以确保正确治疗的实施。应考虑进行某些特别的研究,尤其是生理学检查。

正常情况下,直乙状结肠的机械和生理保持力使远端直肠维持在空的萎陷状态。最初认为直乙状结肠的弯曲和皱襞以及 Houston 瓣可以延迟物质进入直肠,但目前对此假说是否成立存在疑义。对排便节制的维持或发生排便取决于感觉神经和运动神经冲动的相互作用。当粪便聚积在结肠,肠壁肌肉松弛,使得粪便再次存留,且体积不断累积扩大。肛管内的感觉受体确定肠腔内容物的性质为气体、液体或固体粪便。当传入神经末梢达到刺激阈值,便出现不自主的肛门反射,内容物下降而使直肠排空。结肠连续的功能性阶段协调其活性,并在粪块上方产生大幅蠕动波。同时,肠道远端部分和内括约肌松弛,远端括约肌收缩。如果开始排便,则出现有意识地外括约肌收缩受抑制。

直肠扩张是排便的刺激信号。当粪便进入直肠,内括约肌松弛,外括约肌收缩。在集中蠕动波推进时有意识地抑制外括约肌收缩,排便就会毫不费力地进行,或气体有选择地排出。在外括约肌收缩时,直肠壁肌肉松弛,粪便发生聚积。在几秒钟内,上述过程使排便的急切感消失,直到肠腔体积较大或出现括约肌功能受损。

如果需要有意识地努力以排便,通过关闭声门以收缩盆底肌(抵抗粪便向前运动和闭合远端肠腔)增加腹内压。横隔下降,腹壁的自主肌收缩,产生一个闭合系统。盆腔肌肉松弛产生盆底下降和原本成角的直肠变直。通过括约肌关闭肛管,直肠内压力上升,使得接下来的括约肌抑制导致粪便的排出。当自主括约肌在排便的努力过程中出现反常收缩,则称之为"梗阻性排便"或"肛门痉挛"。可以通过试验应用肛门内球囊测量出外括约肌完全抑制的点。当气囊体积达到150~200mL 时,直肠内压力达到 45~55mmHg。在排便结束时,停止收缩,盆地上升至正常位置并再次阻断肠腔。肛门括约肌出现反跳收缩,这被称之为关闭反射。

二、病因学

包括巨结肠在内的众多疾病可以与慢性便秘相关。其中包括各种神经异常(如多发性硬化)、糖尿病、结缔组织病(如硬皮病)。当然,医师必须明确患者是否服用了任何一种可能导致便秘的药物。在停止服用这些药物以后,肠道症状和结肠扩张的放射学表现可能完全缓解。

有学者阐述了另一种导致难治性便秘或排便问题的机制称之为盆底痉挛综合征。这是一种盆底肌肉的功能性异常,压力或企图排便的努力导致肌肉收缩而非松弛,从而产生生理性出口梗阻和排便不能。

排便问题的最后一个原因为结肠过度扩张,提示存在梗阻性原因。假性肠梗阻也称为 Ogilvie 综合征。

便秘的原因

1. 饮食原因 低纤维素摄入（在牙齿不好、贫穷情况下）。

2. 功能性情况 抑郁、意识错乱、厕所设施不充足、运动过少、精神病、大便失禁。

3. 药物 抗胆碱能药、抗抑郁药、麻醉剂和阿片制剂、铁剂、铋剂、抗帕金森药物、制酸剂（如铝剂）、抗高血压药物（如利尿剂、神经节阻断剂、钙通道阻断剂）、抗癫痫药、离子交换树脂、没有充分水化的膨胀性泻剂。

4. 内分泌和代谢及免疫疾病 甲状腺功能低下、甲状旁腺功能低下、糖尿病、低钾血症、慢性肾功能衰竭、妊娠、垂体功能减退、卟啉病、硬皮病、淀粉样变性、高钙血症。

5. 神经肌肉异常

（1）大脑：脑血管意外、帕金森病、颅内肿瘤。

（2）脊髓：马尾病变、脊髓脊膜突出、外伤（如脊索损伤）、多发性硬化、三期梅毒。

（3）外周：糖尿病、自主神经病变、查加斯病、先天性巨结肠病、刺激性泻剂滥用、长春新碱。

（4）功能性：出口梗阻（如肛门痉挛、梗阻性排便、盆底痉挛综合征）。

6. 结肠无力 慢传输性便秘，假性肠梗阻。

慢性重症便秘通畅指肠运动频率 5 天中少于一次，症状持续超过 18 个月。通常认为无论症状持续时间多久，在摄入每天含有 19g 纤维素的标准饮食前提下，每周肠运动少于 3 次称为便秘。在健康老年人群中，便秘的发生率随年龄增加而上升。便秘的一个重要的并发症为粪便嵌塞，尤其在老年人中多见，但最接近的原因、并发症和疾病可能与导致患者不能正常排便的环境有关。原因如下：大便失禁、假性腹泻、尿潴留、精神障碍和焦虑、直肠敏感性减低、心律失常、晕厥、自主反射障碍、气胸、缺氧、低血压、功能障碍性分娩、肠扭转、粪性溃疡、盲肠穿孔、痔、肛瘘、直肠脱垂。

三、临床表现

众多临床表现涵盖了源于便秘症状的广泛的临床诊断。可能包括甚至类似于急性腹部重症的严重的腹部症状和体征。甚至，有报道粪便嵌塞可导致肾积水。然而，更为常见的是，患者单纯地主诉为不能排便，可能没有疼痛，甚至不需要泻剂，或是患者主诉肠道运动差，以及腹胀伴有排便不充分，不完全或不够频繁，其中至少 80% 为妇女。但是，医师必须认识到可能出现以下的矛盾情况：

腹泻或大便失禁随之发生，而潜在问题实际上是便秘伴随了粪便嵌塞。虽然嵌塞是结肠梗阻的一个不常见的原因。在特定人群中，其发生率高达 50%。

在患有严重特发性便秘的女性患者中，通常在相对年轻的年龄发病，并以伴有严重腹痛和腹胀为特征。该综合征可能出现在婴儿或儿童时期，但通常在月经初潮时开始。需在此提醒的是便秘既是一个症状，也是一种疾病。它可能是一种运动异常，即结肠推进受损导致的，也可能是肛门括约肌功能异常导致，或是肠易激综合征的部分临床表现。另外，这种情况也可能继发于某种潜在的局部或系统性疾病进展。

四、评分系统

1996 年，Cleveland 临床小组发表了其便秘评分系统。这是基于对症状的一些问题的回答而进行的评分。作者观察到他们的预想评分系统与便秘患者的客观生理学异常相关性很好，在评估其严重性方面较为统一。Knowles 及其同事发表了他们的症状评分系统 -Knowles-Eccersley-Scott 症状（KESS）调查表，并相信其能在便秘诊断和辨别各病理生理亚型方面有所帮助。

五、便秘患者的病情评估

对于便秘患者必须获得全面的病史，尤其是有关排便频率、大便性状以及排便时间方面的内容，特别要注意的是排便时是否伴有疼痛、黏液或者出血，是否有排便不尽感，是否需要手法辅助排便。

（一）体格检查及内镜检查

要求任何具有肠道症状的患者都应该进行包括直肠指检、肛镜、硬性及柔性乙状结肠镜检查在内的一系列常规检查以评估病情。便秘是提示潜在肠道疾病的最常见症状之一。任何能影响到肠道的疾病都有可能引起便秘、如肛瘘、直肠脱垂、痔疮、良性及恶性肿瘤、憩室、直肠膨出等。外科医师必须尽量排除能引起便秘的肛门、直肠和结肠基础疾病。尽管俯卧位和特殊的检查台为查体提供了方便，但脱垂仍有可能被漏诊。让患者用力排便经常能发现意外的病变。收集评估肛门括约肌张力和收缩性的客观检查结果以及用针刺来简单评估感觉功能都很有帮助。是否进行结肠镜或钡灌肠检查取决于患者的病史、辅助检查以及目前的检查结果是否能圆满解释上述内容。

1. **直肠活检** 传统的观点认为，神经节细胞的缺乏是诊断先天性巨结肠的重要指标。现在认为，在做活检时把固有肌层包括在内以获得足够的标本量对阐明诊断是重要的，但是这种用于诊断直肠末端疾病的活检的主要问题在于，在正常情况下神经节细胞在这个位置上可能就是缺如的。Ricciardi 和同事们已阐明，通常情况下无神经节细胞肠壁到齿状线的距离是 2cm 或者 2cm 以下。

2. 腹部 X 线片及钡灌肠检查 腹部平片检查简单有效，所有存在腹胀症状的患者都需行此检查。患者如果存在结肠梗阻，就会出现盲肠明显扩张。而后者又是可能导致穿孔的潜在危险。尽管它不能明确诊断病因，但是可以提示解剖异常的程度并且决定是否进行外科干预。

便秘患者钡剂灌肠会提示有结肠显著扩张、大量粪便存留或肠道过长，但是钡剂灌肠并不是诊断结肠梗阻所必需，甚至有时会带来矛盾结果。如果医师用钡灌肠来诊断结肠的潜在病变，必须用水溶性造影剂，谨慎行此检查。对于病变范围较短的先天性巨结肠，钡灌肠并不出现典型的先天性巨结肠的直肠减压表现。相反，在没有神经节分布的病变肠段以上直肠出现肠腔扩张。

3. 排便造影（直肠排便造影） 排便造影的检查方法最好让患者坐在注水的装置上进行，可以得到盆腔和会阴的理想侧面投影，以便获得肛门直肠角的理想角度和直肠前向移位位置。因为解释一般都是客观的，所以以对片子本身的评价是非常重要的。耻骨直肠肌矛盾性收缩在排出变浓的钡剂时可以看到，或者可以看到内容物脱垂，而后者是可以引起大便失禁的诱因之一。另外，可以看到结肠疝、直肠疝、会阴部降低或者出乎意料的大便失禁。

4. 结肠通过试验 尽管腹部平片和钡剂灌肠检查在明确便秘是否是由机械性肠梗阻引起方面非常有用，但是这种检查并不能提供生理的或者功能性图片。简化的方法为让患者吞服 24 个不透 X 线的环状物的胶囊，避免服用泻药。5 天后拍腹部平片。

Schuster 把便秘分为四类。

（1）低张力性便秘：常见于儿童及老人，X 线片上可见到结肠扩张、松弛，结肠通过时间延长。

（2）痉挛性便秘：常见于炎症性疾病,并常与服用容积性泻药及解痉药有关。

（3）结肠惰性：在直肠乙状结肠以上部位出现不透 X 线的标记物排出延迟。

（4）出口梗阻：不透 X 线的标记物在直肠排出延迟可以证实出口梗阻，提示先天性巨结肠或排便梗阻（肛门痉挛）。

5. 闪烁扫描 尽管已经证实不透 X 线的标记物在鉴别正常人与通过时间延迟患者方面很有帮助，但在准确确定延迟部位方面却不是特别有效。食管通过功能扫描和胃排空功能扫描已经在临床中使用，小肠及结肠闪烁扫描检查刚刚问世却已经显示了良好的前景。闪烁扫描已经被推荐作为能够定量的、非侵入性的评价小肠通过功能的检查方法。

6. 肛门直肠测压 肛门直肠测压在大便失禁患者检查中的作用已被证实。具体方法通过给在直肠中的气囊充气，内括约肌缺乏反射性松弛，患者出现直肠肛门抑制性反射。这种生理性发现加上患者特征性的病史，被看作这种疾病的特异性表现。

7. 动力检查 Ferrara 及其在位于明尼苏达州 Rochester 的 Mayo 医院的同事用移动记录的方法测定肛门直肠动力，与通过时间延迟的便秘患者作为对照，计算禁食期间和吃饭后的动力学指标。便秘患者的直肠动力指标及肛管收缩频率比正常对照组要低。

8. 肌电图 肌电图在评价肛门失禁患者病情中的作用已有部分研究。但是，肛门外括约肌和耻骨直肠肌的肌电图表现在诊断耻骨直肠肌矛盾的或不适当的收缩方面却有另外的应用。排便时缺乏抑制性电活动是肛门痉挛的特异表现。且有学者认为肌电图的诊断效果优于排便造影检查。

9. 直肠感觉功能 直肠感觉功能通常用球囊扩张试验检查，且更为精密的检查方法为双电极环法。通常严重便秘患者电感觉阈值提高，提示直肠感觉神经病变。并期待更为精细的检查方法问世。

10. 会阴部运动神经末梢潜伏期 会阴部运动神经末梢潜伏期检查在大便失禁患者病情评价中的重要性已被阐述。24% 的患者会意外发现神经病变，此项发现与年龄及耻骨直肠肌出现矛盾性收缩有关，与肛管压力、运动单位电位恢复时间及多相性无关。

11. 心理状态 心理社会性疾病与女性严重便秘，特别是通过功能延迟型便秘是否有关一直有争论。通常功能正常的便秘患者心理不良应激积分显著高于通过功能延迟型患者及正常对照者。

六、内科治疗

便秘的治疗通常包括适当的饮食调节、运动以及常用的缓泻剂、灌肠或栓剂治疗。在没有器质性病变和并非需要特殊的内外科治疗的情况下，单纯性便秘的首要治疗是饮食调节。饮食调节主要包括增加纤维素的摄入，尤其是像麸皮这样的全麦谷物和蔬菜、水果。增加液体摄入量也有一定作用。

久坐者易患便秘，因此运动也是一种治疗便秘的方法，长期卧床可能导致如粪块嵌塞等的便秘并发症。在精神紧张和快节奏生活的情况下易发生肠道功能失调。工作繁忙的人可能会因为不方便停止工作而在有急迫便意时拒绝排便，但便意可能不会在一段时间后再出现，因此当他工作结束后尝试排便时，这就会变得很困难。

尽管便秘患者已予适当的饮食调节、规律的运动以及有便意时及时排便等有效的治疗方法，多数人还是倾向于认为需要泻剂治疗。通常外科医师只给术后患者应用泻药，而内科医师则经常劝说患者尽量避免应用泻药。但是由于媒体宣传暗示没有每天大便的习惯不利于健康，因此要打破人们对泻药的滥用是非常困难的，而且让保健工作者改变这种错误理解实际是不可能的。然而，部分患者确实需要并受益于泻药治疗。作为内科医师来说，拒绝给确实需要导泻治疗的患者应用泻药或过分渲染泻药的依赖性和副作用则是另一种极端，尤其对老年患者不能如此。见表16-1。

表 16-1　泻药分类

种　　类	药　　物
刺激性	鼠里皮
	番泻叶
	二羟蒽醌
	酚酞
	双醋酚丁
	比沙可啶
	蓖麻油
	硫酸镁
	氧化镁乳剂
	柠檬酸镁
泻盐	硫酸钠
	磷酸钠
	磷酸钾
	酒石酸钠钾
渗透性	聚乙二醇及其溶液
	车前制剂
	甲基纤维素
	羟甲纤维素钠
溶剂性	琼脂
	黄芪胶
	麸皮
	矿物油
润滑剂	多库脂钠
	多库脂钙

　　1. 刺激性泻剂　刺激性泻剂通过刺激局部结肠黏膜或作用于肌间神经丛使肠蠕动增加而产生导泻作用，其副作用为肠绞痛和腹泻，肠绞痛的次数和腹泻的间隔时间表现为剂量依赖性，这些药物可以相互更换使用，跟其他种类的泻剂相比，

刺激性泻剂不适宜用于肠梗阻、腹膜炎和剖腹手术尤其是肠切除术后的患者。

2. 泻盐 泻盐通过盐离子在肠腔内不易被吸收而产生的渗透压来发挥导泻作用。当服用硫酸镁、磷酸镁、酒石酸镁等泻盐后，可阻止肠腔内水分的吸收，致肠内容物体积增大，刺激肠道蠕动而促使肠内容物排出。药物起效时间取决于药物的剂量，通常在3~6小时。尽管泻盐相对安全，但在某些情况下仍需慎用，例如肾脏疾病患者服用含镁泻剂后，可能引起大量镁离子在体内聚集，而导致中枢神经系统和神经肌肉的抑制。另外，含钠的泻盐不宜用于心脏病和炎症性肠病的患者。

泻盐可作为肠道手术和钡灌肠检查前的肠道准备用药。但是在同等剂量的情况下，其导泻作用不如刺激性泻药强。值得一提的是，泻盐还可用于灌肠，使用较小剂量的浓缩盐溶液可在远端结肠发挥快速的、彻底的导泻作用，这尤其适用于直肠乙状结肠镜、纤维乙状结肠镜检查和肛门手术前的肠道准备，治疗方面，泻盐用于较松软的粪块嵌塞效果很好，但是，目前还没有一种可作用于降结肠、乙状结肠和直肠的口服泻药，而这正是理想化的泻药。

3. 渗透性泻剂 渗透性泻剂通常为口服的含水溶性成分的结肠灌洗电解质溶液。渗透性泻剂能够快速导泻和净化肠道，即使这个过程中会摄入大量液体，但实际上并不引起离子的吸收和丢失。其主要问题在于肠内容物增加、摄入大量液体的过程和难喝的咸味所带来的不适。尽管有一些针对以上问题的改进措施（如给予鼻饲或经管喂食），但患者仍常常出现恶心、腹胀。

渗透性泻剂常用作结肠镜、钡灌肠检查或结肠手术前的肠道清洁药物。也可用于治疗较严重的便秘，配合液体灌肠效果更好。

4. 容积性泻剂 容积性泻剂由人工合成的或天然的多糖和纤维素类物质组成，服用后不被吸收并可在肠道内变得膨胀松软。其主要通过增加粪便体积起作用，也可在肠道内形成柔软的凝胶而润滑大便促进排出。与泻盐和刺激性泻剂相比，容积性泻剂的作用机制更加温和自然。其作用缓和，一般在服用12~72小时起效。另需注意，所有的容积性泻剂服用时均需多饮水。容积性泻剂副作用轻微，但也有使用不当而导致肠梗阻的报道。

5. 润滑剂 润滑剂可以润滑大便而不刺激肠道蠕动。矿物油，一种不被吸收的石油产品，就是润滑剂的一种。正是由于矿物油对大便的润滑作用，它对那些必须绝对避免精神紧张的患者很有帮助。然而，矿物油有很多副作用和禁忌证。肛周手术后患者使用矿物油会产生强烈的刺激和瘙痒，而且在伤口愈合部位可能形成肉芽肿。如果服用的矿物油被误吸会导致致死性的脂质性肺炎。如果矿物油在肠道被吸收入体内，则可能在肠系膜淋巴结，肠黏膜，肝和脾等部位形成肉芽肿。最后一点，因为矿物油对粪便的润滑作用，包绕油脂的粪便通过肛门时不能引发肛门括约肌的松弛，因此长期使用矿物油可能导致肛门括约肌功能丧失。

可吸收的油类，如橄榄油，棉籽油和玉米油，也有润滑大便的效果。但它们的服用会导致能量摄入增多。多库酯钠和其他乳化剂也可用作润滑剂。它们在工业方面广泛应用于促进水和酯类物质的混合。医学上常用于肛门手术后的大便软化剂。

6. 灌肠剂 灌肠剂实际上不属于泻剂的一种，而应认为是治疗便秘的一种方法。可用于灌肠的物质有很多种，包括自来水、肥皂水、盐溶液、植物油、过氧化氢溶液、牛奶、蜂蜜等，对某些特殊患者甚至可以用香槟酒灌肠。

以下是灌肠的一些适应证：

（1）手术、分娩、对比放射学检查和内镜检查前的肠道准备。

（2）与手法协助共用治疗粪块嵌塞。

（3）清除检查后留在肠道内的钡剂，防止其浓缩。

（4）某些外科治疗后用于刺激肠道运动促进排便。

（5）解除某些结肠梗阻，例如接近直肠乙状结肠癌肿的嵌塞。

（6）用于排泄障碍患者，尤其适用于由神经功能紊乱引起者。

7. 栓剂 栓剂的成分可以包括甘油、二羟蒽醌、多库酯钠、番泻叶，或可以释放出二氧化碳的物质。栓剂的生产厂家宣传称适用灌肠剂的情况均适用栓剂，但是其二者疗效的比较有待于进一步验证。通常认为，栓剂的使用方法更为简单。因此当二者疗效相同时，使用栓剂通便可能更容易被患者接受。

8. 药物治疗 某些药物对神经传递的过程影响复杂，胆碱能药物和麻醉药拮抗剂实际应用于治疗便秘的效果还未得到证实。然而，我们希望找到一种可以特异性增强肠道运动而并非刺激肠道的药物。促动力药是一类能增加消化道本身动力的药物。甲氧氯普胺是其中一种，它主要作用于上消化道。另一种促动力药物是西沙比利，对下消化道动力性疾病治疗效果较好。

生长抑素也被认为具有激发和推动肠道运动作用。曲美布汀也可用于缓解肠道功能性疾病所带来的腹痛，便秘等症状。这种化合物可以和消化道中多种调节消化道动力性兴奋和抑制的受体亚型相互作用。且这种药物在治疗慢性特发性便秘方面有一定应用价值，并对结肠通过时间延长这一病理生理过程进行了详细阐述。

七、相关疾病

1. 粪性溃疡 坚硬、干结、大的粪块可引起结肠或直肠的溃疡，甚至进一步导致穿孔。这种情况多见于长期卧床的便秘患者。溃疡常表现为直肠乙状结肠内沿肠系膜对立面的孤立性病损，但也可呈多发性溃疡，也可累及近端的肠道甚至是没有梗阻的肠道。粪性溃疡的发病率还没有确定数字，根据尸检结果显示其发病率大于5%。粪性溃疡以及因其穿孔需急诊手术的患者都可能会被误诊为憩室炎穿孔。事实上，一项系列研究表明，只有11%的患者在手术前得到正确诊断。粪性溃疡一个较少见的症状是出血，但是对于下下消化道出血的基本检查方法很难发现真正的病因。很可能一个被诊断为血管发育不良的消化道出血的患者，其真正的病因是粪性溃疡。粪性溃疡的患者可出现穿孔：穿孔呈圆形或卵圆形，直径大于1cm，位于肠系膜对立面；结肠内可见粪块，可伸出穿孔位置，也可能落入腹腔；显微镜下可见局部压迫性坏死、溃疡或慢性炎症；除外其他可能引起穿孔的疾病。研究人员还指出，粪性溃疡穿孔的发病率可能比预想的要高。

粪性溃疡的病理表现本身无特异性。镜下可见与粪块大小一致的上皮缺失，肠壁随着进行性损害出现坏死并最终导致穿孔。如果医师在穿孔部位远端发现粪块或穿孔边缘可见坏死，则粪性溃疡穿孔的诊断在某种程度上可以确立。

治疗方法的选择取决于病变的程度、患者的情况和其他因素。如果不合并穿孔，应尽量让患者排出粪块以减少溃疡压迫性坏死的危险。合并穿孔的情况下，最重要的是清除腹腔内可能导致脓毒血症的病灶。受累肠段予以切除，并由外科医师决定是否实施吻合。

从文献中可以看出，粪性溃疡的死亡率很高。这可归于多种因素，其中结肠穿孔和腹膜炎的发生率和死亡率高是比较重要的一点。另外，患者多为老年，其主要的基础疾病也增加了患者的危险。有学者认为，不采取受累结肠切除术而只是远端简单缝合和近端造瘘也促使了高死亡率的发生。他们强调指出病变累及的是一段结肠，而仅仅把注意力集中在穿孔的局部是不够的。

2. 粪块嵌塞 粪块嵌塞在外科患者中很常见。其诊断并不困难，除非嵌塞部位超过了肛门指诊所能触及的范围，在这种情况下，患者的病史和腹部X线平片常有助于诊断。粪块嵌塞可引起多种并发症，其中最常见的是大便失禁。

以下是其他可能出现的较严重的并发症：

（1）粪性溃疡。

（2）大肠梗阻。

（3）远离直肠部位的穿孔，尤其盲肠多见。

（4）因缺血继发的坏疽。

（5）自发性反射功能障碍。

（6）用力过度导致的气胸。

（7）缺氧。

（8）其他相关结直肠病变（如痔、直肠脱垂、肠扭转）。

治疗方法通常包括手法协助、缓泻剂和大容量或保留灌肠。考虑到患者的安全和舒适起见，理想的手法协助应在手术室进行，同时给予全身或局部麻醉。医师应戴双层手套以减轻异味污染。打碎粪块的方法为剪切，但有些情况下也需要使用较大的钳夹。当较大体积的粪块被除去后，可用等张盐水通过较粗的导尿管冲洗上段结肠。使用膀胱镜的操作标准来冲洗非常有效。经过上述方法处理后，行乙状结肠镜检查所见基本正常。

另一种治疗粪块嵌塞的方法为脉冲式灌洗促排器。这种装置可在医院各科室间移动使用，它由贮水池和灌洗／排水系统两部分组成，该方法简单、快速、有效。

八、诊断

1. **慢传输型便秘**　即肠道运输能力减弱引起的便秘。以年轻女性多见，排便次数减少，每2~3天或更长时间排便一次。常伴有腹部膨胀和不适感。作结肠传输时间测定时可发现全结肠传输慢或乙状结肠、直肠传输延迟。

2. **直肠前突**　多见于女性，因直肠阴道隔薄弱，长期在排便时粪便的压迫下向阴道凸出引起便秘。排便困难是本病的突出症状。直肠指检是主要诊断手段，可触及直肠前壁有明显薄弱松弛区域，排便造影可直接显示直肠前突宽度和深度。

3. **直肠黏膜脱垂**　因直肠黏膜松弛、脱垂，排便时形成套叠，堵塞肛管上口，引起排便困难。用力越大，梗阻感越重。排便造影可见在直肠侧位片上用力排便时的漏斗状影像。直肠指检可发现直肠下端黏膜松弛或肠腔内黏膜堆积。

4. **耻骨直肠肌综合征**　耻骨直肠肌痉挛性肥厚致使盆底出口处梗阻，引起便秘。本病特征为进行性、长期、严重的排便困难。直肠指检时可感到肛管紧张度增加，肛管测压时可见到静息压及收缩压均增高；肛管肌电图检查发现耻骨直肠肌、外括约肌反常电活动；结肠传输功能检查时可发现明显的直肠滞留现象。

5. **盆底痉挛综合征**　正常排便时，耻骨直肠肌和肛管外括约肌松弛，使肛管直肠角变大，肛管松弛，便于粪便排除。若排便时以上两肌不能松弛，甚至收缩，则会阻塞肠道出口，引起排便困难。直肠指检是本病的重要检查方法，可触及肥厚的呈痉挛状的内括约肌。直肠测压时肛管静息压升高。排便造影时发现肛管直肠角在用力排便时不变大甚至变小。

九、治疗

1. **非手术治疗**　慢性便秘宜先行非手术治疗，如多食纤维素性食物，养成定时排便习惯等，必要时可辅用泻剂、栓剂或灌肠。经非手术治疗无效时，考虑手术治疗。

2. **手术治疗**　手术治疗的目的主要针对粪便在输送和排出过程中的两种缺陷：出口梗阻型便秘需依据出口梗阻的原因做出相应处理，慢传输型便秘则需切除无传输力的结肠。有时两种病因同时存在，因此应慎重选择手术治疗方案。

（1）结肠切除术：主要有两种术式：全结肠切除、回肠直肠吻合术和结肠次全切除、盲肠直肠吻合术。主要用于结肠慢传输型便秘的治疗，手术效果肯定。

（2）直肠前突修补术：用于直肠前突的治疗，分闭式修补和切开修补术两种，手术目的都是修补缺损的直肠阴道隔薄弱区。临床上以经直肠切开修补的 Sehapayah 术较为常用，方法是在齿状线上方的直肠前正中作纵切口，深达黏膜下层、向两侧游离黏膜瓣后，用肠线间断缝合两侧肛提肌边缘 3~5 针，然后缝合黏膜切口。

（3）用特殊的痔治疗吻合器或直线切割闭合器。环形或纵行切除部分直肠黏膜，并使直肠黏膜固定，对直肠前突、直肠黏膜脱垂有一定疗效。

（4）直肠固定术：主要用于直肠脱垂的治疗。方法有经肛直肠黏膜固定术和经腹直肠固定术。

（5）耻骨直肠肌部分切除术：用于耻骨直肠肌综合征的治疗。

慢性便秘原因复杂，不同的病因应采用不同的手术方式，慢传输型便秘与出口梗阻型便秘或两种以上原因的便秘有时可以同时存在，术前诊断不完全是术后便秘复发及手术效果不佳的重要原因。

第三节　慢性便秘健康管理

吃喝拉撒是我们每个人一天当中必须要做的事情，也是一个吐故纳新的过程，那么怎么使我们的排便过程更加顺畅，是一个重要课题，所以我们的健康管理原则是：一要注重饮食，二要强调预防。

一、饮食管理

合理安排膳食：要求每天进食蔬菜大于 150g，水果大于 100g，忌食辛辣刺激性食物，膳食纤维丰富的食物：红薯、玉米、芹菜、香菜、萝卜、香蕉等，促使肠蠕动增加，润肠通便的食物：蜂蜜、芝麻、核桃、酸奶等。

足够的水分：早餐前半小时喝杯水或热果汁，每天至少摄入 2000mL 水。

二、运动管理

关于运动的话我们要改变少运动、久坐不动这样的坏习惯可以通过快走、慢跑来增加运动量。顺时针的腹部环形按摩这样来增加肠蠕动防止便秘。

三、排便规律管理

我们要根据我们的生活规律，要最好是固定时间能够排便，结肠活动在早晨起床以后或者是早餐以后，最为活跃。所以这个时候的胃肠反射最强，因此最理想的排便时间是早餐以后。那么对于便秘的患者，我们可以在早晨起床或者在早餐以后两小时，你去尝试着排便，希望能够养成规律的相对固定的时间进行排便。

四、不良排便干预手段

对于粪便干结的顽固性的慢性便秘的患者，可以采用喝油法。那么当然也可以到医院里去获取液状石蜡，可以达到滑肠通便的作用。

使用开塞露等简易通便剂，检查药液的颜色性状，打开开塞露尖端的盖子，先挤出一点开塞露润滑尖端，防止尖锐的前端损伤便秘者的肠黏膜，一手辅助暴露肛门，一手经肛门插入开塞露。插入时告知患者张口呼吸，手法要轻。将开塞露全部挤入直肠内告知患者保留 5~10 分钟后再排便。

自制肥皂栓的话，我们可以用普通的肥皂削成圆锥形的，底部直径大约1 厘米，长约 3~4 厘米就可以了。使用时可以戴手套或手垫纱布将肥皂栓先泡在热水中软化，然后轻轻插入肛门。

对于严重便秘者，我们也可以采用灌肠，当然我们要注意肝性脑病的患者要禁止用肥皂水。灌肠要特别留意他的血压、心率以及患者的恶心等症状。

五、预防

（1）有明确致病原因者，去除病因即可预防慢性便秘发作。
（2）慢性便秘患者应该调节饮食习惯，积极运动预防便秘发生。

（孙　亮）

参 考 文 献

[1] Sandler R S, Jordan M C, Shelton B J. Demographic and dietary determinants of constipation in the US population[J]. Am J Public Health, 1990, 80: 185－187.

[2] Sarna S K. Physiology and pathophysiology of colonic motoractivity: part on[J]. Dig Dis Sci, 1991, 36: 827－829.

[3] Cambell W L. Cathartic colon:reversibility of roentgen changes[J]. Dis Colon Rectum, 1983, 26: 445－447.

[4] Ogilvie H. Large-intestine colic due to sympathetic deprivation: a new clinical syndrome[J].Br Med J, 1948, 2: 671－678.

第17章

类风湿关节炎

第一节　类风湿关节炎基础知识

一、病例摘要

患者，62 岁，女性，因"对称性多关节肿痛 5 年"就诊。该患者 5 年前无明显诱因出现双手掌指关节、近端指间关节、双腕关节、双肘关节、双膝关节肿痛，伴晨僵，活动 2 小时晨僵可减轻，患者未予重视，未经规律诊治，间断自行口服非甾体抗炎药，症状时好时坏。1 年前开始出现双肘伸侧皮下硬结，无压痛，不易活动，患者双手逐渐出现尺侧偏斜、双肘伸直受限。病程中，患者伴颞颌关节疼痛，伴口干，无皮疹、眼干、反复口腔溃疡、腮腺肿大、龋齿、双手遇凉变色、皮肤肿硬。体格检查：一般状态尚可，神清语明，体温：36.6℃，结膜无苍白，巩膜无黄染。肺部听诊呼吸音清，未闻及干湿啰音，心率 72 次 / 分钟，未闻及早搏及病理性杂音。腹平坦，全腹无压痛、肌紧张、反跳痛，无移动性浊音，肠鸣音 4 次 / 分钟。双下肢无水肿。舌苔可。周身未见皮疹。双手掌指关节、近端指间关节、双腕关节、双肘关节、双膝关节肿胀，压痛阳性。双手尺侧偏斜，部分手指"天鹅颈"样畸形。双肘伸直受限。辅助检查示：类风湿因子和抗 CCP 抗体：阳性，红细胞沉降率和 C 反应蛋白高。诊断：类风湿关节炎。

二、概述

类风湿关节炎（rheumatoid arthritis，RA）是一种常见的以关节破坏为主要表现的全身性自身免疫性疾病，主要临床表现是慢性、对称性、持续性关节炎，其病理改变是滑膜炎和血管炎。本病关节受累主要以掌指关节、近端指间关节、腕关节、膝关节、足趾关节为主，为对称性关节炎。类风湿关节炎患者可出现关节软骨和骨的破坏，最终导致关节畸形、关节活动障碍、生活质量下降，所以早诊断、早治疗至关重要。类风湿关节炎的病因和发病机制尚不明确，研究显示可能与遗传、自身免疫、环境、性激素等多种因素相关。流行病学调查结果显示，类风湿关节炎可发生于任何年龄，且女性多发，男女患病比例约 1 : 3。

第二节　类风湿关节炎诊断与治疗

一、病因

类风湿关节炎的病因较为复杂，研究发现其病因主要是遗传因素、内分泌因素、环境因素等共同作用下导致免疫功能紊乱，从而诱发一系列免疫反应，产生自身抗体、炎症因子，进而出现关节肿痛等临床表现。

1. **遗传易感性**　类风湿关节炎的发病与遗传因素密切相关。流行病学调查显示，类风湿关节炎患者其一级亲属患病率为 11%，类风湿关节炎患者其同卵双胞胎患病率 15%~20%，明显高于普通人群 0.32%~0.40% 的发病率。研究发现 HLA-DRB1 基因参与了类风湿关节炎的发病。

2. **内分泌**　女性患者发病率明显高于男性患者，提示性激素参与类风湿关节炎的发病过程。此外，研究发现，糖皮质激素、催乳素、促肾上腺皮质激素也参与了类风湿关节炎的发病。

3. **环境因素**　阴冷、潮湿的环境可能会导致类风湿关节炎的发生或加重类风湿关节炎患者的病情。

4. **感染**　研究发现人体感染细菌、病毒、支原体等微生物后，可能会激活淋巴细胞，分泌致炎因子，产生自身抗体，从而导致类风湿关节炎的发生。

5. **吸烟**　吸烟能够显著增加类风湿关节炎发生的风险，且吸烟与抗环瓜氨酸肽抗体阳性的类风湿关节炎密切相关，同时有研究发现吸烟与类风湿关节炎病情严重程度相关。

二、发病机制

类风湿关节炎的发病机制尚未完全明确，研究显示其发病与免疫功能紊乱密切相关。外来的抗原或自身内源性抗原被 MHC-II 型阳性的抗原提呈细胞，提呈给活化的 CD4$^+$T 细胞，启动特异性免疫应答，释放肿瘤坏死因子、白介素 -1 等可溶性介质，进而促进滑膜增生，产生炎症反应，导致骨破坏。

三、病理

1. **关节病变**　类风湿关节炎的基本病理表现是滑膜炎。病变早期关节腔内滑膜水肿，大量单核细胞、浆细胞、淋巴细胞、中性粒细胞浸润，同时伴有滑膜细胞坏死、纤维素样物质沉积。病变逐渐加重，滑膜变得肥厚，形成绒毛样突起，自关节软骨边缘逐渐向软骨面延伸，阻断软骨和滑液的接触，影响其营养的供应，同时其可释放某些物质对关节软骨、软骨下骨、韧带等组织进行侵蚀。该绒毛样突起叫血管翳，有较强的破坏作用，是造成关节破坏、融合、畸形、功能丧失的病理基础。

2. 关节外病变　类风湿结节可出现在类风湿关节炎患者的任何部位，结节中央是纤维素样坏死组织及免疫复合物沉积，结节外侧为纤维肉芽组织浸润。

类风湿关节炎患者可伴血管炎表现，其关节外的任何组织都可受累，主要表现动静脉血管管壁淋巴细胞浸润、免疫球蛋白和补体沉积，使管壁增厚、管腔狭窄，从而引起一系列脏器缺血表现。

四、临床表现

类风湿关节炎患者的临床表现个体差异很大，关节病变是其最主要和最常见的症状，其血管炎样病变可使全身各个脏器受累。此外，类风湿关节炎患者可伴乏力、低热、体重下降等全身症状。

（一）关节表现

1. 关节肿胀　因关节腔积液、滑膜增生、关节周围软组织水肿所致。所有受累关节均可出现关节肿胀，以近端指间关节、掌指关节、双腕关节受累最常见，双手近端指间关节主要表现为梭形肿胀，严重膝关节肿胀患者查体可表现为浮髌试验阳性。

2. 关节疼痛与压痛　关节疼痛与压痛往往是类风湿关节炎患者最早出现的关节症状，主要受累关节为近端指间关节、掌指关节、腕关节，其次足趾关节、膝关节、踝关节、肩关节、髋关节、颞颌关节、颈椎关节。关节受累多呈对称性、持续性。

3. 晨僵　指患者休息后关节出现僵硬、胶着感、活动不灵，尤以晨起为著。晨僵可作为评价病情活动的评价指标，其持续时间超过 1 小时者意义较大。

4. 关节畸形　对于病史较长，未经规律治疗的患者，可逐渐出现关节畸形。主要为血管翳破坏软骨及软骨下组织，造成关节融合、强直。此外关节周围肌肉的萎缩、痉挛可加重关节畸形。类风湿关节炎患者常见的关节畸形有腕关节强直、掌指关节的半脱位、手指尺侧偏斜、"纽扣花"样畸形、"天鹅颈"畸形。

5. 关节功能障碍　关节肿痛及畸形可引起关节活动障碍，从而影响生活质量。美国风湿病学会将因患类风湿关节炎而影响生活能力的程度分为 4 级：①Ⅰ级：能照常进行日常生活及各项工作；②Ⅱ级：可进行一般的日常生活和某种职业工作，但参与其他项目的活动受限；③Ⅲ级：可进行一般的日常生活，但参与某种职业工作或其他项目的活动受限；④Ⅳ级：日常生活的自理和参与工作的能力均受限。

（二）关节外表现

1. **类风湿结节**   是类风湿关节炎较特异、较常见的关节外表现。类风湿结节多出现在类风湿因子阳性的患者中，其出现提示病情活动。类风湿结节可出现在身体的任何部位，但多位于关节伸面、关节隆突及受压部位的皮下，如前臂伸面、尺骨鹰嘴突附近、跟腱等部位，结节多质硬、无压痛。

2. **类风湿血管炎**   常见于类风湿因子阳性的类风湿关节炎患者，可表现为瘀点、紫癜、皮肤溃疡、指端梗死、指（趾）坏疽、巩膜炎、角膜炎等。

3. **肺部受累**   肺间质病变是最常见的肺部受累表现，主要症状是活动后气短、干咳，病史较长、肺部病变较重的患者可出现杵状指、肺动脉高压。类风湿关节炎患者也可出现胸膜炎表现，主要为渗出性胸腔积液。部分类风湿关节炎患者肺部影像学检查可见单个或多个结节，为肺内类风湿结节。尘肺患者合并类风湿关节炎时可出现大量肺结节，称为 Caplan 综合征。

4. **心脏受累**   心包炎是最常见的心脏受累表现，多见于病情活动、类风湿因子阳性的患者。此外少数患者可出现冠脉受累、心肌损害、瓣膜受累。

5. **血液系统**   本病最常见的血液系统受累为正细胞正色素性贫血，贫血程度与病情活动度相关。此外类风湿关节炎患者长期服用非甾体抗炎药，从而导致胃肠道慢性失血，血常规可提示小细胞低色素性贫血。类风湿关节炎患者可伴脾大、中性粒细胞减少，该三联征称为 Felty 综合征，部分患者甚至出现血小板低。

6. **神经系统**   神经系统表现主要因神经受压所致，如正中神经受累可出现腕管综合征，颈椎病变可引起脊髓受压，表现为双手感觉异常。此外类风湿血管炎小血管受累可出现缺血性多发性单神经炎。

7. **胃肠道**   类风湿关节炎患者胃肠道受累主要为长期口服非甾体抗炎药引起的上腹部不适、腹痛、恶心、消化道出血。

8. **眼部病变**   最常见的表现是干眼症，是类风湿关节炎继发干燥综合征的一种表现。此外因类风湿血管炎还可出现巩膜炎、角膜溃疡等。

9. **肾脏病变**   类风湿关节炎血管炎表现很少累及肾脏，偶见肾淀粉样变报道。

五、实验室及影像学检查

（一）血液系统

类风湿关节炎患者可有轻至中度贫血，贫血程度与病情活动度相关。白细胞及分类多正常，病情活动时患者血小板可升高。

（二）炎症指标

红细胞沉降率和C反应蛋白在病情活动时可升高，病情缓解时可降至正常，其升高程度与病情活动程度相关。

（三）自身抗体

1. **类风湿因子**　是一种自身抗体，主要针对IgG Fc片段抗原，见于约70%的类风湿关节炎患者，但其特异性较差，在部分健康人群、原发性干燥综合征、慢性感染患者其也可呈阳性。

2. **抗角蛋白抗体谱**　包括抗环瓜氨酸肽抗体（CCP）、抗角蛋白抗体（AKA）、抗核周因子抗体（APF）、抗聚丝蛋白抗体（AFA）。其中抗CCP抗体的敏感性及特异性均较高，是类风湿关节炎早期诊断的特异性指标，且与类风湿关节炎病情严重程度相关。

（四）补体及免疫球蛋白

大部分类风湿关节炎患者病情活动时可伴免疫球蛋白升高、补体轻度升高或正常，少数伴血管炎患者可出现补体降低。

（五）关节液

类风湿关节炎患者病情活动时可伴关节腔积液，积液多呈淡黄色、透明、黏稠状，关节液中白细胞计数、中性粒细胞明显增多。关节液的检查可协助临床医师进行对感染性关节炎、痛风性关节炎的鉴别诊断，但不能通过关节液的检查来确诊类风湿关节炎。

（六）影像学检查

1. **X线检查**　是类风湿关节炎患者最常用的检查方法，其对该病的诊断、关节病变的严重程度有重要意义。类风湿关节炎患者可依其X线改变分成如下四期：①Ⅰ期：见关节周围软组织肿胀，关节附近骨质疏松；②Ⅱ期：关节间隙变窄；③Ⅲ期：关节面出现虫蚀样改变；④Ⅳ期：关节半脱位，关节破坏后的纤维性和骨性强直。

2. **关节超声检查**　相对价格低廉，可见关节腔积液、软骨破坏、滑膜增生情况。

3. **CT检查**　可见骨质破坏情况，但不能明确软组织及滑膜病变情况。

4. **MRI检查**　可见关节周围软组织病变、关节腔积液、骨髓水肿、滑膜增生情况，对病史较短的类风湿关节炎患者诊断较有意义，但其费用较高。

5. 关节镜及针刺活检　关节镜检查对诊断及治疗均有意义，但相对费用较高。针刺活检创伤小、操作简单，可用于临床。

六、诊断

类风湿关节炎的诊断主要依靠患者病史、临床表现、体征、实验室检查及影像学检查。目前使有类风湿关节炎的诊断标准分别为 1987 年美国风湿病学会（ACR）修订的分类标准及 2010 年 ACR 和欧洲抗风湿病联盟（EULAR）联合提出的分类标准。前者对于不典型的、早期的类风湿关节炎易出现漏诊。具体分类标准见表 17-1、表 17-2。

表 17-1　1987 年美国风湿病学会类风湿关节炎分类标准

	注　释
晨僵	关节或其周围晨僵持续 ≥1 小时，病程 ≥6 周
≥3 个关节区的关节炎	医师观察到以下 14 个关节区域（双侧的近端指间关节、掌指关节、腕关节、肘关节、膝关节、踝关节、跖趾关节）中至少 3 个软组织肿胀或积液（不是单纯骨隆起），病程 ≥6 周
手关节炎	近端指间关节、掌指关节、腕关节炎中，至少有 1 个关节肿胀，病程 ≥6 周
对称性关节炎	两侧关节同时受累，其中双侧近端指间关节、掌指关节、跖趾关节受累时，不一定绝对对称，病程 ≥6 周
类风湿结节	医师观察到在骨突部位、伸肌表面或关节周围有皮下结节
类风湿因子阳性	任何检测方法证明血清类风湿因子含量升高，且该方法在正常人群中的阳性率 <5%
影像学改变	在手和腕的后前位处有典型的类风湿关节炎的影像学改变，必须包括骨侵蚀或受累关节及其邻近部位有明确的骨质脱钙

以上 7 条满足 4 条或 4 条以上并排除其他关节炎即可诊断类风湿关节炎。

表 17-2　2010 年 ACR/EULAR 类风湿关节炎分类标准

	评　分
受累关节	
1 个中大关节	0
2~10 个中大关节	1
1~3 个小关节	2
4~10 个小关节	3
>10 个小关节	5

续表

	评 分
血清学	
RF 和抗 CCP 抗体均阴性	0
RF 和抗 CCP 抗体低滴度阳性	2
RF 和抗 CCP 抗体高滴度阳性（＞正常上限 3 倍）	3
滑膜炎持续时间	
＜6 周	0
≥6 周	1
急性时相反应物	
ESR 和 CRP 均正常	0
ESR 或 CRP 均增高	1

以上评分总分 ≥6 分即可诊断类风湿关节炎（大关节包括肩关节、肘关节、髋关节、膝关节、踝关节；小关节包括掌指关节、近端指间关节、第 2~5 跖趾关节、腕关节）。

七、鉴别诊断

1. **骨关节炎** 本病常见于中老年人，主要累及膝、髋等负重关节或手远端指间关节，患者无晨僵或晨僵持续时间较短，疼痛多在活动时或活动后加重，休息后可减轻。骨关节炎患者远端指间关节受累可形成特征性赫伯登（Heberden）结节，近端指间关节受累出现布夏尔（Bouchard）结节。该病患者血清类风湿因子、抗环瓜氨酸肽抗体等自身抗体阴性，X 线检查可见关节间隙狭窄、骨赘形成。

2. **痛风** 本病多急性起病，男性多发，第一跖趾关节、膝关节、腕关节、手指关节均可受累，急性发作时受累关节主要表现为红、肿、热、痛，疼痛剧烈。发作可呈自限性，多于 2 周内症状可自行缓解。实验室检查血尿酸水平大多增高，血清类风湿因子、抗环瓜氨酸肽抗体等自身抗体阴性。病史较长、未经规律治疗的患者，在反复受累的关节周围及耳郭可见痛风石。

3. **强直性脊柱炎** 本病多见于年轻男患，主要骶髂关节及脊柱受累，部分患者可出现下肢非对称性大关节肿痛。本病常伴肌腱、附着点炎，可表现为足跟痛、胸肋区疼痛。强直性脊柱炎患者 HLA-B27 阳性率达 90%，类风湿因子阴性。

4. **银屑病关节炎** 多出现于银屑病后，受累关节主要为远端指间关节、骶髂关节及脊柱，也可出现典型的腊肠趾。部分患者 HLA-B27 阳性。X 线可见"铅笔帽"样畸形。

5. **反应性关节炎** 本病患者多有前驱感染史，如咽痛、发热、肺炎、尿路感染等。反应性关节炎是非对称性、非化脓性关节炎，以下肢关节受累为主，常见受累关节为膝关节、踝关节、髋关节。

6. **系统性红斑狼疮** 本病部分患者可出现手部关节肿痛，影像学检查表现为非侵蚀性关节炎，很少出现关节畸形。本病患者常伴皮疹、光过敏、明显脱发等关节外表现。实验室检查可见抗核抗体、抗核小体抗体、抗史密斯抗体等自身抗体阳性，血清补体低，同时伴有血液系统、肾脏等病变。

八、类风湿关节炎的特殊类型

1. **成人斯蒂尔病** 是类风湿关节炎的一种少见类型，主要表现为发热、皮疹、关节肿痛、血常规白细胞升高，其中皮疹与发热相关，热退后皮疹即可消退。部分患者伴咽痛、脾大、肝功能异常、淋巴结肿大。

2. **回纹型风湿症** 起病较急，关节症状反复发作，一般每次发病只累及一个关节，每次发作持续数小时至几天，发作间歇期症状可完全缓解。

3. **Felty 综合征** 类风湿关节炎合并脾大、中性粒细胞减少，甚至贫血、血小板减少。

4. **缓和的血清阴性滑膜炎伴凹陷性水肿综合征（RS3PE）** 是一组起病较急的、对称性手背及足背水肿的疾病，该病患者类风湿因子阴性，病理表现为滑膜炎，影像学表现无侵蚀性改变，对小剂量激素治疗敏感。

九、病情评估

在患者的诊治过程中，定期对患者的病情进行评估，有助于更好的调整后续治疗方案。目前临床上对于类风湿关节炎患者常使用 DAS28 评分进行病情评估，即通过压痛关节数目、肿胀关节数目、红细胞沉降率、患者近 7 日内类风湿关节炎病情活动情况进行评估。

类风湿关节炎临床缓解标准：晨僵时间小于 15 分钟；无乏力、疲劳感；无明显关节肿痛；无关节压痛或活动时无关节疼痛；无关节或关节周围腱鞘区肿胀；红细胞沉降率（魏氏法）：女性 <30mm/h，男性 <20mm/h。持续两个月符合上述 6 条中至少 5 条者即可考虑为临床缓解。临床缓解不代表治愈，仍然需要长期口服药物治疗，避免病情的反复发作。

十、治疗

目前类风湿关节炎不能根治，本病临床治疗目的是控制炎症反应、阻止骨质进一步破坏、减轻患者疼痛、提高患者生活质量。治疗原则为早期治疗、联合治疗、个体化治疗。类风湿关节炎的治疗措施包括：一般治疗、药物治疗、外科手术治疗。

（一）一般治疗

类风湿关节炎的一般治疗包括对患者进行健康教育、嘱患者适当休息、进行关节功能锻炼、理疗、外用药等。在关节肿痛明显时要适当地进行关节制动。同时要关注患者的心理健康，保持心情舒畅、积极治疗，有助于控制病情。

（二）药物治疗

1. 非甾体抗炎药 是类风湿关节炎治疗中最常用的缓解关节症状的药物，本类药物主要通过抑制环氧化酶活性，减少前列腺素、前列环素的产生，从而达到减轻关节炎症反应、缓解疼痛的作用，但本类药物不能控制疾病进展。环氧化酶（COX）有两种同工酶，即环氧化酶-1（COX-1）和环氧化酶-2（COX-2），引起炎症反应的主要是COX-2，而COX-1存在于人体组织如胃肠道、肾脏、血小板中，维护相应器官的功能，具有生理作用。选择性COX-2抑制药物，如塞来昔布、依托考昔，与非选择性抑制药物如双氯芬酸、布洛芬相比，可明显减少其胃肠道不良反应。临床上使用非甾体抗炎药的过程中，要注意不良反应的观察，常见的不良反应包括：上腹部不适、腹痛、腹泻、恶性、反酸、皮疹、水肿、白细胞减低、血小板减低、肌酐升高等，使用过程中应避免同时联合使用两种及两种以上非甾体抗炎药。

2. 糖皮质激素 糖皮质激素具有强大的抗炎作用，在类风湿关节炎的治疗中可以小剂量、短疗程的使用。对于非甾体抗炎药效果欠佳、合并血管炎或肺间质病变等关节外表现的类风湿关节炎患者可考虑使用小剂量糖皮质激素。部分局部关节肿痛明显的患者，也可考虑予关节腔局部注射激素，关节腔注射激素一年内不宜超过3次，避免发生关节腔内感染及发生糖皮质晶体性关节炎。使用糖皮质激素的过程中应注意补钙及维生素D，避免发生骨质疏松。

3. 改善病情抗风湿药 也称传统DMARDs药物，或慢作用抗风湿药，该类药物起效较慢，可延缓和控制病情进展，需长期使用。应根据患者病情严重程度、关节外表现情况，选择适合患者的治疗方案。该类药物可单用，也可两种或两种以上联合用药，也可联合生物DMARDs药物。常有的传统DMARDs有以下几种。

（1）甲氨蝶呤：是目前治疗类风湿关节炎最常使用的DMARDs药物。本药可抑制细胞内二氢叶酸还原酶，使嘌呤合成受限。现临床使用该药以口服为主，每周服用一次，每周7.5~20mg，该药一般使用4~6周后起效。甲氨蝶呤最常见不良反应有恶心、口腔溃疡、骨髓抑制、肝损伤、肺间质纤维化。使用甲氨蝶呤的前3个月，每4周需要复查血常规和肝功，之后每3个月复查血常规和肝功，同时定期复查肺 CT。

（2）来氟米特：该药可通过抑制二氢乳清酸脱氢酶从而抑制嘧啶核苷酸的合成，是活化淋巴细胞的生长受抑制。该药每日服用 10~20mg，临床常见的不良反应有胃肠道反应、脱发、皮疹、骨髓抑制、肝功能异常、血压升高。此外，来氟米特有致畸的作用，孕妇禁用。使用本药应定期查血常规、肝功、肾功。

（3）柳氮磺吡啶：本药应从小剂量开始服用，最大剂量可至 3g/d，分 2~3 次服用。本病常见的不良反应有胃肠道反应、皮疹、骨髓抑制、肝肾损伤，用药期间应定期复查血常规及肝肾功能。对磺胺过敏者应慎用本药。

（4）抗疟药：包括氯喹和羟氯喹，可单用于病史较短、病情较轻的患者，对于病情较重或有预后不良因素的患者需联合其他 DAMRDs 药物。本药常见的不良反应有胃肠道反应、皮疹、视物模糊、视网膜损害，用药过程中应每半年复查眼底。

（5）雷公藤：用药剂量为 30~60mg/d，分 2~3 次服用。本药常见的不良反应是性腺抑制，所以对于中青年患者慎用，其他的不良反应有肝肾功损伤、皮疹、脱发、恶心、呕吐、腹泻、骨髓抑制，用药期间定期复查血常规和肝肾功。

（6）环磷酰胺：对于合并血管炎或肺间质病变的患者可使用该药。本药常见的不良反应有胃肠道反应、骨髓抑制、肝功能异常、出血性膀胱炎、性腺抑制。

4. 生物制剂及小分子靶向药　是治疗类风湿关节炎起效较快、效果较好的药物，其抑制骨破坏效果明显，该类药物治疗靶点主要针对细胞因子和细胞表面分子。长期使用本类药物可增加感染、结核、肿瘤的风险，因此用药前及用药过程中均应筛查结核、感染、肿瘤。目前临床上常用的治疗类风湿关节炎的生物制剂及小分子靶向药有以下几种。

（1）肿瘤坏死因子（TNF-α）拮抗剂：常见的 TNF-α 拮抗剂有英夫利昔单抗、阿达木单抗、依那西普。英夫利昔单抗是人鼠嵌合的单克隆抗体，推荐使用剂量为每次 3mg/kg 静点，第 0 周、2 周、6 周各一次，之后每 8 周一次。阿达木单抗是全人源化的单克隆抗体，推荐用法为每两周一次，每次 40mg 皮下注射。依那西普是 IgG1-Fc 与 Ⅱ型 TNF 受体的融合蛋白，使用方法为每周 2 次，每次 25mg 皮下注射或每周一次，每次 50mg。英夫利昔单抗为静点药物，静点过程中需关注有无输液反应，依那西普及阿达木单抗为皮下注射，需关注注射部位有无过敏及感染反应。

（2）白介素 6（IL-6）拮抗剂：白介素 6 是一种炎症细胞因子，具有介导炎症反应、免疫反应等多种生物学活性。托珠单抗一种重组人源化抗人白介素 6 受体单克隆抗体，可以阻断 IL-6 介导的炎症信号通路，从而抑制类风湿关节炎患者的炎症反应及骨质破坏，用于治疗对传统 DMARDs 治疗效果欠佳的中到重度活动性类风湿关节炎患者，该药可与甲氨蝶呤或其他 DMARDs 联用。托珠单抗推荐剂量为 8mg/kg，每 4 周静点一次。常见的不良反应是感染、输液反应、胃肠道反应、白细胞减少。

（3）白介素 1（IL-1）拮抗剂：阿那白滞素是一种重组的 IL-1 受体拮抗剂，类风湿关节炎患者血清、滑膜及关节炎中 IL-1 含量升高，阿那白滞素通过与 IL-1 受体结合来抑制炎症反应，达到改善关节症状、抑制骨破坏的作用。阿那白滞素推荐用法为每日 100mg 皮下注射。

（4）CD20 单克隆抗体：利妥昔单抗是针对 B 淋巴细胞表面 CD20 分子的人鼠嵌合的单克隆抗体，可用于治疗对 TNF-α 疗效欠佳的类风湿关节炎患者。该药的使用方法为第一疗程为第 0 周和第 2 周予 500~1000mg 静点，间隔 6~12 个月后可再予第二疗程治疗。需注意的是为减少输液反应发生率，在静点利妥昔单抗前需予糖皮质激素静点。

（5）细胞毒 T 细胞活化抗原 4（CTLA-4）抗体：阿巴西普是一种选择性 T 细胞共刺激调节剂，通过与抗原递呈细胞上的 CD80 和 CD86 结合。抑制 T 细胞的激活，从而达到抑制炎症反应、阻止骨质破坏。不同体重，给药剂量不同，体重 <60kg 的患者每次予 500mg 静点，体重 60kg 至 100kg 的患者每次予 750mg 静点，体重 >100kg 的患者每次予 1000mg 静点。用药周期为第 0 周、2 周、4 周各一次，之后每 4 周一次。

（6）JAK 通路抑制剂：目前临床常用的 JAK 通路抑制剂为托法替布和巴瑞替尼，上述两种药物均为口服药，可与甲氨蝶呤或传统 DMARDs 药物联合使用。托法替布的推荐剂量为 5mg，每天两次。巴瑞替尼的推荐剂量为 2mg，每日一次。

（三）外科手术治疗

对于内科治疗滑膜增生仍较重的患者，可考虑予滑膜切除术。对于关节畸形及严重关节功能障碍的患者，可考虑予关节矫正或关节置换术。外科手术只能解决部分关节问题、提高患者生活质量，但不能替代内科治疗。

第三节　类风湿关节炎健康管理

类风湿关节炎是一种慢性、全身性自身免疫性疾病，是一种可引起骨破坏、关节畸形、甚至致残的疾病。本病不可治愈，关节肿痛或关节畸形均可严重影响患者的生活质量。因此，对类风湿关节炎患者进行健康管理，指导其正确的日常生活方式、关注其心理健康、予以专业的治疗方案，对于控制病情、提高患者生活质量至关重要。我们应从以下几方面对类风湿关节炎患者进行健康管理。

一、日常生活管理

类风湿关节炎患者饮食应丰富、均衡,避免油炸、辛辣的食物,宜低盐、低脂、高纤维饮食,多食新鲜水果、蔬菜。本病患者需摄入优质蛋白,补充维生素D。研究表明吸烟可增加类风湿关节炎的患病率,且可影响疾病的预后,因此吸烟患者要嘱其戒烟。此外,对于体重较大的患者,应控制体重,以减轻关节负重。

日常生活中,患者应避免受凉、受潮,避免过度劳累,宜劳逸结合。类风湿关节炎病情活动时,应少活动,多休息,待病情平稳后可适当活动。临床医师需指导患者进行功能锻炼,主要进行关节的屈伸、外展及内收训练,避免出现关节强直、肌肉萎缩。对于病情严重,长期卧床的患者,需加强看护、注意卫生,避免褥疮及肺炎发生。

二、心理健康管理

类风湿关节炎病程迁延,患者关节功能受限,生活质量下降,部分患者可出现焦虑,甚至抑郁情绪,因此给予患者心理安慰,为其讲解疾病相关知识,对其进行健康教育、心理疏导,帮助患者消除焦虑、抑郁情绪,让患者保持心情舒畅,可提高患者的依从性,使其正视病情、积极治疗,对疾病的治疗和预后起着积极的促进作用。

三、用药指导

类风湿关节炎的治疗需长期、规律用药,临床医师应对患者进行长期随访,嘱患者定期复查、遵医嘱用药。类风湿关节炎病情活动时常使用非甾体抗炎药予抗炎、镇痛治疗,但该药常见的不良反应为胃肠道反应,少部分患者长期使用该药可出现胃溃疡、消化道出血,因此随访时需关注患者是否存在胃肠道不适、是否有腹痛、是否有黑便,为避免出现上述不良反应,用该药的同时可服用质子泵抑制剂或胃黏膜保护剂,以降低不良反应发生率。本病患者需长期使用 DMARDs 药物,该类药物常见的不良反应为肝肾功损伤及骨髓抑制,因此需嘱患者定期复查血常规、肝肾功。长期使用生物制剂可增加感染、肿瘤、结核的发生,使用该类药前应先除外上述疾病,用药过程中也应定期检测上述指标及关注患者感染症状。

四、日常病情监测

类风湿关节炎不可治愈，用药周期较长，患者定期复查除监测药物不良反应外，更重要的是需依照患者复查时症状、炎症指标，对患者进行病情评估。对于规律用药 3~6 个月，病情仍未缓解或未达到低疾病活动度的患者，需调整治疗方案。对于病情控制良好的患者，可能予以药物减量。

（梁　艳）

参 考 文 献

[1] 栗占国，张凤春，曾小峰 . 风湿免疫学高级教程 [M]. 北京：人民军医出版社，2014.

[2] 中华医学会风湿病学分会 . 类风湿关节炎诊断及治疗指南 [J]. 中华风湿病学杂志，2010，14（4）：265-270.

[3] 曾小峰 . 内科学 [M]. 9 版 . 北京：人民卫生出版社，2018.

[4] Aletaha D, Neogi T, Silman A J, et al. Rheumatoid arthritis classfication criteria: an American College of Rheumatolgy/European League Against Rheumatism collaborative initiative[J]. Arthritis Rheum, 2010, 62（9）：2569-2581.

[5] Singh J A, Furst D E, Bharat A, et al. Update of the 2008 American College of Rheumatology recommendations for the use of disease-modifying antirheumatic drugs and biologic agents in the treatment of rheumatoid arthritis[J]. Arthritis Care Res（Hoboken），2012, 64（5）：625-639.

第18章

痛　风

第一节　痛风基础知识

一、病例摘要

　　李某，男，59 岁，间断多关节红肿、疼痛 10 年，加重 1 周。该患者 10 年前进食羊肉火锅、啤酒后出现左足第一跖趾关节红肿、剧烈疼痛，患者自服布洛芬治疗，5 天后关节症状完全缓解，此后患者双足第一跖趾关节、双踝关节、右膝关节交替出现红肿、疼痛，1 周前患者再次出现右踝关节、右足第一跖趾关节红肿、疼痛，口服布洛芬后缓解不明显。病程中患者无皮疹、无关节晨僵、无眼炎、无炎性腰背痛。体格检查：一般状态尚可，神清语明，体温：36.6℃，结膜无苍白，巩膜无黄染。肺部听诊呼吸音清，未闻及干湿啰音，心率 72 次 / 分钟，未闻及早搏及病理性杂音。腹平坦，全腹无压痛、肌紧张、反跳痛，无移动性浊音，肠鸣音 4 次 / 分钟。双下肢无水肿。舌苔可。周身未见皮疹。右踝关节、左足第一跖趾关节红肿，压痛（＋）。诊断：痛风。

二、概述

　　痛风（gout）是由于嘌呤代谢障碍所导致的一种代谢性疾病，在过去的很长一段时间，该病曾经一度被认为是一种相对少见的疾病，且多流行于欧美发达国家，但是随着人们生活水平的提高和饮食结构的改善，痛风的发病率呈现出逐渐增高的趋势，甚至出现年轻化的趋势。其临床特征包括高尿酸血症及由此引起的反复发作的急性关节炎症、关节畸形、痛风石、肾结石和肾间质病变等，严重者可导致患者出现肾功不全，甚至肾功衰竭。

三、发病机制

　　尿酸是嘌呤代谢的终产物，人体内 80% 的尿酸来源于内源性嘌呤代谢，即来源于细胞代谢分解的核酸和其他嘌呤类化合物，而来源于含有嘌呤或核酸蛋白的食物仅占 20%。男性及绝经期女性血清尿酸水平 420 μmol/L，绝经前女性为 350μmol/L，超过此范围即为高尿酸血症。血尿酸水平升高，可以分为尿酸生成增多和尿酸排泄减少两部分原因。

1. **尿酸生成增多** 人类尿酸生成的速度主要取决于细胞内磷酸核糖焦磷酸（PRPP）的浓度及各种相关酶的活性。①PRPP 合成酶活性增高，导致 PRPP 的量增多；②磷酸核糖焦磷酸酰基转移酶的浓度或活性增高，对 PRPP 的亲和力提高，对嘌呤核苷酸负反馈作用减弱；③次黄嘌呤 - 鸟嘌呤磷酸核糖转移酶缺乏，催化次黄嘌呤或鸟嘌呤转化成次黄嘌呤核苷酸或鸟嘌呤核苷酸的功能下降，对嘌呤代谢的负反馈作用减弱；以上 3 种酶缺陷为 X 伴性连锁遗传；④黄嘌呤氧化酶活性增加，促进次黄嘌呤转化为黄嘌呤，黄嘌呤转变为尿酸；痛风常有家族遗传史。尿酸生成增多导致痛风者约占患者总数的 10%。

2. **尿酸排泄减少** 80%~90% 高尿酸血症患者有尿酸排泄障碍，主要有肾小管分泌减少，肾小管重吸收增多，肾小球滤过减少，尿酸盐结晶沉积等。

3. **痛风的发生** 高尿酸血症患者仅有一部分出现痛风的临床表现，具体原因尚不清楚。血尿酸浓度过高，在酸性条件下，尿酸析出结晶沉积于关节和皮下组织，导致痛风性关节炎、痛风性肾病和痛风石形成。

四、流行病学

痛风在世界各地均有发病，但因种族、地区、饮食习惯不同而有所差异。血尿酸水平升高是该病最主要的发病机制之一，不仅仅增加了痛风的发病率，而且也是心脑血管疾病的危险因素，流行病学调查也突显出这一特点。目前认为，痛风与高尿酸血症的发病和性别、年龄、遗传、种族、地域、肥胖、饮酒等诸多因素相关。据估计，我国痛风的患病率为 3%。

第二节　痛风诊断和治疗

一、痛风的诊断

1. **高尿酸血症的诊断** 男性及绝经期女性血清尿酸水平 >420μmol/L（7.0mg/dL），绝经前女性尿酸水平 >350μmol/L（5.8mg/dL）可诊断为高尿酸血症。

2. **特征性关节炎** 急性痛风性关节炎是痛风的主要临床表现，常为首发症状。多见于中老年男性，典型痛风常于夜间发作，起病急骤，疼痛进行性加剧，12 小时左右达高峰。疼痛呈撕裂样、刀割样或咬噬样，难以忍受。受累关节及周围软组织红肿，皮温升高，触痛明显。症状多于数天或 2 周内自行缓解。

多数患者发病前无先驱症状，部分患者发病前有疲乏、周身不适及关节局部刺痛等先兆。发作前可有明显的诱因，包括高嘌呤饮食、酗酒、饥饿、疲劳、着凉、外伤、手术等。

对秋水仙碱的治疗反应迅速，对于急性关节炎发作的患者来说，具有重要的诊断意义。反复发作多年后，关节炎呈慢性化，并可出现肉眼可见的尿酸盐结晶，即痛风石。

关节液或痛风石抽取物在偏振光显微镜下见到典型针形双折光尿酸结晶，是确诊痛风的金标准。但此属于有创性检查，且偏振光显微镜在各级医院中普及率不高，所以近年来关节彩超、双能 CT、核磁共振等检查逐渐成为诊断痛风性关节炎的重要辅助手段。

急性痛风性关节炎的诊断标准，目前多采用 1977 年美国风湿病学会（ACR）分类标准进行诊断，同时应与感染、创伤及假性痛风引起的关节炎症相鉴别。见表 18-1。

表 18-1　1977 年 ACR 急性痛风性关节炎分类标准

① 关节液中有特异性尿酸盐结晶
② 用化学方法或偏振光显微镜证实痛风石中含有尿酸盐结晶
③ 具备以下 12 项（临床、实验室、X 线表现）中 6 项
急性关节炎发作 >1 次
炎性反应在 1 天内达到高峰
单关节炎发作
可见关节发红
第一跖趾关节疼痛或肿胀
单侧第一跖趾关节受累
单侧跗骨关节受累
可疑痛风石
高尿酸血症
不对称关节内肿胀（X 线证实）
无骨侵蚀的骨皮质下囊肿（X 线证实）
关节炎发作时关节液微生物培养阴性

二、痛风的治疗

（一）急性发作期的治疗

1. **非甾体抗炎药（NSAIDs）**　现为急性痛风性关节炎一线用药，通过抑制环氧化酶活性而影响花生四烯酸转化为前列腺素，起到缓解炎症、减轻疼痛的作用。由于其化学结构和抗炎作用机制与糖皮质激素（甾体类抗炎药）不同，故又称为非甾体抗炎药。

各种 NSAIDs 均可有效缓解急性痛风发作时的关节红肿、疼痛，常见传统 NSAIDs 包括双氯芬酸钠、布洛芬、洛索洛芬等。

消化道反应是此类药物的常见不良反应之一，必要时需加用胃黏膜保护药物治疗，活动性消化性溃疡患者禁用此类药物，因此新型 NSAIDs 多采用选择性抑制环氧化酶 2（COX2）的药物作用机制，以减少胃肠道的常见不良反应，此类新型 NSAIDs 包括塞来昔布、依托考昔、艾瑞昔布、帕瑞昔布等，值得注意的是选择性 COX2 抑制剂虽然胃肠道反应少见，但其出现心血管系统的不良反应的风险增加，因此心功能不全者慎用。

2. 秋水仙碱 秋水仙碱是从秋水仙植物属秋水仙中提取得到的一种生物碱，关节炎急性发作对秋水仙碱治疗有迅速反应，对痛风具有特征性的诊断意义。该药是第一个用于痛风抗炎镇痛治疗的药物，目前国内外指南仍将秋水仙碱作为痛风急性发作的一线用药，但随着对用药物应用经验的不断积累以及对药物研究的不断深入，秋水仙碱的使用剂量、频次、用药时机均和过去有了较大的变化。

研究显示与大剂量用药相比，小剂量秋水仙碱治疗急性痛风患者同样有效，且不良反应明显减少。秋水仙碱用于急性痛风发作时的基础治疗，但应在急性痛风发作的 36 小时内开始治疗才能达到较好的治疗效果。

秋水仙碱对于急性痛风发作具有显著的抗炎、止痛效果，痛风发作初期，规范使用秋水仙碱治疗，可以使 90% 的患者疼痛和炎症在 12 小时内开始出现改善，24~48 小时之后关节症状明显缓解。

秋水仙碱不良反应较多，主要是严重的胃肠道反应，如恶心、呕吐、腹泻、腹痛等，也可引起骨抑制、肝损害、过敏、神经毒性等。不良反应与剂量有关，肾功不全者应减量使用。本药可引起生育缺陷，妊娠妇女应避免使用，男性患者停药后需要避孕三个月。

3. 糖皮质激素 糖皮质激素可有效缓解急性痛风发作时的关节红肿和剧烈疼痛，但因糖皮质激素在感染、血糖代谢、脂质代谢、骨代谢、神经系统等多方面的不良反应，以及为防止激素滥用及反复使用增加痛风石的发生率，《痛风基层合理用药指南（2021 年）》和《中国高尿酸血症与痛风诊疗指南（2019）》专家组均将糖皮质激素推荐为二线镇痛药物，仅当痛风急性发作累及多关节、大关节或合并全身症状时，才推荐全身应用糖皮质激素治疗。通常不作为痛风急性发作的首选用药。

糖皮质激素在痛风急性发作期镇痛效果与 NSAIDs 相似，但能更好地缓解关节活动痛。考虑到糖皮质激素全身应用的不良反应，若患者急性痛风发作，只累及单关节或少关节，可行关节腔穿刺抽液和注射长效糖皮质激素，在缓解患者关节肿痛的同时，减少了药物的全身应用的不良反应，但应注意的是，合并有关节或全身感染的患者，慎用或禁用糖皮质激素。

对于累及多个关节的严重的急性发作患者，可采用口服、肌肉注射、静脉点滴等方式，使用糖皮质激素对患者进行全身治疗，患者急性痛风症状缓解后，迅速减量、停用，一般总疗程不超过2周，为避免停药后症状"反跳"，停药时可加用小剂量秋水仙碱或NSAID。

（二）病情缓解期的治疗

发作间歇期及慢性期的治疗目标与痛风的急性期不同，主要降低患者血尿酸水平，减少或清除体内沉积的尿酸盐晶体。通过长期有效地控制血尿酸水平，预防痛风急性发作，防止各种并发症的发生。使用降尿酸药物的指征是：①经饮食控制血尿酸浓度仍在420μmol/L（7mg/dl）以上；②急性痛风复发，每年2次以上；③多关节受累、关节症状持续不能控制；④痛风石出现、慢性痛风性关节炎或受累关节出现影像学改变；⑤有肾损害者、并发尿酸性肾石病等。

目前临床应用的降尿酸药物主要有抑制尿酸生成药和促进尿酸排泄药，应在急性发作平息至少2周后，从小剂量开始，逐渐加量。根据降尿酸的目标水平在数月内调整至最小有效剂量并长期甚至终身维持。仅在单一药物疗效不好、血尿酸明显升高、痛风石大量形成时合用两类降尿酸药。在开始使用降尿酸药同时，服用低剂量秋水仙碱或NSAIDs 1~6个月，起到预防急性关节炎复发的作用。

1.抑制尿酸生成药物

（1）别嘌醇：通过抑制黄嘌呤氧化酶，阻断次黄嘌呤、黄嘌呤转化为尿酸，使尿酸生成减少，适用于尿酸生成过多或不适合使用排尿酸药患者。初始剂量为每次50mg，1~2次/d，口服，以后每周增加50~100mg，直至每次100~20mg，2~3次/d，口服，最大剂量60mg/d，每2周需检测一次血尿酸水平，达正常后可逐渐减量至最小有效剂量维持治疗。

别嘌醇的主要不良反应包括胃肠道症状、皮疹、药物热、肝损害、骨髓抑制等，应予监测。肾功能不全者应根据肾小球滤过率减量使用。对别嘌醇引发的严重药疹要给予充分重视。斯蒂文约翰逊综合征（Stevens Johnson syn-drome, SJS）及其相关表现——中毒性表皮坏死松解症（toxic epidermal necrolysis, TEN）是目前发现的别嘌醇的极严重不良反应。SJS的特征是高热、皮肤水疱、紫斑及典型的皮损，可伴随2年以上的黏膜损害。TEN的临床表现与SJS相似，但会导致更大面积的皮肤脱落及更高的病死率（30%~40%）。虽然SJS/TEN的发生率不高，一旦发生却可导致重度损害或死亡。

研究发现，HLA-B5801基因表达与别嘌醇引发的SJS有明显相关性，在第一次给药前宜考虑先做基因检测，以确保用药安全。长期使用没有不良反应的患者不建议做基因检测，无论是否携带HLA-B 5801基因，在开始治疗的头几个月发生SJS的危险性最大，应注意随访观察。

（2）非布司他：该药与别嘌醇一样属于抑制尿酸合成药物，其作用机制是特异性地抑制氧化型及还原型黄嘌呤氧化酶，其疗效优于别嘌醇，适用于别嘌醇过敏的患者。在服用非布司他的初期，经常出现痛风发作频率增加，为预防治疗初期的痛风发作，建议同时服用非甾体类抗炎药或秋水仙碱。治疗期间，如出现痛风发作，不建议停用。

该药口服后主要是肝脏代谢，经肾脏和肠道双通道排泄，与其他降尿酸药物相比，对于轻中度肝功能、肾功能降低的患者，无须调整起始剂量，对于慢性肾功能不全的患者，非布司他仍可以使用。非布司他常规治疗浓度下不会抑制其他参与嘌呤和嘧啶合成与代谢的酶，并且在给药时，无须考虑食物和抗酸剂的影响。

不良反应主要有肝功能异常，其他有腹泻、头痛、肌肉骨骼系统症状等，大多为一过性轻、中度反应。非布司他不会对黄嘌呤氧化酶之外的酶产生影响，相比别嘌醇，不需要做HLA-B5801的基因筛查，不会产生别嘌醇类似的不良反应，安全性相对较高。

孕妇或可能怀孕的妇女，仅在确认治疗上的益处大于危险性的情况下方可给药，哺乳期妇女使用本品给药期间应停止哺乳。而对于本品治疗18岁以下患者的安全性和有效性，尚未有明确的结论。老年人在肝肾功能正常的情况下，一般无须调整剂量。

但值得注意的是，有研究表明，对比使用别嘌醇，使用非布司他治疗的患者发生心血管血栓事件概率相对较高，用药时注意监测心肌梗死和脑卒中的症状及体征。

2. **促尿酸排泄药物**　此类药物主要通过抑制近曲小管对尿酸盐的重吸收，增加尿酸排泄，降低血尿酸水平。主要用于尿酸排泄减少者，对别嘌呤醇过敏或疗效不佳者。代表药物有苯溴马隆、丙磺舒。

（1）苯溴马隆：在使用苯溴马隆前需测定24h尿尿酸的排出量，如果患者24h尿尿酸排出量＞3.54mmol，则应禁用此类药物。因为尿酸排泄过多再使用苯溴马隆后可能形成尿酸结晶，促进梗阻性肾病的发生或发展，最终导致终末期肾病。因此在使用苯溴马隆前确定患者的尿酸排泄情况非常重要。尿酸排泄量多者不适合使用促尿酸排泄药物。

由于苯溴马隆在白种人有引起爆发性肝坏死报道，欧洲指南多作为二线药物推荐，这是苯溴马隆未能在美国等多个国家上市的原因。但此类不良反应在亚裔人中罕有报道，可能与亚裔人群 CYP2C9 基因多态性不同有关。

鉴于此，《中国高尿酸血症与痛风诊疗指南（2019）》专家组推荐苯溴马隆作为高尿酸血症与痛风降尿酸治疗的一线用药，建议起始剂量为 25mg/d，2~4 周后血尿酸水平仍未达标，可增加 25mg/d，最大剂量为 100 mg/d。建议在使用过程中密切监测肝功能。在合并慢性肝病患者中，应谨慎使用苯溴马隆。

（2）丙磺舒：药物初始剂量为 0.25g，每日 2 次；2 周后可逐渐增加剂量，最大剂量不超过 2g/d。约 5% 的患者可出现皮疹、发热、胃肠道刺激等不良反应。磺胺过敏者禁用。

苯溴马隆、丙磺舒等促尿酸排泄药物会增加结石、尿酸肾病风险，所以对肾结石者、尿酸肾病者而言，促尿酸排泄治疗并不适宜。

3. 碱性药物　尿酸在碱性环境中的溶解度更高，利于肾排泄，可减少尿酸盐沉积造成的肾损害。《中国高尿酸血症与痛风诊疗指南（2019）》推荐建议当高尿酸血症与痛风患者晨尿 pH<6.0，尤其是正在服用促尿酸排泄药物时，定期监测晨尿 pH，可应用简易尿 pH 仪自行监测。pH<6.0 时，建议服用枸橼酸制剂、碳酸氢钠碱化尿液，使晨尿 pH 维持在 6.2~6.9，以降低尿酸性肾结石的发生风险和利于尿酸性肾结石的溶解。

但应注意，使用碱性药物过程中应避免过度碱化增加其他结石风险。碳酸氢钠适用于慢性肾功能不全合并代谢性酸中毒患者，枸橼酸盐制剂主要用于尿酸性肾结石、胱氨酸结石及低枸橼酸尿患者，禁用于急慢性肾功能衰竭、严重酸碱平衡失调、慢性泌尿道尿素分解菌感染患者。

（三）无症状高尿酸血症的治疗

非痛风患者，不伴心血管风险因素或其他代谢性疾病，若血尿酸在 540μmol/L（9mg/dl）或以上，即需要启动药物治疗，至少将血尿酸控制在 360μmol/L（6mg/dl）以下。

若患者伴心血管风险因素或其他代谢性疾病，男性血尿酸在 420μmol/L（7mg/dl）、女性血尿酸在 360μmol/L（6mg/dl）或以上，即需要启动药物治疗，至少将血尿酸控制在 360μmol/L（6mg/dl）以下，最好是将血尿酸控制在 300μmol/L（5mg/dl）以下。

非痛风患者，不伴心血管风险因素或其他代谢性疾病，若男性血尿酸在 420~540μmol/L（7~9mg/dl），女性血尿酸在 360~540μmol/L（6~9 mg/dl）之间，首先生活方式干预，低嘌呤饮食、多饮水，观察 3~6 个月，若血尿酸仍在 360μmol/L（6mg/dl）以上，即需要启动药物治疗，将血尿酸控制在 360μmol/L（6 mg/dl）以下。

（四）手术治疗

因沉积在身体各部位的尿酸盐结晶可以不断释放入血，造成血尿酸持续升高，且痛风石的机械性压迫或长期化学性刺激作用，影响肌腱的滑动和关节活动，造成软骨破坏、骨坏死、关节强直及功能障碍和各种畸形，最后致残，因此手术治疗也是痛风治疗的一项重要手段。

手术主要适于肉眼可见的痛风石切除，通过机械性清除痛风石是一种有效的治疗手段。方法包括手术直接切除和关节镜下清除术，前者适于皮下组织内的较大痛风石，而后者适于关节内的痛风石。

长期随访发现，术后联合降尿酸药可使血尿酸平稳下降，且血尿酸浓度易于控制，急性关节炎的发作频率减少，相反，服用同等量降尿酸药的非手术患者，降尿酸药疗效远不如前者，急性发作的次数也明显增多。

因此手术切除较大的痛风石，能降低体内尿酸池，且切除正在增大的痛风石，可防止皮肤破溃、骨关节和软组织进一步破坏，矫正畸形，改善外观，保留和改善关节功能。

值得注意的是，经过规范的内科治疗，大部分痛风患者可以获得良好的治疗效果，且手术切除痛风石，手术切口因局部酸性环境导致 pH 较低，不利于创口生长，存在手术切口不愈合或愈合不良的风险，因此需严格掌握痛风患者手术治疗的指征。

痛风患手术治疗的指征包括：①痛风石影响关节功能；②痛风石直径 >1.5cm 或痛风结节破溃和（或）继发感染，伤口经久不愈，或痛风石内容物即将破溃流出；③痛风石压迫神经、血管及肌腱；④痛风诊断依据不足，需病理活检；⑤降低体内的尿酸池，控制痛风反复发作；⑥痛风石影响美观。

（五）相关合并症的治疗

各国指南均建议，对于痛风的诊治，还应及时评价是否存在高血压、糖尿病、高脂血症、心血管疾病、肾功能不全、尿路结石以及肿瘤等其他相关疾病。

痛风多见于中老年肥胖男性，这些患者又常合并其他疾病如高血压、高脂血症、糖耐量异常、肥胖、心血管疾病以及肾功能不全等。研究发现肥胖、高血脂、高血糖、高血压、缺血性心脏病以及肾功能不全均是痛风发作的独立危险因素，因此只有将这些危险因素控制理想，才有可能很好地治疗痛风本身。

肿瘤患者在接受放化疗期间，大量细胞受到破坏，导致体内嘌呤类物质明显升高，可出现溶痛综合征，亦可导致痛风发作，所以在放化疗治疗时应注意水化、碱化尿液，并应用抑制嘌呤合成的药物如别嘌醇，避免痛风发作。

第三节　痛风健康管理

一、健康的饮食方式

高尿酸血症及痛风属于营养相关性疾病，因此健康的饮食方式在治疗全程都十分重要；营养专家推荐"三少一多"，即：低嘌呤、低热量、低脂低盐、多饮水，同时限酒戒烟。

鼓励低嘌呤饮食控制食物中嘌呤的摄入在痛风治疗中很重要，尤其是有家族史的痛风患者更应及早改变不良的饮食习惯。痛风患者的饮食应鼓励低嘌呤食物，限制中等嘌呤含量食物，避免高嘌呤食物（表18-2）。

表18-2　美国风湿病协会关于饮食的建议

避　免	限　制	鼓　励
高嘌呤含量的内脏（如杂碎、肝、肾）	根据食物量：牛肉、羊肉、猪肉 高嘌呤含量的海鲜（如沙丁鱼、贝壳类）	低脂或脱脂乳制品
高果糖的玉米糖浆加糖苏打水、其他饮料或食物	天然甜的果汁、蔗糖和加糖饮料及甜点、精盐（包括酱汁和肉汁）	蔬菜
过量饮酒（定义为男性每日2次以上和女性每日1次以上）	酒精（尤其是啤酒,其次是葡萄酒和烈酒）	
在痛风频繁发作期或进展性痛风控制欠佳期间饮酒		

低嘌呤饮食可带来五大好处：可使血尿酸下降1~2mg/dl；减少痛风急性发作；缩短发作期时间；减少尿酸盐沉积形成结石；减少降尿酸药的应用。需要强调的是，并非所有海产品均为高嘌呤饮食，如海参、海蜇皮和海藻为低嘌呤食品；也并非所有的蔬菜均属低嘌呤饮食，如黄豆、扁豆、香菇及紫菜为中高嘌呤食品（表18-3）。

鼓励进碱性食物，因为人体的碱性环境有利于尿酸盐结晶的溶解和排出，故应多进食碱性食物,少进食酸性食品。所谓的"碱性食物",是经代谢后产生钠、钾、钙和镁离子较多、在体内产生较多碱的食物，主要为蔬菜和水果（包括酸味果），特别是高钾低钠的碱性蔬菜。

强碱性食物包括葡萄、茶叶、海带芽和海带等，尤其是天然绿藻和富含叶绿值的食物；中碱性食物有萝卜干、红萝卜，大豆、番茄、香蕉、橘子、番瓜、草莓、柠檬和菠菜等；弱碱性食物包括红豆、萝卜、苹果，甘蓝菜、洋葱和豆腐等。

表 18-3　食物嘌呤含量表

含嘌呤高的食物 （每 100g 食物含嘌呤 ＞150mg）	含嘌呤中等的食物 （每 100g 食物含嘌呤 25~150mg）	含嘌呤较少的食物 （每 100g 食物含嘌呤 ＜25mg）
1. 所有动物肝脏、猪肠、浓肉汁 2. 鱼贝类：白鲳鱼、鲢鱼、带鱼、海鳗、沙丁鱼、牡蛎、所有贝壳类、干贝、小鱼干等 3. 蔬菜：豆苗、芦笋、紫菜、香菇、野生蘑菇等	1. 肉类：鸡肉、瘦猪肉、牛肉、羊肉、鸭肠、猪肾、兔肉 2. 鱼虾类：草鱼、鲤鱼、虾、鲍鱼、鲨鱼、鲤鱼、鳕鱼、鲩鱼、鱼翅、螃蟹 3. 蔬菜类：黄豆、豆干、菠菜、椰菜、枸杞、四季豆、豌豆、蘑菇、竹笋、海带、银耳、花生、腰果、栗子、莲子	1. 奶类、奶制品、蛋类 2. 谷类：米、面、米粉、面条、麦片、玉米 3. 蔬菜类：白菜、芥菜、芥蓝、韭菜、苦瓜、冬瓜、丝瓜、黄瓜、葫芦瓜、茄子、胡萝卜、萝卜、洋葱、西红柿、木耳、芋头、马铃薯 4. 动物油、植物油 5. 海参、海蜇皮、猪血 6. 几乎所有的水果含嘌呤都较少

　　酸性食物是经代谢后产生硫酸根、磷酸根和氯离子较多，而发生酸性反应的食物，这类食物常含丰富的蛋白质、脂肪和糖类，如皮蛋在人体吸收、代谢前为碱性，但进入人体后，在消化系统作用下，被分解、氧化成许多带有硫和磷元素的酸性物质，使体液变酸，即为酸性食品。强酸性食物有蛋黄、乳酪、白糖做的点心、柿子、乌鱼子等；中酸性食物有火腿、培根、鸡肉、猪肉、鳗鱼、牛肉、面包、小麦、奶油和马肉等；弱酸性食物有白米、花生米、啤酒、酒、油炸豆腐、海苔、章鱼和泥鳅。

　　值得强调的是，碱性食物与酸性食物并非以口感决定，而是以食入被人体吸收后产生的代谢产物为标准，如有酸味的醋（即乙酸）是酸性物质，但却是碱性或中性食品（在体内不产生酸成碱或所产生的酸碱量达平衡状态的食物），醋进入人体后经过一系列酶促反应，与乳酸、柠檬酸及焦性葡萄糖酸结合，放出二氧化碳和水，而二氧化碳则由肺部排出，因此减低了血液中的碳酸成分，使体液呈弱碱性。

　　另外，欧洲风湿病联盟推荐的指南强调痛风患者可多吃碱性食物——樱桃。研究显示，樱桃可增加肾小球滤过率或降低尿酸重吸收而明显降低尿酸，且樱桃中的花青素（anthoyanins）和其他酚类物质可抑制活化巨噬细胞产生一氧化氮和降低肿瘤坏死因子的产生，在体外还可抑制环氧化酶 2 活性而有抗炎性。最新的研究还显示补充足量的维生素 C 可以减少痛风发作的次数，因此多摄入含维生素 C 的食物对预防痛风发作很有好处。

　　控制酒精总摄入量对于痛风患者的居家管理十分重要，日常生活中应禁饮啤酒和白酒，研究显示，酒精总摄入量与血尿酸升高量正相关，过量的酒精一方面可造成体内乳酸和酮体堆积，抑制尿酸排泄；另一方面可促进腺嘌呤核苷酸转化，而使尿酸合成增加。饮酒时多同时进食高嘌呤、高蛋白和高脂肪饮食，更易引起痛风的急性发作。

啤酒和白酒可使血尿酸明显增高，啤酒是所有酒类中含嘌呤最高的，富含鸟嘌呤核苷酸，导致血尿酸增高；部分研究表明，适量的红酒使血尿酸轻度下降，且红酒富含抗氧化剂、血管扩张剂及抗凝刺激物等，可减轻酒精对尿酸的影响，但这一结果目前尚存争议。

另有研究提示，每日喝两听（约 700mL）以上啤酒者的痛风发病危险是不喝啤酒者的 2.5 倍；每天喝两杯以上酒精含量为 15g，其患痛风的风险是不饮酒的 1.6 倍；饮含铅的威士忌可使痛风发病的风险性增加 3 倍。

多数指南均建议多饮水，碱化尿液，但控制含糖饮料。多饮水，使每日尿量在 2000mL 以上，有助于尿酸的排泄，建议多饮碱性矿泉水，而并非矿物质水和纯净水。碱化尿液常规选用枸橼酸钾或碳酸氢钠，而心功能不全者用乙酰唑胺（0.25~0.5g，2 次 / 天），因乙酰唑胺有利尿作用，但要注意补钾和对磺胺过敏者禁用。碱制剂的剂量应以尿 pH（最佳值为 6.2~6.8，调整期间可每 2 小时测 1 次为指导，如尿 pH 超过 7.0 易造成碱中毒或引起钙盐或草酸盐结晶沉积于肾，形成钙盐或草酸盐结石。

痛风患者应控制果糖饮料摄入，因果糖能增加腺嘌呤核苷酸分解，加速尿酸的生成。有研究显示，与不饮含糖饮料者相比，每日饮含果糖饮料 3~4 杯者的血尿酸升高 0.33mg/dl，而每日饮含糖饮料多于 4 杯者的血尿酸升高 0.42mg/dl。而咖啡、可可和茶叶可不严格限制，因可可碱、茶叶碱和咖啡因代谢成甲基尿酸盐，而非尿酸盐。研究证实，每天饮 4~5 杯咖啡，血尿酸可降低 0.26mg/dl，而每天饮 6 杯以上咖啡，血尿酸降低 0.43mg/dl，这可能与咖啡能抑制黄嘌呤氧化酶，使血尿酸合成降低有关。不过，也有文献报道，嗜茶者高尿酸血症的检出事为不饮茶者的 2.7 倍，故饮茶不宜太过量，最佳饮用时间为早晨。

二、坚持锻炼

坚持体育锻炼不仅有利于控制体重，还有利于尿酸的排泄。鼓励进行适当的有氧运动，使运动时心率达 110~120 次 / 分钟及少量出汗为宜，每日早晚各 30 分钟，每周 3~5 次，以打球、跳舞、游泳和健身运动为好。避免剧烈运动和无氧运动，这可使肌肉中三磷酸腺苷分解，向血液里大量释放肌酐和次黄嘌呤，使血尿酸增高。

三、控制体重

应当使肥胖患者达到理想体重指数（BMI）以促进整体健康。痛风患者往往较肥胖，减轻体重不仅有利于痛风病情的控制，而且有助于缓解代谢综合征。减肥应循序渐进，每月减 1~2kg。饮食上，适量碳水化合物、适量蛋白及低脂饮食，尤其是脱脂奶和植物蛋白，限制摄入食物的总热量（尤其是急性发作期），总热量应较正常饮食略低 10%~15%，一般每日 1400~2000kcal（1kcal=4.18kJ）。脂肪应控制在 40~50g/d 以下，蛋白质应稍低于 1g/（kg·d）。摄入过多的脂肪可使血中羟丁酸和乙酰乙酸上升，抑制尿酸的排泄；高蛋白质饮食可致内源性嘌呤合成增高，增加尿酸前体，同时还转化为脂肪，导致肥胖和增加肝肾代谢的负担。此外，饥饿疗法不可取，因饥饿时，脂肪将作为能源而分解，使血酮体增加、有机酸增加，抑制尿酸的排泄。

四、改善患者的依从性

理论上痛风是一种较易诊断、容易处理的疾病。但实际上，对许多患者来讲，包括那些已经正确诊断的患者，处理得并不理想。这其中部分原因应归咎于依从性的问题。在对患者依从性的走访中，一些患者表示在间歇期没有症状时坚持治疗很困难，还有一些患者认为戒酒的要求太苛刻。此外，一些患者被现实生活所迫，不愿改变自己的工作环境、生活和饮食方式。可能最重要的还有这样的一个事实，患者需要在不同的时期服用不同的药物，这对很多患者来说比较复杂和烦琐。但如果通过医师的详细介绍，患者明白他们为什么要在不同的时期服用不同的药物，为什么要改变饮食方式，那么相信患者会有更好的依从性。

（孙文天）

参 考 文 献

[1] 葛均波，徐永健，王辰. 内科学 [M]. 9 版. 北京：民卫生出版社，2018，861-864.

[2] 栗占国，张凤春，曾小峰. 风湿免疫学高级教程 [M]. 北京：人民军医出版社，2014，296-303.

[3] 顾平，李钟勇，袁琳. 不同剂量非布司他与别嘌醇治疗痛风有效性和安全性的 meta 分析 [J]. 临床合理用药杂志，2018，05（v.11）：15-17.

[4] 林淑芃.《中国高尿酸血症与痛风诊疗指南（2019）》解读 [J]. 临床内科杂志，2020，（6）：460-462.

[5] 李秀，张姬慧，聂英坤.《2020 年美国风湿病学会痛风管理指南》解读 [J]. 中国循证医学杂志，2021，21（4）：376-382.

第19章

骨 关 节 炎

第一节　骨关节炎基础知识

一、病例摘要

患者高某,女,60岁,农民。因"反复左膝关节疼痛伴活动受限5年,加重1周"就诊。患者5年前无明显诱因出现左膝关节反复疼痛,为持续性钝痛无向他处放射,疼痛可因体位改变而诱发,劳动时加重,休息后可略缓解,未系统诊治。1周前患者左膝关节疼痛加重,并出现左下肢放射痛,伴左下肢乏力、活动受限,晨起出现左膝关节僵硬,时间少于30分钟,且出现静息痛,休息后疼痛不缓解。患病以来患者无畏寒、发热、午后潮热,无间歇性跛行,无消瘦、皮疹、日光过敏、头晕、恶心、呕吐、胸闷、气促等症状。精神、食欲尚可,大小便无异常。既往体格良好,否认"高血压、冠心病、糖尿病"病史,否认"肝炎、结核"病史,否认手术、外伤、输血史,否认药物、食物过敏史。查体:T:36.7℃,P:85次/分钟,R:20次/分钟,BP:114/71mmHg,发育正常,营养良好,神志清醒,痛苦面容,被动卧位,查体合作。皮肤无黄染,无皮下出血点及异常结节,皮温正常,全身浅淋巴结未触及肿大。巩膜无黄染,结膜无充血,双侧瞳孔等大等圆。心、肺、腹查体未见异常。专科查体:左膝关节皮肤无明显红肿及窦道,左膝关节局部压痛,局部皮肤温度无明显升高,左膝关节活动疼痛,左膝关节研磨试验(+),浮髌试验(-),前后抽屉试验、侧方应力试验(-),双侧脐踝线、双侧大腿、小腿周径无异常。辅助检查:X线检查提示关节间隙变窄,关节边缘有骨赘形成,关节面不平。诊断:骨关节炎。

二、概述

骨关节炎(osteoarthritis, OA)是一种严重影响患者生活质量的关节退行性疾病,好发于负重大、活动多的关节,如膝、髋、踝等关节,是一种严重危害人类身体健康的慢性疾病。随着我国老龄化进程的加快,OA越来越成为影响中老年人生活质量的重大问题,给患者、家庭和社会造成巨大的经济负担。目前医学界对OA的病因仍未完全研究清楚,有研究表明,原发性病因主要与增龄、性别、职业、种族、肥胖、积累性劳损、内分泌及代谢异常、环境等因素明显相关，它们导致关节透明软骨细胞变性，细胞外基质变异、降解，炎性细胞因子释放黏附，诱发关节炎性反应，最终引起关节软骨纤维化导致关节疼痛、功能丧失。OA 主要的病理变化包括滑膜炎症、滑膜增生、软骨退变脱落、软骨下骨硬化、囊性变、关节缘骨赘形成、韧带变性或挛缩、肌肉萎缩无力等。

三、流行病学

临床上，膝是 OA 最常发生部位，其次是手和髋。美国第三次全国健康和营养调查数据显示，症状性膝 OA 的患病率为 12.1%，欧洲相似。加拿大区域性流行病学报告的膝 OA 患病率为 10.5%。一项系统回顾结果表明，OA 患病率取决于所用 OA 的定义以及研究人群的年龄、国籍和性别分布。总的来说，影像学 OA 的患病率远高于症状性 OA，膝和手部 OA 的患病率远高于髋 OA。此外，女性膝或手 OA，尤其是症状性 OA 的发病率高于男性。根据最新的中国流行病学调查数据显示，中国目前症状性膝 OA 的患病率为 8.1%，这意味着我国目前大约有 1.1 亿膝 OA 患者。膝 OA 的患病率随年龄增长而逐渐升高，50 岁以下患者的发病率为 5.2%，60 岁以上已达 11%，女性的患病率要明显高于男性，且发病率呈年轻化趋势。

第二节 骨关节炎诊断与治疗

一、病因及危险因素

目前，我国 OA 的发病率迅速增加，由此带来的医疗、经济、社会等负担也在增加，对 OA 进行有效的治疗和预防保健已经成为重要的公共卫生学问题。OA 的相关危险因素大致可分为系统性危险因素和局部性危险因素，系统性危险因素是指与 OA 发生、发展相关的机体全身状态，包括年龄、性别、遗传、饮食营养等。局部性危险因素指可能导致 OA 受累关节局部生物力学和微环境改变的因素，包括肥胖、外伤、职业等。

年龄是 OA 最明确的危险因素之一，随着年龄的增长，OA 的发病率不断增加，这是关节结构中与年龄相关的生物学变化的结果。

对于膝 OA，强有力的证据表明，包括女性、肥胖和以往膝关节损伤在内的多种中度至重度风险因素与 OA 相关。横断面和纵向研究一致表明，超重和肥胖与膝 OA 的患病率和发病率之间存在关联。各个年龄层的肥胖人群膝 OA 发病率都要高于正常体重的人群。肥胖女性膝 OA 的发病率是正常体重女性的 4 倍，肥胖男性膝 OA 的发病率是正常体重者的 4.8 倍。肥胖会增加施加在膝关节软骨上的负荷和冲击，改变透明软骨的组成，结构和力学性能，这可能是肥胖导致膝 OA 的发病机理之一。在膝关节中，股四头肌具有主要的减震作用，如果股四头肌功能减弱，则可能导致关节软骨的压力增加，从而导致关节进行性破坏，而肥胖症可能导致股四头肌无力从而引起膝 OA。代谢机制也有助于解释肥胖与膝 OA 之间的联系。储存能量的脂肪实际上是一种内分泌器官，可以分泌细胞因子和脂肪因子等物质，这些脂肪细胞因子可以影响软骨的稳态，因此在肥胖与膝 OA 的关系中具有重要作用。体重减轻与矢状面和额叶面的步态运动学改善有关，且可改善膝关节相关症状，并减少内侧软骨体积损失和关节残疾的发生，而体重增加与内侧软骨体积损失增加和膝关节症状加重相关。

对于髋 OA，髋关节畸形如凸轮畸形或髋臼发育不良增加髋 OA 风险。凸轮畸形和髋关节轻度发育不良增加了中年（55~65 岁）髋 OA 风险，髋关节严重发育不良与髋 OA 密切相关，并导致髋 OA 在早期（50 岁以下）发展。

繁重的工作活动是髋和膝 OA 的危险因素；从事农业或建筑业尤其与髋 OA 有关，频繁跪下和举重的工作与膝 OA 的发生相关，一些高冲击性运动（如足球、手球、曲棍球、摔跤、举重、长跑）与髋 OA 或膝 OA 中至高度相关。

遗传因素对 OA 的影响在 40%~80% 之间，手和髋 OA 受遗传因素比膝关节 OA 所受的影响更大。与 OA 相关的单基因突变可导致 OA 的发生。相反，晚发性 OA 往往是由多因素导致的。

二、发病机制

目前 OA 发病机制尚不明确，其发病与遗传、年龄、肥胖、创伤等因素有关。一般认为是生物力学因素破坏软骨细胞、细胞外基质和软骨下骨正常耦联的结果。

1. 软骨细胞凋亡 正常关节软骨由软骨细胞、软骨基质和水组成，软骨基质的主要组成成分为胶原和蛋白多糖，其中蛋白多糖占 30%，胶原占 50%，大部分为 II 型胶原。软骨细胞是成熟软骨组织内唯一的细胞类型，在软骨损伤及重塑过程中起着维持内环境稳定的作用。因此软骨细胞功能和存活受损将会导致关节软骨的损害。软骨细胞负责胞外基质的合成和更新，维持基质的完整性。软骨细胞凋亡是关节软骨退行性改变的病理因素之一。当 OA 发生时，软骨细胞数量减少，合成软骨基质的能力减弱，进而影响软骨基质的合成；另外，软骨细胞数量的减少能够促进基质降解酶的合成，进一步损伤基质。有研究表明，正常人群中，只有 2%~5% 的软骨细胞出现凋亡，而在 OA 患者中，17%~20%

的软骨细胞出现凋亡。

2. 免疫反应 近年来研究表明，免疫因素在 OA 的发生发展中起重要作用，研究发现，关节软骨不仅能够诱导自身免疫反应，还能使自身免疫反应持续作用。OA 的许多临床表现及体征均提示滑膜炎症的存在，且与类风湿关节炎相似，在 OA 滑膜组织中也存在巨噬细胞、T 细胞、B 细胞、自然杀伤细胞等免疫细胞。巨噬细胞参与炎症的开始和消退，在炎症早期起重要作用。

3. 基因遗传性 OA 是一种多因素疾病，具有很强的遗传倾向，遗传概率为 40%~65%，且与关节部位有关。与 OA 相关基因的鉴定将有助于揭示其发病机制，并为 OA 的基因靶向治疗提供方向。对大量 OA 患者及正常人进行全基因组关联分析研究（Genome wide association study, GWAS）结果显示，OA 患者中有近 80 个基因发生突变或出现单核苷酸多态性（Single nucleotide polymorphism, SNPs）的改变。

4. 细胞因子 细胞因子是参与免疫应答、介导炎症反应、调节细胞生理功能的小分子糖蛋白或多肽。关节组织的损伤是由细胞因子、生长因子、蛋白酶类和炎症因子共同介导的。OA 患者软骨细胞自分泌促炎症因子，IL-1、TNF-α、血管内皮生长因子、胰岛素样生长因子等。这些促炎症因子可以降低胶原的合成、促进 MMPs 及其他促炎症因子 IL-8、IL-6、一氧化氮的合成。

5. 基质金属蛋白酶 研究表明，OA 关节软骨中的基质金属蛋白酶合成增加，基质金属蛋白酶特异性抑制物（tissue inhibitor of metalloproteinases, TIMPs）合成减少，导致软骨细胞外基质的合成与降解失衡。目前对于基质金属蛋白酶的研究以丝氨酸蛋白酶和金属蛋白酶为主，其中丝氨酸蛋白酶家族成员的尿激酶型纤溶酶原激活物在 OA 的发生发展中起重要作用。TIMPs 能特异性地抑制基质金属蛋白酶活性，目前已经发现 4 种亚型，分别是 TIMP-1，2，3，4。在 OA 病理学过程中，关节软骨细胞和滑膜细胞会分泌过量的基质金属蛋白酶，致使两者失衡，导致关节软骨细胞外基质发生过度降解，使关节软骨出现糜烂、溃疡以及缺失。

6. 骨内压增高 骨内压又称髓内压，其发生多与血流动力学改变相关，是指髓腔内容物增加可引起的骨内压增高。有研究指出，当骨内压增高时，血流动力学发生改变，营养软骨血管的血流量减少，继而引起软骨的降解。另外，当骨内压增高时，关节软骨下骨发生硬化、破坏，减震的能力减弱，软骨受力增加，进而加重软骨及软骨下骨的破坏，最终导致 OA 的发生。

7. 内分泌系统 内分泌系统的影响可能会诱发 OA 的发生，研究表明，绝经后的妇女比同龄女性更容易患 OA，长期处于高糖状态下的糖尿病患者软骨细胞破坏程度较其他人严重。

三、临床表现

（一）骨关节炎的共同表现

OA 是一种慢性、进展性的关节病变，多累及负重关节和手的小关节，以疼痛、畸形和活动受限为特点，具体表现如下：

1. 关节疼痛 关节疼痛为疾病早期的主要症状，往往活动后出现，休息后可减轻或消失。初期昼重夜轻，疼痛呈缓慢进展的轻度至中度间歇性疼痛。随后疼痛逐渐加重，呈持续性，夜间睡眠时可痛醒。受累关节做被动活动可诱发疼痛，由于软骨无神经支配，疼痛主要由其他关节结构受累所引起。OA 炎性发作期或晚期伴严重关节软骨、骨质破坏时可出现静息痛。发生机制与软骨下骨压力升高、骨小梁微骨折、关节囊内痛性神经纤维牵拉及关节内炎性因子释放增加有关。

2. 关节压痛 关节压痛往往局限于损伤严重的关节，手关节较明显，尤其当伴有滑膜炎时关节压痛明显，关节局部皮温可以较高。

3. 关节晨僵 关节僵硬、黏着感很少单独出现，往往与疼痛伴发，其持续时间短暂，不超过 30 分钟，多在几分钟内缓解。

4. 关节肿胀和积液 关节肿胀可由于关节液、滑囊增厚、软骨及骨边缘增生向外生长所致，后期呈骨性肥大，部分患者可扪及骨赘，偶尔伴半脱位，急性炎症发作时可表现为局部关节肿胀、皮温升高、痛及压痛，一般持续 1~7 日，休息后可消失，极少数患者可有发热，但体温最多在 38℃以下。

5. 关节摩擦感 关节摩擦感多在大关节活动的时候出现，膝关节多见，一般是由于关节表面粗糙不平引起。粗糙的摩擦音是关节软骨损伤、关节表面不平、骨表面裸露的表现。

6. 运动缺失 OA 初期表现为受累关节全范围运动困难，后期则可因关节不稳、畸形、半脱位、强直及关节囊肌肉挛缩等造成功能障碍。

（二）常见关节受累的特点

1. 手关节 手关节受累时表现为关节的疼痛和压痛，局部轻微发红、肿胀，偶尔有活动受限。晨僵往往小于 30 分钟。受累部位往往以远端之间关节伸侧或外侧较为多见，也可以见于近端指间关节，掌指关节很少受累，多为单关节或寡关节受累。具有特征性的改变是远端指间关节背面的骨性突出 Heberden 结节以及近端指间关节背面的骨性突出物 Bouchard 结节。一般来说，Heberden 结节生长得较为缓慢，在结节出现之前可诱出现类似于腱鞘囊肿的胶质性囊肿。手部出现多个结节及近端、远端指间关节水平样弯曲可形成蛇样畸形。当第一腕掌关节受累时，关节局部可出现疼痛、压痛、肿胀、掌骨底部骨质增生，隆起、肥大，以至于呈现方形手外观。当出现腱鞘受累时，可以造成弹响指或扳机指。此外，当多角骨和舟状骨受累时可以引起腕关节疼痛、压痛、肿胀和活动受限。

2. 膝关节 膝关节受累主要表现为关节疼痛和僵硬、酸胀，在长距离行走、剧烈运动、受凉或阴雨天气时加重，双膝发软、无力、易摔倒，下楼困难，不能负重，出现明显关节胶着显现。关节有局限性压痛及骨赘所致的骨肥大，有时伴有关节积液，可以为少量积液或大量积液，关节活动时常有骨擦音，后期可以出现继发性肌肉萎缩，关节活动受限，膝关节内侧或外侧软骨间隔病变导致继发性膝内翻或外翻，严重者可以出现关节不稳或半脱位。

3. 髋关节 髋关节受累常表现为髋关节区间断疼痛、下蹲痛或拖曳步态。表现为隐匿性疼痛，随后发生跛行，疼痛多位于腹股沟或沿大腿内侧面分布，也可表现为臀部、坐骨区或膝部疼痛。"4字"试验阳性，直腿抬高试验阳性。

4. 脊柱 颈椎受累、脊神经受压多表现为上臂放射痛，脊髓受压则可以出现肢体麻木和无力，椎动脉受压常表现为头晕、头痛以及视物模糊、复视、视野缺损和共济失调。当椎体骨质增生导致椎管狭窄或颈椎脱位压迫脊椎时，可引起偏瘫、截瘫、呼吸及吞咽困难，甚至危及生命。腰椎受累常表现为腰痛、下肢放射痛、感觉改变和反射异常。压迫马尾神经可引起括约肌功能障碍，压迫脊髓可引起截瘫。

5. 足关节 足关节受累以第一跖趾关节最常见，因穿紧鞋或高跟鞋而加重。局部关节外形不规则，有局部结节，常有压痛。随后出现第一趾外翻畸形，活动受限。部分患者可呈急性发作，关节红、肿、热、痛、压痛，类似痛风表现，但疼痛程度较痛风轻。

（三）特殊类型的 OA

1. 侵袭性炎症性 OA 绝经后妇女高发，有家族史，多为反复急性发作，常累及第一腕掌关节、远端指间关节和近端指间关节，表现为关节对称性红、肿、痛，晚期可出现"纽扣花"畸形。少数患者可最终演变为类风湿关节炎，部分患者可合并干燥综合征。

2. 原发性全身性 OA 可累及包括远端指间关节、近端指间关节和第一腕掌关节、膝关节、髋关节、跖趾关节和脊柱在内的全身多个关节。受累关节多呈发作性红肿，可伴关节积液。根据流行病学和临床表现常常分为两类，其中结节型有家族遗传易感现象，中年女性高发，主要累及远端指间关节；非结节型常反复发作，主要累及近端指间关节，与性别无明显相关，亦无家族聚集性，可有血沉及 C 反应蛋白增高等现象。

3. 弥漫性特发性骨肥厚 OA 中老年体胖男性多见，常常有家族史。一般临床症状不重，部分患者可以出现手指麻木、腰背僵硬、疼痛等症状，严重时可以出现椎管狭窄。X 线检查可见脊柱呈弥漫性骨质增生，脊柱前后纵韧带广泛增生钙化，尤其常见于颈椎，病变多连续累及 4 个或以上锥体。

四、诊断

（一）影像学诊断

OA 的病情评估主要依赖影像学资料，主要有 X 线、MRI 关节造影、关节镜以及超声检查等。

1. X 线检查 由于 OA 早期 X 线平片无法反应软骨变性，故不能用于早期诊断。在疾病的进程中可以出现关节间隙狭窄、软骨下骨重塑、密度不均、增生、硬化、关节面下囊肿，呈圆形或卵圆形，周边可以有硬化或不规则透明区，多发生于软骨病变最严重的部位，也可以发生在关节附近，以髋关节为著，当囊性骨质疏松塌陷时可以引起关节变形，关节面增大，关节面边角锐利，形成骨刺或唇样突起，部分在锥体连接形成骨桥。晚期可出现关节半脱位及关节游离体等。

2. 关节超声检测 超声波检测在疾病早期较 X 线检查更为灵敏，并且在风湿病患者的诊断和随诊中已经得以应用。高频（10MHz）超声能反应膝 OA 最早的病理改变，此项技术可以发现关节软骨低回声带模糊、消失、半月板撕裂、变性、髌腱炎、肌腱炎、关节间隙不对称性狭窄、变形、骨赘形成、关节面下囊性病变、囊肿、髌上囊肿和滑膜增厚等。并通过对关节局部血管形态及血流量的半定量检测，了解关节的侵蚀性变化，从而有助于检测疾病的进展及治疗反应。

3. MRI MRI 对软组织分辨率高，可任意面成像及多参数、多序列成像，可直接显示软骨，多面成像克服了 CT 检查脊柱只能轴面扫描的缺陷，一次可以检查多个节段。在 OA 骨质未出现病变之前，MRI 可以显示软骨、韧带、半月板及关节腔积液等病变情况，如关节软骨病变，膝交叉韧带松弛变细，半月板变性、撕裂、滑囊和纤维囊病变等。MRI 无创伤性，可重复性好，在早期 OA 的影像学检查方法中最有前途。对关节软骨周围的显示远远优于其他方法。随着 MRI 新序列不断出现和改变，硬件快速进展，MRI 在诊断 OA 中有很大的潜力。

4. 关节镜检查 关节镜是评价关节软骨受损的金标准，可以直接观察透明软骨的肿胀、糜烂和溃疡、半月板的变化、滑膜炎症的部位，同时溃疡根据软骨退变的情况，滑膜增生程度，关节活动受限的原因决定关节镜下手术清理的范围。然而，关节镜不能显示软骨深层改变和软骨下骨质改变。其最大缺点是具有创伤性，不能用于常规诊断。

5. 关节造影 CT 关节造影和 MR 关节造影是目前为止显示关节软骨最好的影像学方法。将关节囊内注射空气或非离子造影剂后再扫描，这称为 CT 关节造影。空气或非离子型造影剂与软骨形成了鲜明的对比，而透明软骨下骨质与软骨边缘形成良好对比，因此可以显示软骨损伤，厚度和关节内游离体。显示关节软骨改变比普通 MR 成像、平片及关节造影敏感，与 MR 造影相仿。但是此种检查方法具有创伤性，因子临床应用往往受到限制。此种检查方法与 MR 造影一样，适用于髋、膝、肩等大关节的检查。

（二）反应炎症活动的血清学标志物

C- 反应蛋白是反应疾病活动的良好指标。由于 OA 患者仅仅是局部滑膜炎症，故 C- 反应蛋白与 OA 活动的相关性并不显著。然而有研究结果显示，超敏 C- 反应蛋白与 OA 疾病的活动性有更好的相关性。血清淀粉样物质（SAA）是组织局部损伤的敏感标记物，其血浆浓度与组织损伤程度相关，可以用来反应疾病的活动状态。

（三）实验室诊断

OA 患者滑液层黏蛋白水平比血清明显增高，且与病变范围和 X 线严重程度呈正相关。病变局部分泌的细胞因子对软骨和滑膜有明显的破坏作用。在已知的细胞因子中，IL-1、IL-6、TNF-α 是参与 OA 病理过程中的主要炎症介质，其中 IL-1 和 TNF-α 的作用尤为重要。有研究认为相关生物学标志物反应的关节的新陈代谢，能够在放射学表现出现之前确定 OA 的存在。研究证实硫酸软骨素新表位 ie（3B23，7D4，846）、C-II 型胶原前肽、葡糖胺聚糖、硫酸角质素、6 硫酸软骨素 /4 硫酸软骨素比值、聚合素核心蛋白新表位（BC3，BC14）、胶原吡啶啉交联物、骨钙素、胶原脱氧吡啶啉交联物、n-II 型胶原前肽等标志物与 OA 的病情活动相关。

（四）分类标准

1. 1990 年手 OA 分类标准

①近 1 个月内大多数时间存在手关节疼痛或僵硬；② 10 个指定关节中有骨性膨大的关节 ≥2 个；③掌指关节肿胀 ≤2 个；④远端指间关节骨性膨大 >2 个；⑤ 10 个指定关节（双侧第二、三远端及近端指间关节，双侧第一腕掌关节）中畸形关节 ≥1 个。满足 1＋2＋3＋4 或 1＋2＋3＋5 可诊断手 OA。此分类标准诊断敏感性为 92%，特异性为 98%。

2. 2007 年中国 OA 分类标准

膝关节骨关节炎诊断标准：①近 1 个月内反复膝关节疼痛；② X 线片（站立

或负重位）示关节间隙变窄、软骨下骨硬化和（或）囊性变、关节缘骨赘形成；③关节液（至少2次）清亮、黏稠WBC<2000/mL；④中老年患者（≥40岁）；⑤晨僵≤30分钟；⑥活动时有骨摩擦音（感）。其中符合1+2条或1+3+5+6条或1+4+5+6条可诊断膝关节骨关节炎。

髋关节骨关节炎诊断标准：①近1个月反复髋关节疼痛；②红细胞沉降率≤20mm/h；③X线片示骨赘形成髋白缘增生；④X线片示髋关节间隙变窄。其中满足诊断标准1+2+3条或1+3+4条可诊断髋关节骨关节炎。

五、鉴别诊断

1. 类风湿关节炎　女性多见，年龄20~45岁，早期常有低热、乏力、贫血、消瘦等全身症状。多关节炎表现，以近侧指间关节多见，其次是腕、膝、肘、踝、肩、髋。发作时受累关节肿胀、疼痛、活动受限，缓解后遗留功能障碍或关节畸形。20%~30%的患者有皮下类风湿结节。实验室检查血红蛋白减少，类风湿因子阳性，活动期血沉加快。X线片上可见关节周围软组织肿胀影，骨质疏松，关节间隙狭窄，关节软骨下出现囊性破坏。两者都累及指关节、膝关节等，然而类风湿以近指关节和掌指关节病变为突出，且关节肿痛、滑膜炎症较OA明显。

2. 痛风性关节炎　症状为发作性关节肿痛，往往与饮食有关，常见致病食物有海鲜、动物内脏等。实验室检查血尿酸和血沉升高。

3. 强直性脊柱炎　强直性脊柱炎可引起膝关节病变，鉴别要点是发病年纪轻，男性多见，早期感双侧骶髂关节及下腰部疼痛，逐渐发展至胸段和颈段脊柱强直。实验室检查血沉加快，HLA-B27阳性。X线片上常有骶髂关节炎表现，脊柱呈"竹节样"改变。

4. 银屑病　关节炎亦累及远指关节，但X线表现与OA不同，患者皮肤有银屑病皮疹。

5. 色素沉着绒毛结节性滑膜炎　好发于20~30岁，男女患病率基本相等。常发生于膝关节，多为单膝关节发病，滑膜病变有局限型和弥散型两种类型，局限型的往往有蒂，蒂扭伤时可有急性发作，弥散型的起病缓慢。症状首先为膝部不适，接着局部皮温增高，关节肿胀，压痛。关节穿刺可见深色或咖啡色血性液体，MRI上可见增生的绒毛和增厚的滑膜，滑膜中由于高铁含量而在T1、T2序列中均呈低信号。

6. 假性痛风　为焦磷酸钙晶体沉着于关节软骨、滑膜、韧带而引起局部关节（其中以膝关节受累多见）的肿痛，X线表示关节软骨面有钙化线，关节液中可找到焦磷酸钙的结晶。后两者可与OA鉴别。

六、治疗

OA 的治疗方法应根据患者的年龄和疾病程度来选择，早期 OA 的治疗目的是缓解疼痛，延缓病变发展，应尽量采用无创的治疗方法；晚期 OA 的治疗目的则是缓解或消除疼痛，增加关节活动范围，重建关节稳定性。

（一）非药物治疗

非药物治疗是药物及手术治疗的基础贯穿疾病的整个诊治过程。

1. 患者教育 减少不合理的运动，适量活动避免不良姿势避免长时间跑、跳、蹲，减少或避免爬楼梯；减重，有氧锻炼（如游泳、自行车等），关节功能训练（如膝关节在非负重位下屈伸活动以保持关节最大活动度），肌力训练（如髋关节应注意外展肌群的训练）等。

2. 物理治疗 主要增加局部血液循环、减轻炎症反应，包括热疗、水疗、超声波、针灸、按摩、牵引等。

3. 行动支持 主要减少受累关节负重，可采用手杖、拐杖、助行器等。人体步行时，重力转移至双下肢，使双下肢承受质量增加 3~4 倍，使用手杖或拐杖可减轻关节承重的 50%。

4. 改变负重力线 根据骨关节炎所伴内翻或外翻畸形采用相应矫形支具，以平衡各关节面的负荷。

（二）药物治疗

1. 局部药物治疗 在采用口服药物前建议首先选择非甾体抗炎药（NSAIDs）的乳胶剂、膏剂、贴剂和其他擦剂（辣椒碱等）。对中重度疼痛可联合使用局部药物和口服药物。关节腔注射药物：①糖皮质激素：仅适用对 NSAIDs 药物治疗 4~6 周无效的严重 OA 或不能耐受 NSAIDs 治疗、持续疼痛、积液明显者。临床可用的药物有：复方倍他米松和地塞米松。使用次数一般每年最多不超 3 次，2 次间隔不少于 2 个月；②透明质酸钠：口服药物治疗效果不佳者可联合关节腔注射透明质酸钠类药物通常每半年使用一疗程。

2. 全身药物治疗 全身用药的剂型包括口服剂、栓剂和注射剂。近年来肠溶剂、口服缓释剂、口服控释剂等新剂型问世，此类剂型可减少普通片剂在短时间内大量释放而引起的胃肠刺激症状，方便患者服药。但对降低胃肠出血、穿孔等严重不良反应效果不显著。膝 OA 患者一般首选对乙酰氨基酚，该药物有良好的镇痛和解热作用，对胃肠道无明显的毒副作用，且价格低廉。对乙酰氨基酚治疗效果不佳的 OA 患者，在权衡患者胃肠道、肝、肾、心血管疾病风险后，可根据具体情况使用 NSAIDs。NSAIDs 包括非选择性 NSAIDs 和选择性环氧合酶（cyclooxygenase，COX）-2 抑制剂。如果患者胃肠道不良反应的危险性较高，可使用非选择性 NSAIDs 加用胃黏膜保护剂，或使用选择性 COX-2 抑制剂。曲马多、阿片类镇痛剂、对乙酰氨基酚与阿片类的复方制剂可用于疼痛明显、NSAIDs 治疗无效或不能耐受的骨关节炎患者。改善病情类药物及软骨保护剂包括双醋瑞因、氨基葡萄糖、ASU、多西环素等。此类药物在一定程度上可延缓病程、改善患者症状，具有起效慢、疗程长的特点，多与消炎镇痛药联合应用。

（三）手术治疗

对于内科保守治疗无效的严重骨关节炎患者日常活动受限时可按需要行手术治疗。治疗目的：①进一步协助诊断；②减轻或消除疼痛；③防止或矫正畸形；④防止关节破坏加重；⑤改善关节功能；⑥综合治疗的一部分。治疗的途径主要通过关节镜（内镜）和开放手术。治疗方法主要有：①游离体摘除术；②关节清理术；③截骨术；④关节融合术；⑤关节成形术（人工关节置换术）等。

第三节　骨关节炎健康管理

OA 是一种缓慢的退行性疾病，可引起关节疼痛，四肢麻木，活动受限，甚至丧失运动功能。我国 60 岁以上的人口已超过 1 亿人，OA 患者超过 5000 万人。由此产生的医疗和社会负担也迅速增加。尽管我国高度重视人口老龄化问题，并采取了一系列措施来减少骨关节炎的蔓延，但现有的工作仍不能满足骨骼和关节护理与治疗的需求。另外，随着人们社交方式的改变，他们对健康的看法也开始改变。疾病的治疗不一定需要手术或药物治疗。

一、个人管理

1. 饮食习惯　在日常生活中，有些食物可能对 OA 患者有益；富含黄酮类的水果，像樱桃、黑莓、桑葚等一些深紫色的浆果或有核水果；女性可以多食用一些富含植物性雌激素的食物，如茴香、芹菜、大豆、坚果、全谷物和苹果；老年OA 伴有骨质疏松症患者，宜常食用含钙食品，如奶制品、牛羊肉、豆制品等。这些食物对预防 OA 有一定好处，但治疗和预防 OA 最重要的物质是蛋白多糖，我们需要通过不间断的补充生理性物质来促进蛋白多糖的合成。

2. 生活及工作习惯　要做到良好的休息，如果说平时工作过于繁忙没有得到足够的休息，那么也会导致身体里面的钙元素不断地流失，适当的休息对于肌肉的缓解帮助是非常大的；要进行适当的锻炼，可能在出现关节炎之后患者的膝盖会出现疼痛，那么在这个时候患者可以不需要做那些剧烈的运动，散步、慢跑、骑自行车、游泳等这些都是非常好的运动方式。

二、骨关节炎三级管理

（一）一级管理：基于社区的病因预防与健康教育

一级预防又称病因预防，是指针对病因或者致病因素采取的措施，预防健康人得病。骨关节病的一级管理应当根据其发病危险因素进行有效的病因预防。

1. 建立健康档案 OA 人群健康档案的建立，是 OA 规范化管理的第一步。将基本资料、问题目录、问题描述、病程流程表等详细记录。目前健康档案为区域内共享。由于 OA 病程长，疾病严重程度及治疗方案时有变化，健康档案应及时更新，保持资料的连续性，为患者再次就诊、转诊提供相关信息。

2. 疾病管理防治 对 OA 高危人群或 OA 患者进行危险因素干预的健康教育。社区健康教育可通过海报、宣传手册等方式进行宣传教育。可建立以家庭、居委会为单位的管理小组，进行学习交流并互相督促，逐渐养成慢性疾病自我管理的习惯。

3. 运动和物理康复指导 康复指导对 OA 的重要性在于减轻或消除疼痛，矫正畸形，恢复关节功能，从而改善生活质量。运动疗法通过对关节活动的训练、肌肉力量练习等，提高关节的稳定性，改善关节运动能力。在此基础上辅以中频、短波等物理治疗，有促进血液循环、松解肌肉、镇痛的作用，但要在专业技术人员指导下规范进行，以保证安全。

4. 随访、评估、转诊 OA 病程长，病情变化时有发生，故需分级管理，定期随访患者，评估病情。一旦疾病发展、加重或不能耐受现阶段治疗，社区医师无法诊治，应及时转诊至上级医院。

（二）二级管理：二级医院的"三早"预防与综合防治

二级预防是在临床前期的预防，控制疾病的发展和恶化，防治疾病的复发及持续，包括早期发现、早期诊断、早期治疗的"三早"措施。OA 的二级管理应通过区县级医院及乡镇卫生院的平台，对高危人群及轻症患者进行良好的预防与治疗。大多数患者都应该在"小医院"里就及早诊断，并进行必要的治疗，只有当病情恶化或要进行复杂手术时才转到"大医院"。同时在区县医院及乡镇卫生院建立综合治疗的理念，通过物理治疗、药物治疗、手术治疗、运动康复等方法的有机结合、个性化干预，使患者花最少的钱、消耗最少的医疗资源，获得最佳疗效。

（三）三级管理：三级医院的个体治疗与医师培训

三级预防是临床期的治疗或残疾预防，采取及时有效的措施，防止病情恶化，减少并发症的发生，进行家庭护理指导，促进患者心理和身体的恢复，促使患者融入社会，最大限度地改善患者的心理、生理健康。OA 的三级管理应通过大型三甲医院、大学附属医院平台，给予重症患者及中晚期患者最佳最及时的治疗。三级医院与社区医院、二级医院之间应该有良好的转诊机制，做到"发现在基层，治疗在三甲，康复同样应该回到社区医院或者二级医院"。

对于 OA 患者，每个患者都应该根据其特点进行个性化治疗，同时考虑患者的经济承受能力、社会期望、伦理准则等。最终的目的是促进患者回归社会，提高患者生存质量。

（王书雅）

参 考 文 献

[1] 王斌邢，董圣杰，帖儒修，等 . 中国膝骨关节炎流行病学和疾病负担的系统评价 [J]. 中国循证医学杂志，2018，18（2）：134-142.

[2] Hunter D J, Bierma-Zeinstra. Osteoarthritis[J]. Lancet, 2019, 393（10182）: 1745-1759.

[3] Zhao X, Shah D, Gandhi K, et al. Sambamoorthi U. Clinical, humanistic, and economic burden of osteoarthritis among noninstitutionalized adults in the United States[J]. Osteoarthritis and cartilage, 2019, 27（11）: 1618-1626.

[4] Zhou J, Li C, Yu A, et al. Bioinformatics analysis of differentially expressed genes involved in human developmental chondrogenesis[J]. Medicine, 2019, 98（27）: 6240-6242.

[5] Lotz M, Martel-Pelletier J, Christiansen C, et al. Value of biomarkers in osteoarthritis: current status and perspectives[J]. Ann Rheum Dis, 2013, 72（11）: 1756-1763.

第20章

老年性耳聋

第一节 老年性耳聋基础知识

一、病历摘要

患者，女，65 岁，双耳听力减退 1 年。1 年前在嘈杂环境下听不清家人朋友讲话，无噪声干扰时，听力可，未予重视。半年来，家人须大声说话进行沟通，自觉沟通费力来就诊。病程中偶有耳鸣，呈高调蝉鸣音。无耳痛、耳内流脓，无头晕及眩晕，无睡眠障碍，有轻度记忆力下降。未曾口服药物治疗。体格检查：一般状态良好，T：36.2 ℃，R：20 次 / 分钟，P：67 次 / 分钟，BP：108/69mmHg，神志清晰，心肺未见异常。电耳镜检查：双侧外耳道通畅，有少许耵聍，双耳鼓膜完整标志清。电测听检查：双耳神经性耳聋，高频下降明显。声导抗：双耳呈 A 型曲线。诊断：老年性耳聋。

二、概述

老年性耳聋（presbycusis），也称为年龄相关性听力损失，是指随着年龄的增长，听觉器官随同身体的其他组织器官一起发生的缓慢老化过程，造成的两侧对称性听力减退的生理现象。根据不同的病理类型，目前共有 6 种类型的老年性耳聋，感音性，神经性，血管纹性、耳蜗传导性、混合性和未定型性。

1. 感音性老年性耳聋 以耳蜗底外周毛细胞损失改变为主，以高频陡降型听力损失的临床表现为主。

2. 神经性老年性耳聋 以螺旋神经节细胞损失和听神经纤维减少改变为主，表现显著的特征是对高频音不敏感，而言语识别率较差。

3. 血管性老年性耳聋 以耳蜗中回及顶回血管纹萎缩改变为主，血管纹细胞退化，这些细胞为维持内淋巴的适当离子组成，以产生信号传导的耳蜗电位至关重要，有时被称为代谢性老年性耳聋。临床表现为渐进性的听力下降。

4. 机械性老年性耳聋 也称耳蜗传导性聋，组织学上以基底膜增厚，弹性纤维减少，弹性减低改变为主，听力构图表现为高频下降明显的听力曲线，但言语辨别率相对较好，对患者日常生活中的一般交流影响较小。

5. 混合性耳聋 以上述结构中，两种及以上的病理变化为特征。
6. 未定型性耳聋 上述结构变化不显著的情况。

三、老年性耳聋的特点

（1）60 岁左右开始明显，进展缓慢，但仍有某些压力因素，可以加速恶化的速度。

（2）老年性耳聋的标志，是对语言高频部分的理解能力受损。

（3）没有治愈方法，但是可以使用放大声音的设备来减轻症状。

从解剖学上讲，老年性耳聋，涉及听觉系统的多个组成部分，这主要是由于血管纹样变性，毛细胞和螺旋神经节细胞凋亡，以及听觉中枢神经递质释放的变化等。是在正常听力期间，声音以空气震动的形式被漏斗形外耳捕获，并被引导到鼓膜，导致鼓膜以特定频率和幅度振动，这种运动被中耳的三块小骨头放大，锤骨、砧骨和镫骨从那里以信号 – 振动的形式传播，通过内耳内的液体传递到耳蜗，耳蜗中被称为毛细胞的受体，将振动中编码的信息转化为神经信号，信号通过神经传播到听觉皮层。

老年性耳聋，一般起病隐匿，轻度病例难以发现，初级保健医师体检时必须筛查听力损失。

老年性耳聋患者的一般体检通常无异常，对于老年人来说，与年龄相关的鼓膜浑浊和耵聍栓塞是很常见的。如果存在部分耵聍，应将其清除，以排除栓塞或阻塞成为导致听力损失的潜在原因。音叉可用于区分传导性听力损失和感音神经性听力损失。然而，它们的使用受到患者的合作和医师主观性的限制，确定听力损失的模式是感音神经性还是传导性是诊断的重要第一步，这可以通过使用音叉进行 Weber 试验和 Rinne 试验完成。这些测试不应用作筛查或诊断工具，仅限于区分是否为传导性听力损失。韦伯的测试可能会有所不同，如果听力损失是对称的，可能会导致错误的正常结果。

仅靠常规的体格检查，不足以诊断老年性耳聋。老年性耳聋的听力学特征：随年龄增长，大部分频率听阈有所增高，听力以高频听力下降为主，曲线为缓降型，且随着年龄增长，听阈逐渐增高，这和既往研究相符。

四、流行病学

据全球疾病负担研究数据统计，听力减退已成为老年人致残的第三大主要原因，仅次于心脏病和关节炎，严重影响老年人的生活质量，并成为全球健康的主要问题。并且根据估计，随着老年人数量的逐渐递增，到 2030 年，老年性聋很可能成为全球前 15 大疾病之一。

我国人口基数大，且已经进入老龄化社会，根据流行病学调查中表明，65岁以上老年人群中，老年性耳聋患病率高达30%，80岁以上老年人群中，老年性耳聋患病率高达50%，年龄超过85岁的老年人群患病率可达80%。而我国人群60岁以上老年人中，老年人患病率高达55.8%。我国约有老年听力残疾人2045万，所以老年性耳聋是一种值得全社会关注的公共卫生问题，对老年性耳聋采取积极有效的预防和治疗措施，在现阶段十分必要。

五、危险因素

1. 耳蜗老化 听觉器官退行性变是引起老年性耳聋听力损失的原因，细胞凋亡是耳蜗损伤的一种重要机制，这在近年来已经被证实。老年性感音神经性耳聋，往往不可逆，毛细胞不可再生，因此，早期发现、早期进行针对性预防至关重要。

2. 环境因素，又称噪声暴露因素 一些长期研究表明，在青年时期遭受噪音引起的耳蜗损伤的人，会继续发展为更严重的老年性耳聋。从解剖学上讲，噪音暴露可能会导致螺旋神经节神经元的损伤和随后的损失。

3. 遗传易感性 特别是与氧化应激相关的线粒体DNA表达基因的差异，与对照组相比，已在老年痴呆症患者中发现。

4. 耳毒性因素 有多种与耳毒性相关的药物，包括水杨酸，袢利尿剂，氨基苷类和某些化疗药物（如顺铂）。此外，一些与工作和环境相关的化学品如甲苯、苯乙烯、铅、一氧化碳、汞和其他毒素的暴露已被证明会导致耳毒性。尽量减少接触这些药物，有助于预防与年龄相关的听力损失。

5. 疾病史 有研究中表明，高血压和高尿酸者听力损失风险增加。

高血压可通过影响内耳血流量，血液黏滞度，神经递质和酶等在内耳组织中的含量改变，进而影响内耳血供、螺旋器及螺旋神经节，引起听神经的退行性变，从而导致高频感音神经性听力损失。

高尿酸是嘌呤代谢障碍，引起的代谢性疾病，不仅与遗传性耳聋有关，也与非遗传性耳聋相关。高尿酸血症对老年人的外周和脑干听觉中枢均呈损害引起听域增加听力下降，尿酸一方面能在血管壁沉积，损伤动脉内膜，刺激血管内皮细胞增生，同时还会在动脉内膜的刺激引起血管内壁增厚，管腔狭窄。另一方面，高尿酸水平可带来高血压，抗氧化能力不足等，最终会影响耳蜗正常结构和功能的维持。

6. 其他 线粒体与氧自由基相关基因突变，核基因组突变，高血压，糖尿病及其他全身系统性疾病等均与老年性耳聋有关。还有抽烟饮酒等。

第二节　老年性耳聋诊断与治疗

一、病因

老年性耳聋的起源是多元素的，除了导致生理和解剖学变化的与年龄相关的退化之外，其他促成因素包括遗传因素、激素、暴露于嘈杂的噪声、耳毒性制剂、耳部感染史及某些全身性疾病的存在。

1. 听觉系统衰老　老年性耳聋，主要为听觉器官的退化所致，老化遍及全身各个器官，其中以各种感觉器官为主，如视觉、听觉、味觉等较明显，仅退化速度及程度上有所差异。听觉系统的老化，和机体其他组织器官老化过程类似，均为组织细胞衰老的结果。细胞衰老可能与细胞中沉积的代谢产物有关，更多地考虑则为听觉组织细胞内的氧自由基大量产生，而老化进程中，机体抗氧化剂水平逐渐下降，最终导致机体氧化性衰老。

2. 遗传因素　身体的衰老是由于衰老基因启动的缘故，这些衰老基因在生命的早期并不表现，但年老时或者至生命后期才被激发活动而导致衰老。遗传因素控制着耳的发育和功能，老年性耳聋的发生主要与遗传因素有关。临床发现这些老年性耳聋患者往往可追溯到家族的耳聋发病史，同时听力障碍也出现较早，往往在 30 岁就已经有相关症状，表现为耳鸣，听力减退等。

3. 环境噪声　长期的环境噪声，尤其是低强度噪声，可对人听力造成潜在性损害，如日常生活中常见的交通噪声、打击音乐环境，噪声的长期积累则对人听力造成蓄积性伤害。进入老年后，老年性耳聋的发生率明显增高。

4. 吸烟饮酒　吸烟饮酒是造成老年性耳聋的不可忽视的因素，因其可加速动脉硬化形成，发生血管痉挛，减少内耳血流运行而导致耳聋的发生。有学者认为烟酒除了容易引起呼吸道及心血管系统疾病外，尼古丁和慢性乙醇中毒还可直接损害听神经及高级神经中枢，而对脑血管舒缩功能造成的不良损害。也可影响听觉器官，特别是使内耳血液供应不足，造成耳聋的发生。

5. 高血压　高血压是老年人群常见疾病之一，若血压长期控制不稳定，则会殃及内耳微循环。当内耳长期处于缺血缺氧环境中时，则会影响听力，若不能及时防治，将对听力造成永久性损害。高血压会引发高频平均听阈的病变，因此被认为是听觉退化加重的内在原因，是导致突发性耳聋以及感音神经性听力丧失的主要因素。随着患者年龄递增，听力损害也会随之增长，患者会逐渐出现听力下降、耳鸣等老年性耳聋症状。

6. 高血糖　高血糖与听力减退有关，而且耳聋的发生与患者年龄有关，老年人群血糖水平普遍高于年轻者，持续高血糖水平，造成血管壁增厚，管腔狭窄，影响血流及血供，造成微循环障碍，组织慢性缺氧缺血，进而引起耳蜗神经继发性退变，导致听功能减退。有研究显示，老年糖尿病患者的听力减退发生率高于非糖尿病的正常老年人，代谢性疾病的确是促进与加重老年人听力减退的因素。

7. 耳毒性药物　老年人群机体功能不同程度的减退，对药物的吸收代谢及排泄时间和清除速度均明显降低，且机体免疫功能降低，长期应用耳毒性药物则会造成毒素积累，久之则对耳神经造成损害。耳毒性药物大多对耳蜗和前庭同时造成毒害，其组织病理学方面的改变与耳中毒程度密切相关。据调查，60岁以上老年人因耳毒性药物造成耳聋的风险，为青壮年的2.5~3倍，且耳毒性药物对耳蜗的损伤程度也明显高于青壮年，可能为造成重度老年性耳聋的因素之一。

8. 高脂血症　高脂血症可能导致脂代谢障碍、脂质沉积、血管纹和外毛细胞变性、血液黏度增大、血小板聚集功能亢进，导致内耳微循环血流减少甚至停滞，使内耳缺血缺氧，造成血管纹萎缩和毛细胞损伤。

二、病理生理学

老年性耳聋被认为是多因素起源的，有些成分尚未完全了解，既有内在因素，如遗传，也有外在因素，如噪声暴露、吸烟、药物治疗和某些合并症。这主要是由于毛细胞血管纹和传入螺旋神经节神经元的年龄相关变化。老年性耳聋是一种感觉神经性听力损失，涉及内耳或与听觉皮层形成连接的神经通路。

1. 内耳的改变，包括耳蜗及前庭器官　随着年龄的增长，耳蜗基底膜上的毛细胞、以及听觉传入的第一级神经元螺旋神经细胞，会发生程度不等的凋亡，而引起声音的感受及传入受阻，导致老年性耳聋。

人类颞骨研究显示，随着年龄的增长，老年人椭圆囊斑和球囊斑的耳石数量减少，同时，70岁以后，1型和2型细胞的数量也出现相应的逐渐减少。

2. 听觉中枢传导通路的改变　老年性耳聋往往同时伴随着言语识别能力的下降，这一特性表明老年性耳聋，不仅累及内耳，而且听觉中枢传导通路也可能有不同程度的累及。使用复杂言语刺激的心理声学评估实验数据表明，老年人对声源及言语的感知呈渐进性减退。

3. 基因与老年性聋　目前已经发现有多个基因参与老年性耳聋的发生，多数学者倾向于认为老年性耳聋是由多个基因共同作用的结果，其相互作用的机制尚不明确。

4. 内环境　还包括血液黏度增加与血管硬化，离子循环异常等也可能与老年性耳聋后期发展及恶化有关。另外也有大量研究表明，老年性耳聋与饮食、细胞凋亡、性激素水平、吸烟、噪声环境等因素有关，综上所述，老年性耳聋涉及多种病因，发病机制复杂，其发生可能是个体因素和环境因素共同作用的结果。

三、发病机制

老年性耳聋的发病机制目前尚未完全明确，一般认为与耳蜗毛细胞及听神经出现缺失，耳蜗基底膜增厚和变硬有关。又称为耳蜗传导性老年耳聋。影响老年人听力的因素较复杂，及时干预有助于延迟听力损伤的发生，或延缓听力损伤加重。

1. 线粒体 DNA 突变　机体越衰老，细胞线粒体 DNA 突变的可能性越大，现代研究发现，老年性耳聋与细胞线粒体 DNA 突变有密切关系，如遗传性耳聋中，某些综合征性耳聋与非综合征性耳聋，均与线粒体 DNA 突变有关，且目前已发现多个与耳聋相关的基因。

2. 谷氨酸假说　谭祖林等学者认为老年性耳聋与谷氨酸过度释放有关。谷氨酸过度释放，可产生细胞毒性而导致细胞死亡，而长期噪声刺激或年龄增长等引起的低氧条件，均可造成大量细胞外钙内流，使谷氨酸释放增加，故认为老年性耳聋与谷氨酸水平有关。

3. 免疫反应物变化和自由基损伤　此两种发病机制仍处于动物实验研究阶段，在临床中尚未完全确认。

4. 颞骨组织变化　有学者研究脑血管意外患者颞骨组织病理所见，主要特点为内听道、蜗轴内有大片出血，不同年龄组患者的内听道动脉图像计算机分析显示血管面积与截面积的比值，血管最大径和最小径，内、外膜面积与截面积的比值随年龄增长而增加。

四、临床表现

1. 听觉与言语识别能力下降　老年性耳聋，早期多表现为双耳对称性高频听力下降，部分可伴有持续性耳鸣，听敏度降低，会引起声音信息量提取减少，如高频听力下降，会导致位于高频信息段的音阶识别能力减弱，是老年性耳聋患者听觉言语能力障碍的主要原因之一。早期的老年性耳聋，主观感觉言语识别能力能满足日常交流，容易忽视。具有隐匿性，但随着年龄的增加，其听阈和言语识别能力都呈下降趋势。多数老年性耳聋患者还伴有响度重振问题。对大声难以承受，言语听力图出现回跌现象。除此之外，老人常常对声音来源分辨不清，原因是水平声源定位，需要依靠声音到达双耳产生的时间差和强度差进行判定，听敏度降低和时间处理能力减弱，使得该精细功能产生障碍。还存在如言语速度较快时，听话费力（对快速的语言处理能力下降），听到后面就忘了前面的内容（交流过程中，上下文及前后内容的联系使用能力，短期记忆障碍），理解能力下降（中枢听觉处理障碍）等问题。

2. 异常情绪与生活不适感增加 早期老年性耳聋患者在情绪生活上的特征最为明显。听力下降致使与家人及朋友沟通时需要说话者大声或重复言语，增加了双方交流疲惫感，易引起人际关系紧张，对患者人际交往产生严重的负面影响。老人长期处于封闭状态下，会产生极大的孤独感和社会隔离的错觉，听力障碍还会造成出行不便等一系列问题，生活质量直线下降。长此以往，可观察到明显的偏执、抑郁、焦虑等异常情绪。

3. 大脑认知功能减退 早期老年性耳聋患者可能已比听力正常的老年人表现出更差的认知能力，如思维活动变慢，知觉想象能力匮乏。有 30%~40% 患有老年性耳聋的患者认知能力下降加快。同时，该研究表明，其认知障碍程度与个体听力损失的严重程度呈线性相关，大大增加了老年痴呆症的风险。

五、实验室及其他检查

可能需要对通常与听力损失相关的疾病进行实验室检查，例如血脂异常，糖尿病和肾功能不全，但这不是诊断所必需的。

老年性耳聋的听力学特点：

（1）纯音听域呈双侧对称的感音神经性听力损失，听力图曲线可表现为陡降、缓降和平坦等多种改变。

（2）大部分患者阈上听觉功能表现为重振现象。

（3）双耳听性脑干反应 ABR 表现为各个波潜伏期时间延长，阈值升高。

（4）声导抗图为 A 型，镫骨肌反射通常可引出。

（5）言语识别率降低，较纯音听阈下降明显。

（6）诱发性耳声发射（EOAE）存在或消失。

六、诊断

（一）自我评定

主要是受检者根据日常生活中的经验，对自身听力状态进行评价，以初步判断是否存在听力损失，这项研究已用于大规模的流行病学调查研究筛查的问题，包括"你觉得自己听力有问题吗""你觉得自己有听力下降吗？"等。肯定或模棱两可的回答都被视为听力损失阳性。

（二）老年听力障碍筛查表（HHIE-S）

总共有十个问题，患者需要根据自身的真实情况，在五分钟内回答是或者否或不确定具体问题，问题如下。

1. 当你遇见陌生人时，听力问题会使你觉得难堪吗？

2. 和家人谈话时，听力问题使你觉得难受吗？

3. 如果有人悄悄和你说话，你听起来困难吗？

4. 听力问题给你带来一定障碍吗？

5. 当你访问亲朋好友、邻居时，听力问题会给你带来不便吗？

6. 因听力问题，你经常不愿意参加公众聚会活动吗？

7. 听力问题，使你和家人有争吵吗？

8. 当你看电视和听收音机时，听力问题使你有聆听困难吗？

9. 听力问题是否影响、限制和阻挠你的社会活动和生活？

10. 在餐馆和亲朋吃饭时，听力问题让你感到困惑吗？

这十个问题答"是"得 4 分，答"不确定"得 2 分，答"不"得 0 分。根据最后的得分来评价患者的听力障碍情况。0~8 分，10~24 分，26~40 分，显示听力受损的概率分别为 13%、50%、84%。一般认为总分大于 8 分的受试者已存在一定程度的听力障碍。此外，研究发现，农村老人使用该筛查量表显示有听力损失的可能性更大，提示该量表可纳入农村老人常规健康检查项目中。

（三）测听软件筛查

随着科技的进步以及智能手机的普及，开始出现手机测听软件筛查，这种新型家庭式的听力筛查方式。由于测听环境还有较高的背景噪声及手机扬声器，进行专业校准听力曲线图中低频结果与真实听力可能出入较大。但研究显示，该项结果对于高频率估值变化非常敏感，可以排除显著的听力损失（PTA>40dB）。

（四）便携式听力仪

可进行气导和骨导测试，测试频率为 0.5kHz、1kHz、2kHz、4kHz 和 8kHz。当受试者听到测试音时，无论强弱，立即以动作表示。测听之前需要对最低听力进行调整，可根据筛查要求，选择合适的标准。尽管选择有所差异，但检查结果的灵敏度很高，目前有关老年性耳聋的筛查报告中，便携式听力仪是应用比较普遍的一种筛查方式，其作为听力筛查，最后评定方式与其较高的灵敏度是分不开的。

一般需要建议患者去以下学科就诊。

1. 听力学 可以进行正式听力测试、助听器安装和教育。

2. 耳鼻咽喉科学 如果听力障碍突然发作、不对称或关注不同的听觉病理。

3. 神经病学 进一步调查听力障碍的其他原因，特别是如果同时出现神经系统体征和症状（如头痛，失去平衡，眩晕，面部麻木或虚弱，视力改变）。

4. 老年病学 如果担心并发认知障碍或痴呆症。

5. 肿瘤学 如果担心与特定癌症治疗方案相关的耳毒性。

6. 精神病学 对情绪焦虑和抑郁的负面影响。

七、鉴别诊断

老年性耳聋是一种排除性诊断。如果该模式与感音神经性听力损失一致，则应让患者进行正式的听力测试，感音神经性听力损失的鉴别诊断，包括噪声暴露、感染、梅尼埃病、外伤、自身免疫性疾病、外淋巴瘘、遗传性听力损失、肿瘤、接触耳毒性药物和代谢功能障碍。除了听力测试外，则可以考虑进一步检查其他可以导致听力下降的因素。应评估与老年性耳聋相关的其他疾病，如糖尿病，高血压，肾功能损害和高脂血症。

八、预后

与年龄相关的听力变化是变老的自然结果，通常老年性耳聋不会导致老年痴呆症，但忽视或未经治疗的老年性耳聋，会对心理认知，甚至身体健康造成严重后果。虽然老年性耳聋无法治愈，但助听器可以帮助改善症状，并预防或延迟听力损失的其他后果，这是佩戴助听器的全部好处。重要的是鼓励定期使用设备，并参与听觉康复。以便患者能够在认知和行为上适应。助听器不会逆转与年龄相关的听力减退，即使经过治疗，这些变化也会继续发生。如果助听器不能成功改善听力，也可以选择手术治疗。

九、并发症

听力损失会导致老年人的认知功能障碍。已经表明与年龄相关的听力损失者患痴呆症的风险增加。虽然有许多研究证实了听力损失的严重程度与认知障碍之间的关系，但这种关系尚未完全了解，一些人认为听力障碍需要大脑收集更多资源，来弥补听觉感知方面的缺陷。

高频听力受损会带来严重的安全问题，因为老年人可能难以对门铃、电话铃声、烟雾报警器和转向灯等警告和信号做出反应。

还有证据表明，老年人的听力损失与体位控制之间存在关系，这可能与对一个人在空间中的运动和位置的感知有关。更深入地了解，这种联系可能会影响跌倒的频率，这也是老年人发病率和死亡率的重要来源。

十、治疗

（一）传统的防治方法

老年性耳聋的传统防治主要适合于初期或者轻度听力下降的患者进行治疗，老年性耳聋患者的听力损失一般从高频开始，所以早期患者往往无明显临床表现，就诊时病程往往已经比较长。防治方法包括：

1. 药物治疗　由于机体的退行性病变不可逆，所以目前尚没有有效的药物治疗。药物治疗主要是为了延缓发病的进程。抗氧化剂可以有效清除体内氧自由基，减少耳蜗 HCS 死亡，对听觉系统老化进程，可以起到一定的延缓作用。另外，营养神经、改善微循环等治疗感音神经性聋的药物，对早期老年性耳聋也有一定的治疗效果。

2. 中医疗法　部分专家将中医治疗理念应用于老年性耳聋的防治，并且取得了较理想的治疗效果。随着传统医学研究的不断深入，用于老年性耳聋的药物治疗方法也更加多样化，中医治疗老年性耳聋，主要有中药和针灸两种疗法，中药可以分为 4 个方法：通窍活血汤，通窍回聪汤、复聪息鸣汤及自拟中药等治疗老年性耳聋具有很好的临床疗效。

针灸疗法可作为耳聋康复的辅助治疗方法。研究表明，针刺可能提高大脑皮层听觉中枢的兴奋性，从而提高感受声音的能力。通过针刺听会、百会等穴可以明显降低脑干反应阈，针刺内听宫穴及听宫穴均可在一定程度上降低庆大霉素致聋率。

（二）易感因素的防治

对老年人而言，积极治疗全身性疾病，如糖尿病、高血压等其他影响全身循环系统的疾病，保持良好的作息规律，戒烟戒酒，适当锻炼，同时避免应用耳毒性药物，可极大地延缓听力损失。在日常生活中保持环境安静，避免噪声，避免对听觉器官的慢性损伤。上述生活习惯是治疗老年性耳聋的基础。老年性耳聋的临床表现也存在明显的个体差异化，每位患者发病时间、致病原因及病程发展不同。个体化差异主要是由遗传因素导致，因此，防治老年性耳聋时，要将遗传因素导致的个体化差异考虑进去，制订合理合适的个体化治疗方案。

（三）心理治疗

老年人长期听力损失，可导致患者产生社交障碍，使其易产生孤独感，进而出现抑郁等多种心理疾病，对患者的生活造成了严重影响。因此，老年性耳聋患者情感上的障碍是值得家庭和社会重视的。老年性耳聋患者保持良好的心态，积极配合，是老年性耳聋临床治疗过程中必不可少的要素。

（四）高压氧治疗

高压氧可以通过增加机体物理溶解氧浓度，增加血液中氧含量，使机体有氧代谢增强，进而使机体生物氧化，加强改善机体缺氧状态。对病程比较短的，两周以内的耳聋可能产生比较好的辅助治疗效果，但目前对老年性耳聋，临床治疗尚无肯定疗效。

（五）听觉辅助装置治疗

听觉辅助装置，如助听器，人工中耳，电子耳蜗等听觉辅助装置的发展比较迅速，并且在临床已普遍应用。

1. 助听器　老年性耳聋无法治愈，助听器是治疗中的中流砥柱，已经证明对生活质量和沟通有显著的积极影响。助听器确实有局限性，他们不会修复正常的声音，而只是放大声音。

助听器使用方便且无创，是老年性耳聋患者频率康复及改善听觉交流障碍的主要途径。但由于老年人对助听器正确使用方法技巧缺乏，其听力补偿作用尚未得到老年人的认可，甚至产生不适影响其使用效果及老年人的生活质量。建议进行多学科协作，对社区老年人耳聋佩戴助听器患者进行干预。

助听器（HA）通过将声音放大，增强刺激，使患者感受到声音。助听器使用无创、方便，是老年性耳聋患者听力康复的主要途径。目前助听器具有多种尺寸与形状可供选择，包括传统的耳背式助听器（BTE），耳内式助听器（ITE），完全耳道式助听器（CIC），以及开放耳助听器（Open fit）。长时间佩戴助听器，能改善患者躯体功能，提高社会适应能力，但由于助听器本身的作用机制，不能阻止老年人听觉中枢及耳蜗感受器的退行性病变，因此，患者在噪声和回音的环境下，常会出现不适。针对这种情况，研究者已经运用数字仿生技术和无线调频系统以及反馈抑制等技术，更加注重助听器参数的设置，优化助听器性能，但是声音失真，助听听阈有限，外耳道刺激等问题仍然难以解决。

2. 人工耳蜗　人工耳蜗（CI）是一种特殊的声电转换装置，可将环境中的机械信号转换为电信号，然后将电信号通过电极传入患者耳蜗，并刺激听神经，使患者产生听觉。研究人员对接受人工耳蜗植入术的老年性耳聋患者进行评估，发现其术后听力功能、语言识别能力、生活质量明显提高，目前人工耳蜗临床应用越来越广泛，已成为佩戴助听器效果不好、以及重度以上耳聋患者听力康复的重要手段。

3. 声电联合刺激　对于严重耳聋患者可以根据情况配合使用不同的辅助装

置，目前人工耳蜗植入术并不能使患者在嘈杂的环境下很好地识别言语、欣赏音乐，若配合声电联合刺激，助听器在同侧耳联合使用，可提高有一定低频残余听力的、重度感音神经性耳聋患者的语言识别力。

4. 中耳植入装置　中耳植入装置常见的是振动声桥，是一种能将声信号以机械振动的形式传递到听觉系统，使患者感受到声音信号的电机械转换器。由听觉处理器和人工振动听骨两部分构成。适用于感音神经性聋，传导性聋和混合性耳聋，特别是对助听器效果不佳的中度至重度听力损失的老年性耳聋患者。

5. 新技术进展　如基因治疗、干细胞治疗等新型技术，为临床治疗老年性耳聋带来了希望，但是至今这些基础研究仍只在动物实验上有所成就，其临床应用还需要大量实验及大量先进技术来支持。

（1）基因治疗：老年性耳聋的基因治疗思路主要有两个方面，一方面是查找致病基因，另一方面是通过导入相关基因来提高听觉功能。

（2）干细胞治疗：干细胞治疗，通过应用干细胞多向分化的能力，产生新的毛细胞和螺旋神经节细胞以恢复内耳的功能，来达到治疗效果。干细胞治疗老年神经性耳聋，虽然有很大的前景，但还有许多难以攻克的问题。目前无论是干细胞治疗还是基因治疗，仅处于实验室阶段，需要更进一步的研究。

第三节　老年性耳聋健康管理

老年听力健康意识亟待提高。由于老年听力障碍的发生，常是渐进性、隐蔽性的，许多老年人在心理上逐步接受，认同了听力障碍的状况，却不主动寻求，甚至拒绝改善听力的帮助。有的老年听力障碍者认为助听器有损个人形象，或者觉得麻烦，不舒服，拒绝佩戴助听器。还有的老年人则出于节俭或不愿给子女添麻烦的考虑，放弃佩戴助听器。

一、家庭管理

听力减退患者出现神经认知障碍、焦虑、抑郁和精神病的风险会增加，并可能进一步影响患者的生活质量和社会功能。听力减退的危险因素有很多，有先天性的、获得性的和原因未明的。生活中我们应该更加关注听力减退患者，使其减少接触听力减退危险因素的机会，从而降低听力减退的发病率。同时对听力减退的早发现、早治疗、早预防，可延缓神经认知障碍、焦虑、抑郁及精神病的发展进程，对提高老年人群的情绪健康和生活质量具有重要意义。

二、日常生活管理

1. 听觉康复训练　每一种听觉辅助装置的使用都应配合针对性的听觉康复训练，且老年人群对语言康复的理解及接受能力均会影响辅助装置的使用效果。

2. 心理干预　由于耳聋，老年人不愿与人交往，与他人缺乏沟通，使得性格变得急躁，孤僻甚至古怪，身心健康受到一定影响。长期听力障碍可使患者产生不良情绪，如果不能及时疏导消除，容易产生抑郁、烦躁不安感。长期的心理状态失衡，也会影响其他治疗措施的效果，因此，在针对老年性耳聋进行临床干预的同时，不仅要注意听觉功能的恢复，还要关注老年人心理康复方面。

可以采取松弛疗法，让患者听节奏舒缓，律动欢快的音乐，缓解其紧张焦虑的情绪，与老年性耳聋患者沟通时，也要注意语气、沟通的方式与技巧。可从肢体动作、神态语言等方面的表现，捕捉患者的心理活动，了解其心理状态，选取最恰当的沟通方式与患者进行交流。而且，客观方面来自家庭、朋友、单位的帮助，以及患者主观感受到的精神方面的支持与安慰，可促进耳聋患者心理生理方面功能的恢复。因此，我们应鼓励老年人多多参与社交，培养兴趣爱好，给予患者更多的同情和帮助，使老年患者消除孤独感、恐慌感，改善心理状况，提高生活质量。

3. 易感因素的控制　关于老年性耳聋易感因素的研究表明，很多系统性疾病，如甲状腺功能减退，糖尿病，高血压，高血脂及心脑血管病变均可影响微循环血流灌注，从而引起内耳毛细胞损失及听觉神经变性，导致听力下降，诱发和加速老年性耳聋的发生，因此指导老年人接受规范的全身性疾病的治疗，对本病的发生发展能起到延缓作用。

三、个人管理

由于听力不佳与心血管危险因素有关，因此，保持健康的生活方式，避免吸烟，保持身体和认知活跃，可能有助于延缓听力损失的发作，并减缓听力损失的进展，这些干预措施还有其他公认的健康益处。

通过耵聍冲洗来保持耳朵清洁，并避免在没有耳朵保护的情况下大声喧哗，可能有助于防止其他原因引起的老年性耳聋症状恶化。

四、日常病情监测

早期识别和治疗可能有助于减缓进展，并提高生活质量，所以建议定期筛查所有 60 岁及以上的老年患者。这非常重要。

五、预防

预防耳聋，应对人群加强教育，提高耳聋相关知识，减少接触各类危险因素的机会来降低耳聋的发生率。另外，从饮食上合理膳食，避免高脂饮食，定期体检，降低血中胆固醇，避免超标，减慢动脉硬化的速度，从而减少耳聋的发生。另外，对于有耳聋家族史的个体，随着年龄增长，尤其是60岁之后，更应定期检查听力情况，做到对该病的早期诊断，实现早发现、早治疗的二级预防。

由于外在因素被认为在老年性耳聋的进展中起作用，如果患者需要暴露在嘈杂的噪声中，佩戴耳塞或耳罩来减弱声音可能会有所帮助。低脂饮食可能有助于减缓听力损失。鉴于听力损失与中风、心肌缺血、高血压、高脂血症和糖尿病有关，因此，保持健康积极的生活方式是降低风险的主要形式。应该劝阻吸烟，因为已经证明戒烟可以延缓与年龄相关的听力损失。

（高　茜）

参 考 文 献

[1] 郭朝斌，高娴，逄增昌 . 青岛市胶南中老年人听力损失及相关因素分析 [J]. 齐鲁医学杂志，2012，27（5）：426−429.

[2] 黄灿，辛雅萍，任健等 . 2型糖尿病患者听力损失的相关因素研究 [J]. 听力学及言语疾病杂志，2012，20（3）：217−220.

[3] Rutherford B R, Brewster K, Golub J S, et al. Sensation and psychiatry: linking age-related hearing loss to late-life depression and cognitive decline[J]. Am J Psychiatry, 2018, 175（3）：215−224.

[4] Fortunato S, Forli F, Guglielmi V, et al. A review of new insights on the association between hearing loss and cognitive decline in ageing[J]. Acta Otorhinolaryngol Ital, 2016, 36（3）：155−166.

[5] Gates G A, Mills J H. Presbycusis[J]. Lancet, 2005, 366（9491）：1111−1120.

[6] Matschke R G. Tobacco smoking and hearing in the elderly. Can presbycusis be prevented by smoking cessation?[J]. HNO, 1999, 47（7）：599−600.

第21章

阻塞性睡眠呼吸暂停低通气综合征

第一节　阻塞性睡眠呼吸暂停低通气综合征

一、病例摘要

患者，男性，62岁，睡眠打鼾憋气5年。患者5年前无明显诱因出现睡眠打鼾憋气，可憋醒，伴有白天嗜睡，精神不振，健忘，易怒。酒后睡眠憋气症状加重。无鼻塞，无反复咽痛，无呼吸困难。吸烟饮酒史30年。体格检查：T：36.7℃，R：22次/分钟，P：90次/分钟，BP：155/96mmHg，体态肥胖，颈短。双侧扁桃体Ⅱ度肥大，表面清洁，悬雍垂及软腭肥厚，舌体肥厚。多导睡眠监测：阻塞性睡眠呼吸暂停。诊断：阻塞性睡眠呼吸暂停低通气综合征。

二、概述

人口调查研究显示，我国60岁及以上人口约超过2亿人，约占总人口的17%。老年人患阻塞性睡眠呼吸暂停低通气综合征（obstructive sleep apnea hypopnea syndrome, OSAHS）的比率也在不断增加。阻塞性睡眠呼吸暂停低通气综合征不仅本身危害老年人健康，同时可以诱发并加重其他系统疾病，使我国的社会保障以及医疗服务系统压力增大，制约了我国经济的发展。因此对于老年人群的阻塞性睡眠呼吸暂停低通气综合征的健康管理、疾病诊断及治疗具有重要的临床意义。

三、流行病学

（一）年龄特点

阻塞性睡眠呼吸暂停低通气综合征在不同年龄人群中患病率具有差异性，随着年龄的增长，OSAHS的患病率也上升趋势，并且与年龄呈明显正相关性。其发病机制主要包括上气道肌肉张力异常，上气道扩张肌肉张力降低，咽旁间隙脂肪组织堆积、咽部软组织松弛及周围结构的变化，造成呼吸时上气道反复塌陷，阻力增高，同时肥胖，糖尿病，女性绝经期，口服安眠药等情况可加重或导致阻塞性睡眠呼吸暂停低通气综合征。

（二）人种特点

不同人种之间 OSAHS 发病率存在差异性，流行病学调查发现白种人的患病率较其他种族高，黄种人则较低，这种差异可能存在种族遗传相关性。其原因可能在于白种人与黄种人具有不同的颅面结构特征。

（三）性别特点

男性发病率高于女性。OSAHS 的发病特点存在一定的性别差异，男女之比多在 2∶1~10∶1 之间。性别是 OSAHS 发生的独立危险因素，可能与男性雄性激素水平较高并促发 OSAHS 有关。男性吸烟及饮酒比率明显高于女性，使其更易患 OSHAS。长期酗酒和吸烟者容易导致 OSAHS 或使其加重。乙醇对中枢神经系统具有抑制作用，呈剂量依赖效应。睡前给予正常人或患者大量的乙醇会增加夜间呼吸紊乱事件的次数。老年男性随乙醇的摄入量增加，OSAHS 的风险增加。吸烟会增加 OSAHS 的发生率，被动吸烟亦可增加罹患 OSAHS 的风险。长期使用镇静安眠药和肌肉松弛剂也可导致 OSAHS 的发生。女性在妊娠期、更年期和老年期 OSAHS 患病风险增加，老年女性患重度 OSAHS 的比率要低于男性。男性口咽较长而柔软，舌体肥厚，在非快速眼动睡眠期间咽部气道易于塌陷，这种解剖结构差异性造成男性比女性更容易在睡眠中出现呼吸暂停。睡眠中上气道阻力加大时女性 OSAHS 患者症状出现较多。

（四）体型特点

肥胖症，身高较矮、颈围粗大，颈部较短体型者较瘦高体型者 OSAHS 患病率显著增加，同时 OSAHS 与体质量指数（BMI）呈正相关。中心型肥胖患者患病率明显高于普通人。肥胖患者的上呼吸道脂肪组织增厚，尤其是咽喉部脂肪组织增生，主要表现为软腭舌体肥厚，悬雍垂肥大，咽侧壁组织增生肥厚，咽腔狭窄，增大的颈部可导致气道性能改变而更容易闭合，导致气道阻塞。

（五）遗传特点

近年来研究显示 OSAHS 的发病具有遗传背景，OSAHS 以及与其相关的颅骨结构、体内脂肪的分布与代谢、神经系统对上气道肌肉的控制以及生物昼夜节律的调节在很大程度上受制于遗传因素对个体的影响作用。目前，在实验中发现一系列可能与 OSAHS 相关的基因。如调节体内脂肪分布的瘦素（leptin）基因以及调节脂肪代谢的 ApoE 基因，前者不仅影响食欲、调节能量代谢，而且影响与 OSAHS 相关的其他遗传因素。ApoE 基因位于 19 号染色体，主要功能是参与调节甘油三脂和胆固醇平衡，研究发现其与 OSAHS、冠心病、高血脂及神经系统疾病具有相关性，这些相关性研究显示 OSAHS 受到某些基因多效性的影响。

（六）地区特点

OSAHS 有地区分布特点，随着海拔高度的增加。OSAHS 的患病率也增加，尤其是以海拔 4000m 高度时最为明显。这可能与高度增加，缺氧逐渐加重有关。

（七）老年人 OSAHS 与多系统疾病

1. OSAHS 与呼吸系统疾病　大量研究表明 OSAHS 是哮喘、慢性阻塞性肺疾病（chronic obstructive pulmonary disease，COPD）、特发性肺间质纤维化、肺血栓栓塞症等呼吸系统疾病的危险因素。OSAHS 与呼吸系统疾病发病密切相关，并且通过不同的机制影响呼吸系统疾病的发生和发展。OSAHS 所致的呼吸道反复炎症以及迷走神经兴奋所致的气管痉挛，不仅可使呼吸道阻力增加，肺功能下降，从而诱发和加重 COPD、肺气肿、支气管塌陷等，而且可引起气道反应性增加而诱发或加重哮喘。同时，反复的肺组织损伤使肺组织的修复发生改变，肺间质纤维细胞增多，瘢痕组织形成，使肺的顺应性降低，最终引发呼吸暂停时负压性肺水肿和肺组织纤维化等。除此之外，交感神经的兴奋以及肺血管内皮细胞所致血管舒缩调节障碍，使肺血管收缩，肺动脉压升高，肺循环阻力增加，从而出现肺动脉高压或加重肺心病。另外，血管内皮细胞损伤后机体凝血系统改变，促进血液高凝状态，从而容易发生肺血栓栓塞。由此可见 OSAHS 在呼吸系统疾病发展过程中起着很重要的作用。

2. OSAHS 与心血管疾病　OSAHS 可通过内皮功能损害、氧化应激与炎症反应、血流动力学改变、心脏结构重塑、神经体液调节功能紊乱、肥胖及胰岛素抵抗和血液高凝状态等机制来介导多种心血管相关疾病的发生。OSAHS 缺氧后间歇性氧合与缺血再灌注损伤的过程相似，引起低氧和高碳酸血症。间歇性缺氧通过增加活性氧、促进炎症细胞释放炎性因子，导致炎症。OSAHS 可刺激外周血红细胞生成增多，促进血小板聚集，血液黏稠度增高，促进动脉硬化，加速斑块形成。OSAHS 也可通过肠道菌群扰乱胆汁酸和脂质的代谢来促进动脉粥样硬化。OSAHS 反复缺氧会激活颈动脉体化学感受器，反射性地兴奋交感神经活动，儿茶酚胺水平升高，肾素 - 血管紧张素 - 醛固酮系统激活，化学感受器敏感性改变和内皮功能受损，使血压升高。由于频繁的异常呼吸及其对睡眠结构的影响导致 OSAHS 患者的慢波睡眠数量减少。一项社区研究表明慢波睡眠减少与高血压有关，尤其在中重度 OSAHS 中，慢波睡眠可能与 OSAHS 患者表现出的心血管疾病高发风险有关。OSAHS 与交感神经激活增强和血流动力学改变有关，可影响心室重塑，导致心脏肥大和心力衰竭。睡眠呼吸暂停和氧饱和度降低可被认为是睡眠呼吸障碍患者发生心源性猝死的危险因素，在相关研究中发现，患有 OSAHS 的血液透析患者发生心血管死亡及心源性猝死的风险增加。

3. OSAHS 与糖尿病　2 型糖尿病（type 2 diabetes mellitus，T2DM）与 OSAHS 之间的关联是双向的，越来越多的证据证明患有 OSAHS 的患者罹患 T2DM 的风险更高。OSAHS 患者中超敏 C 反应蛋白、胰岛素抵抗指数和血脂明显高于非 OSAHS 患者，肌内脂质与睡眠呼吸暂停低通气指数呈负相关。非肥胖的 OSAHS 患者中存在骨骼肌功能障碍和代谢异常。T2DM 患者存在 OSAHS 的高风险，并且与血压控制不佳和肥胖密切相关。有研究对 T2DM 患者有 / 无 OSAHS 评估，患心血管疾病、微血管并发症和死亡率的风险的队列研究结果显示，与未诊断出 OSAHS 的患者相比，发生 OSAHS 的 T2DM 患者的心血管疾病（缺血性心脏病和心力衰竭）、周围神经病、糖尿病相关足部疾病、慢性肾脏疾病和全因死亡率增加，患有 OSAH 的 T2DM 患者属于高危人群。

4. OSAHS 与消化系统　国内、外研究均已证实 OSAHS 可引起消化系统损害，关于 OSHAS 与胃食管反流病（gastroesophageal reflux disease GERD）越来越多的研究证实 GERD 与 OSAHS 之间存在一定的相关性。一些研究发现，35 例 GERD 中合并 OSAHS 的有 12 例，最长反流持续时间多发生于睡眠呼吸暂停最频繁时期，且胃镜检查胃食管黏膜病变较单纯 GERD 严重，提示 OSAHS 与 GERD 的发生密切相关。研究指出胃炎、消化性溃疡和炎症性肠病是最常见的胃肠疾病。睡眠呼吸障碍等所导致的睡眠剥夺可导致胃黏膜血流减少、抑制细胞增殖而影响胃黏膜修复、降低胃黏膜离子屏障，最终可引起胃黏膜糜烂。动物研究表明，夜间光暴露或睡眠剥夺导致的昼夜节律紊乱均可加速肿瘤的形成。国外研究对睡眠和结肠癌进行了评估，并指出，睡眠持续时间较短（<6h）导致结直肠腺瘤的风险增加。轮班工作、异常时钟基因的表达和其他引起昼夜节律紊乱的原因都是癌症的危险因素。研究人员通过研究发现夜班工作的女性结肠癌风险增加，除了睡眠障碍可导致肥胖外，也有理论指出夜间光照可抑制褪黑素的生产，褪黑素及其抗增殖作用的缺乏可能会导致结肠癌形成。

5. OSAHS 与脑卒中　OSAHS 患者罹患脑卒中风险明显增高，当患者夜间睡眠呼吸暂停发作时，机体处于低血氧及高碳酸血症状态，凝血因子激活，血小板异常聚集，形成血栓及血流动力学发生改变，引起大脑灌注不足引发脑卒中。

6. OSAHS 与新冠肺炎　OSAHS 患者尤其是存在合并基础疾病者，在感染新冠肺炎后，可加重新冠肺炎的不良预后。因此，对 OSAHS 进行有效治疗可能改善新冠肺炎患者的预后，根据新冠肺炎大流行在多方面影响 OSAHS 的诊治，国内外均出台了相应管理建议，旨在减少传播风险，以确保患者和工作人员的安全时，包括暂停睡眠实验室进行睡眠监测和压力滴定等部分工作。城市封锁、个人隔离、社交受限以及临床诊疗服务的暂停，不仅影响已诊断 OSAHS 患者的治疗，而且使未得到诊断的患者问题复杂化。在发病机制上，OSAHS 与新冠肺炎急性呼吸窘迫综合征有不少相似之处，OSAHS 和新冠肺炎均可导致炎症介质的释放进而加重肺部损伤，同时 OSAHS 可增加新冠肺炎患者心血管疾病的发病率和死亡率。OSAHS 与新冠肺炎引起的低氧血症具有协同作用，共同导致血流动力学改变使血液进入高凝状态。

第二节　阻塞性睡眠呼吸暂停低通气综合征基础知识

一、呼吸暂停的分型

1. 中枢型　中枢型亦称膈肌型，即呼吸气流与膈肌运动均出现暂停。测量记录时，置于鼻咽部与口颊部的热敏电阻器在最后的气流通过后即记录不到气流，与此同时，置于胸腹部的张力仪也不能描记到膈肌与胸壁肌的运动。中枢型者缺乏奋力呼吸（respiratory eflbrt）。此乃呼吸中枢对血液中二氧化碳分压变化的反射性刺激发生障碍，导致各呼吸肌暂时停止运动，因而出现呼吸暂停。为何在睡眠时诱发或加重，Devereux（1973）认为：可能是由于自主呼吸障碍而随意呼吸保存，出现呼吸运动分离现象。即患者虽有自主呼吸障碍，但在觉醒时可借随意呼吸机制而保存相当的呼吸功能；一旦入睡，呼吸的随意控制消失，便出现自主呼吸障碍。中枢型不伴有明显鼾声。呼吸中枢受损及某些颅脑疾病如颅脑损伤、脑炎、脑肿瘤、延髓型灰白质炎、脑干梗死或药物中毒等为中枢型的常见病因。

2. 阻塞型　阻塞型亦称周围型，由于上呼吸道阻塞，胸壁肌和膈肌虽出现持续性运动，但鼻腔与口腔却无有效的气流通过。即呼吸暂停时，胸腹部的张力仪记录到持续的奋力呼吸动作，但没有气流通过鼻咽部和口颊部的热敏电阻器。其中阻塞型为最常见类型。

3. 混合型　混合型在开始时为一短暂的中枢型呼吸暂停，紧接着膈肌运动恢复之后延续为阻塞型呼吸暂停。

二、病因

OSAHS 的发病机制和原因目前尚不完全清楚，目前认为主要有以下几个方面。

1. 上气道解剖结构异常或病变　所有导致鼻腔鼻咽部狭窄或阻塞的因素，例如，前鼻孔狭窄或闭锁，鼻中隔偏曲，鼻腔息肉，肥厚性鼻炎，变应性鼻炎，鼻腔各种良性或恶性肿瘤，鼻咽炎，腺样体肥大，鼻咽部闭锁或狭窄，扁桃体肥大，悬雍垂过长或肥大，咽部肿瘤，咽肌麻痹，会厌炎，会厌囊肿，会厌肿瘤，声门上水肿，声带麻痹，喉蹼，喉软骨软化，以及颈部的甲状腺肿和其他原发性或转移性肿块压迫等。口腔病变，以舌的病变影响为甚，如巨舌症，舌肿瘤，舌根部异位甲状腺，继发于黏液性水肿的舌体增大，用咽瓣修复腭裂的部分患者。以及某些先天性颌面部发育畸形也是常见因素及病因。

2. 上气道扩张肌肌张力异常　　主要表面为颏舌肌，咽侧壁肌肉及软腭肌肉的张力异常，上气道扩张肌张力降低是 OSAHS 患者气道反复塌陷阻塞的重要原因。

3. 呼吸中枢调节异常　　主要表现为睡眠过程中呼吸驱动异常降低或对高 CO_2、高 H^+ 及低 O_2 的反应异常，可为原发，也可继发于长期睡眠呼吸暂停和低通气导致的睡眠低血氧。

三、病理生理

睡眠时呼吸功能降低，主要表现为每分钟气流量减少。在睡眠时，保持咽部气道的反射功能消失，舌肌和咽腭肌等的张力降低，加之咽部气道在解剖上缺乏骨性支架，咽部的正常形状和气道的保持需要依赖感觉和肌肉的反射活动。在生理状态下，吸气时气道产生负压，气道扩张肌和咽肌等收缩，肌张力增大，维持气道开放。任何引起保持咽腔开放的肌肉张力减弱或咽腔负压增加，机体无力克服吸气时所出现的咽腔压力低于大气压的状态，就会使咽壁软组织被动性塌陷，出现上呼吸道的阻塞症状或呼吸暂停。持续较久的或反复的呼吸暂停，就会引起低氧血症和高碳酸血症，久之便导致全身诸多系统的病理生理变化。

1. 低氧及二氧化碳潴留　　当呼吸暂停发生后，血氧分压逐渐下降，二氧化碳分压逐渐上升。低氧可导致儿茶酚胺分泌增高，导致高血压的形成。低氧还可以导致心律失常、促红细胞生成素升高、红细胞升高、血小板活性升高、纤溶活性下降，从而诱发冠心病和脑血栓等。低氧还可以导致肾小球滤过率增加，使夜尿增加，并且能使排尿反射弧受到影响，在儿童患者表现为遗尿，少数成人 OSAHS 患者也偶有遗尿现象。总之，低氧对机体的影响几乎是全身性的，OSAHS 所引起的病理生理改变也几乎是全身性的。

2. 睡眠结构紊乱　　由于睡眠过程中反复发生呼吸暂停和低通气，反复出现微觉醒，造成睡眠结构紊乱，Ⅲ、Ⅳ期睡眠和快速眼动（rapid eye movement, REM）期睡眠明显减少，使患者的睡眠效率下降，从而导致白天嗜睡、乏力、注意力不集中、记忆力减退，长期影响可使患者发生抑郁、烦躁、易怒等性格改变。机体内的许多内分泌激素，如生长激素、雄性激素、儿茶酚胺、心房利钠肽、胰岛素等的分泌都与睡眠有关，OSAHS 患者由于睡眠结构紊乱，会影响这些激素的分泌。生长激素的分泌与Ⅲ、Ⅳ期睡眠密切相关，Ⅲ、Ⅳ期睡眠减少，生长激素分泌就减少，严重影响儿童的生长发育。在成人患者，生长激素分泌过少也可引起机体的代谢紊乱，使脂肪过度增加，肥胖加重，进一步加重睡眠呼吸暂停的发生，形成恶性循环。OSAHS 患者睾酮分泌减少，加之 REM 期睡眠减少等因素造成的性器官末梢神经损害，可引起性欲减退、阳痿等性功能障碍。

3. 胸腔压力的变化 发生睡眠呼吸暂停时，吸气时胸腔内负压明显增加，由于心脏及许多大血管均在胸腔内，因而胸腔内压的剧烈波动会对心血管系统产生巨大的影响，如心脏扩大和血管摆动等，同时由于胸腔高负压的抽吸作用，使胃内容物易反流至食管和（或）咽喉部，引起反流性食管炎、咽喉炎。在儿童患者，长期的胸腔高负压还可引起胸廓发育的畸形。

另外，OSAHS 患者往往有很高的血清瘦素水平，瘦素水平升高是一种代偿性反应，而高瘦素水平可影响到呼吸中枢功能，直接引起呼吸暂停。OSAHS 患者长期缺氧和睡眠结构紊乱还可造成机体免疫功能下降。

四、临床表现

（一）症状

睡眠打鼾、呼吸暂停，随着年龄和体重的增加，鼾声可逐渐增加。同时鼾声呈间歇性，出现反复的呼吸节律紊乱和呼吸暂停的现象，严重者可有夜间憋醒现象。多数患者该症状在仰卧位时加重。白天嗜睡：轻者表现为轻度困倦、乏力，对工作、生活无明显的影响，重者可有不可抑制的嗜睡，在驾驶甚至谈话过程中出现入睡现象。患者入睡很快，睡眠时间延长，但睡后精神体力无明显恢复。记忆力减退，注意力不集中，反应迟钝。晨起口干、咽喉异物感，晨起后头疼，血压升高。部分重症患者可出现性功能障碍，夜尿次数增加甚至遗尿。烦躁、易怒或抑郁等性格改变，一般见于病程较长的患者。儿童患者还可出现颌面发育畸形、生长发育迟缓、胸廓发育畸形、学习成绩下降等表现。

（二）体征

1. 一般征象 成年患者多数比较肥胖或明显肥胖，颈部短粗，部分患者有明显的上、下颌骨发育不良。部分患者外鼻窄小，水平直视可见向上翘起的鼻孔，同时伴有上唇翘起。儿童患者一般发育较同龄人差，可有颌面发育异常，还可见胸廓发育畸形。

2. 上气道征象 咽腔尤其是口咽腔狭窄，可见扁桃体肥大、软腭肥厚松弛、悬雍垂肥厚过长、舌根或（和）舌体肥厚、舌根淋巴组织增生、咽侧索肥厚等。

部分患者还可见腺样体肥大、鼻中隔偏曲、鼻甲肥大、鼻息肉等。

五、实验室检查

（一）多导睡眠图（polysomnograph, PSG）监测

多导睡眠图监测是目前评估睡眠相关疾病的重要手段。其中整夜 PSG 监测是诊断 OSAHS 的标准手段。其监测指标主要包括以下项目：

1. 脑电（electroencephalogram, EEG） EEG 信号为低振幅电位（微伏级），由位于大脑皮层的锥体细胞产生,极化和去极化响应不同的刺激,产生 EEG 波形。这些波动的电位被置于头皮的电极探测到，经信号放大后显示或记录在 PSG 系统里，用以判定睡眠开始和觉醒。

2. 眼动（electro-oculogram, EOG） 眼球活动时，角膜与视网膜位置的改变可以导致电位差的改变，以安放在靠近角膜的电极为正极，靠近视网膜的电极为负极，在 PSG 上可记录到一次眼动波形。

3. 肌电（electromyogram, EMG） 由肌肉收缩而产生的动作电位，一般记录到的肌电频率范围为 20~5000 赫兹，振幅为 20 微伏至 50 毫伏。PSG 系统的 EMG 通过安放在拟监测肌群皮肤上的表面电极获得，为双极记录。在标准的 PSG 监测上，颏下肌的 EMG 用于 REM 睡眠分期的标准；胫前肌 EMG 用于评价患者是否有周期性腿动；肋间肌 EMG 用于监测呼吸努力。

4. 心电（ECG） ECG 监测是通过检测心电活动时显示在皮肤上的大约 1 微伏的小电压。几个电极按照标准导联放置在皮肤上以感知这些电压，1 个 ECG 导联需要两个以上电极，第 3 个电极作为参照以减少电干扰。ECG 的时间间隔和波形可提供患者的心率的快慢、是否有心律不齐或其他异常。

5. 胸腹呼吸运动 监测呼吸暂停发生时有无呼吸运动的存在，和口鼻气流一起判断呼吸暂停或低通气的性质，以区分阻塞性、中枢性和混合性呼吸暂停。

6. 鼻气流压力 吸气时气道压力低于大气压,呼气时，气道压力高于大气压，因此，测量呼吸时鼻气流压力的变化即可反映气流的大小。

7. 热敏传感器 热敏传感器置于口鼻气流通过处，呼出气加热传感器使其电阻增加，吸入气使传感器温度降至室温，电阻减少，其变化被记录下来，即可反映呼吸情况。

8. 血氧饱和度 监测患者睡眠期间血氧水平及变化。

9. 体位 检测患者睡眠过程中的体位，以了解体位与呼吸暂停或低通气的关联性。

10. 胫前肌肌电 主要用于鉴别不宁腿综合征，该综合征患者夜间睡眠过程中发生反复规律性腿动，引起睡眠的反复觉醒，睡眠结构紊乱，导致白天嗜睡。

11. 呼气末 CO_2（$ETCO_2$）　有主流式和旁流式测量方法，主流式直接将气体传感器放置在患者的呼吸气路导管中，直接对呼吸气体中的 CO_2 进行浓度转换，然后将电信号传入监测系统进行分析处理，得到 $ETCO_2$ 参数。旁流式的光学传感器置于监测仪内，由气体采样管实时抽取患者呼吸气体样品，送入监测仪进行 CO_2 浓度分析。

12. 脉搏血氧监测（SpO_2）　将含有两个 LEDs（发光二极管）的探头放在患者的指尖、耳垂或足尖，可测出患者的 SpO_2 值。

（二）纤维鼻咽镜或电子鼻咽镜检查

将纤维鼻咽喉镜检查结合 Muller 动作进行，即纤维或电子纤维内镜检查上呼吸道时紧闭口、鼻，用力吸气（模拟近似憋气的状态），以观察口咽－软腭及喉咽－舌根平面等的关系。鼻腔与咽腔先行表面麻醉，取坐位和卧位各行纤维（电子纤维）鼻咽喉镜检查一次，以观察正常或异常情况。然后嘱患者在平静呼吸时和捏鼻闭口用力吸气时，分别观察软腭和舌根后移、咽侧壁向咽腔塌陷及会厌向喉内移动、缩小或遮盖喉入口的情况。若在做 Muller 动作时，咽壁软组织仅轻微向咽腔塌陷，即为轻度内陷；若咽壁软组织塌陷较明显，最狭窄部位的咽腔横截面积较做平静呼吸时缩小约 1/2，即为中度内陷；若咽壁软组织塌陷更重，最狭窄部位的咽腔横截面积缩小约 3/4，则为重度内陷；若咽壁塌陷部位的咽腔基本消失，在横截面上几乎不见腔隙，称为极度内陷。用此种检查方法和咽壁软组织塌陷的分级标准，可以判断阻塞性睡眠呼吸暂停时的阻塞部位及阻塞程度。

（三）影像学检查

1. 头测量法　取坐位与卧位于吸气和呼气时分别对头部进行正、侧位 X 线拍片，然后测量（腭骨）后鼻棘至枕骨斜坡底，悬雍垂至咽后壁、会厌尖平面的舌根至咽后壁之间的距离。用此法检查可以发现有相当数量的 OSAHS 患者存在骨骼和软组织方面的畸形，借以判断上呼吸道阻塞的部位和程度，为制订手术方案和评价手术效果提供依据。De-Berry-Borowiecki 等（1988）根据头测量法的结果认为 OSAHS 患者与正常人相比存在 5 个特点：①舌和软腭明显增大；②舌骨向下移位；③下颌骨的大小和位置可正常，但由于下颌体向下移位，使面部增长；④上颌骨位置偏后并且硬腭增长；⑤鼻咽部正常，但口咽和喉咽水平的气道平均缩小 25%，因而引起或加重 OSAHS。

2. 透视电影　快速连续 CT 扫描拍片或 CT 扫描电影、睡眠透视等，都是在患者清醒时或睡眠时对头颈部进行检查，从动态的或接近连续的（CT 扫描拍片）影像上观察鼻咽部、咽峡部、舌体和舌后（口咽部）以及喉咽部气道的狭窄或阻塞情况及其程度，从而有利于诊断和选择治疗方案。

（四）嗜睡程度的评价

包括主观评价及客观评价两类。主观评价主要有 Epworth 嗜睡量表（Epworth sleepiness scale, ESS）和斯坦福嗜睡量表（Stanford sleepiness scale, SSS），现多采用 ESS 嗜睡量表。客观评价方法可采用多次睡眠潜伏期实验（multiple sleep latency test, MSLT）。

六、诊断与鉴别诊断

定性诊断：诊断 OSAHS 主要根据病史、体征和 PSG 监测结果综合判定。其中 PSG 监测可以作为诊断的重要依据。影像学诊断对于清楚患者气道塌陷的位置及程度具有意义，可以为手术治疗提供重要依据。

鉴别诊断：发作性睡病（narcolepsy）间断发生的突然嗜睡或无法控制睡意的状态，可伴有猝倒。发病年龄多在 14~16 岁，30 岁以后发病者很少；男多于女，男女之比约为 1∶0.62。发作时可突然哈欠不断，侧身便睡，入睡 10~20 分钟，醒后一切如常人，但过数小时又可能再次发作。本病发病年龄较轻，无呼吸梗阻等病症，易与 OSAHS 鉴别。单纯鼾症：夜间有不同程度的打鼾，但睡眠呼吸暂停低通气指数（AHI）＜5 次/小时，白天无症状。上气道阻力综合征：夜间可出现不同频度、程度鼾症，虽上气道阻力增高，但 AHI＜5 次/小时，白天有嗜睡或疲劳等症状，试验性无创通气治疗有效可支持该诊断。不宁腿综合征和睡眠周期性腿动：不宁腿综合征患者日间犯困，晚间强烈需求腿动，常伴异样不适感，安静或卧位时严重，活动时缓解，夜间入睡前加重，PSG 监测有典型的周期性腿动，应和睡眠呼吸事件相关的腿动鉴别。继发于内分泌障碍的睡眠呼吸暂停。如肢端肥大症、甲状腺功能减退等。中枢性睡眠呼吸暂停低通气综合征。

七、治疗

（一）非手术治疗

1. 无创气道正压通气治疗　无创正压通气治疗目前被认为是非手术治疗方法中最重要且有效的治疗手段，包括持续正压通气治疗（continuous positive airway pressure, CPAP）和双水平气道正压通气（bi-level positive airway pressure, BiPAP）。其原理是睡眠是给予一定压力的机械通气，通过正压使患者的上气道保持开放状态，保证睡眠过程中呼吸通畅。经鼻腔将正压空气送入气道，利用气体正压对上呼吸道的支持作用，使软腭、舌与咽后壁分开，防止吸气时气道壁塌陷；刺激颏舌肌的机械性感受器，增加肌张力。另外，由于在自主呼吸下呼气未给予正压，可防止呼气末肺泡萎陷，增加功能残气量，减少和防止肺内分流，纠正严重的低氧血症，故可达到良好的治疗效果。CAPA适合大多数OSAHS患者的治疗，患者同时伴有鼻腔或鼻咽部疾病如鼻中隔偏曲、慢性鼻炎等则不适合CAPA治疗，需行手术治疗，CPAP的副作用比较少，主要为佩戴者依从性较差，对于面罩难以耐受，多数为佩戴过程或佩戴后出现鼻腔干燥、鼻塞，使佩戴者无法长期应用。偶发并发症包括肺气肿、气胸等。其报道过的最严重而罕见的并发症是颅腔积气和细菌性脑膜炎。反复发作的急性鼻窦炎(鼻腔急性感染)或由于头颅外伤（或先天性缺损等）而致鼻腔与颅内相通是产生此种并发症的原因，也是NCPAP的禁忌证。除严重鼻塞外，一般都可采用此法治疗。

2. 口腔矫治器治疗　用金属或硅胶等制成的舌保持器或舌托（类似口咽通气管）睡眠时留置于口腔内，其作用原理是将下颌骨、颏下肌群，舌根等咽部肌肉向前或前下牵拉，使咽后壁之间距离增大，以增加口咽、气道间隙，从而减轻或解除阻塞症状，获得治疗效果。口腔矫治器可作为替代CAPA的二线治疗方法，适用于单纯鼾症及轻中度的OSAHS患者，特别是有下颌后缩者。口腔矫治器佩戴方便，具有便携性，但初期佩戴者需要有适应过程，长期佩戴可引起下颌关节损害，牙齿咬合问题，远期治疗效果不佳，患者耐受性差等问题。重度颞颌关节紊乱或功能障碍、严重牙周病、严重牙列缺失者不宜使用。

3. 药物治疗　目前尚无明确疗效的药物。临床上曾应用呼吸兴奋剂、中枢神经兴奋剂、去甲肾上腺素类等药物治疗OSAHS，但疗效不确定，且有不同程度的不良反应，药物治疗OSAHS仍在探索阶段。

（二）手术治疗

手术治疗是治疗OSAHS的重要手段之一且许多OSAHS患者都具有不同程度的气道解剖异常或疾病，当非手术治疗手段无效时可考虑手术治疗。老年人手术治疗前需充分评估身体状态，控制稳定自身基础疾病，明确气道狭窄部位。OSAHS手术麻醉风险较高，麻醉前后均可出现呼吸暂停，围手术期应请麻醉医师充分准备及评估。如患者肥胖可准备鼻咽通气道或气管切开。依据狭窄和阻塞平面的不同，可选择不同的术式：

1. 鼻腔鼻咽平面阻塞　可行鼻中隔偏曲矫正术、双侧下鼻甲部分切除、鼻腔扩容术、外鼻鼻翼畸形矫正等。

2. 口咽平面阻塞　可行双侧扁桃体切除手术、悬雍垂腭咽成形术（UPPP）及改良术式。悬雍垂腭咽成形术（UPPP）为目前外科治疗OSAHS较常用的手术方式，尤其是对双侧扁桃体肥大，软腭及悬雍垂肥大的OSAHS患者治疗效果明显。悬雍垂腭咽成形术（UPPP）手术范围较大，包括切除双侧扁桃体，部分切除悬雍垂、软腭、前后腭弓。增加口咽部空间达到治疗目的。术后并发症包括出血、瘢痕狭窄，鼻咽反流、心脑血管意外、发音改变等。

3. 舌部手术 目前有激光舌根切除手术、舌根牵引术、上气道低温等离子打孔消融术、硬腭截短软腭前移术、软腭小柱植入（pillar system）。

4. 下颌骨前移手术 改善颌面畸形，可行颌骨前徙术等。

5. 气管切开术 对于某些严重的 OSAHS 患者也是一种较好的选择。以上手术方式可单独或联合、同期或分期进行。

第三节 老年人阻塞性睡眠呼吸暂停低通气综合征健康管理

一、饮食管理

肥胖不仅是诱发或加重阻塞性睡眠呼吸暂停低通气综合征的重要原因，也是导致糖尿病，心脑血管疾病及肿瘤的危险因素。肥胖的原因主要为脂肪，碳水化合物摄入过多，导致血糖血脂增高并引发多器官疾病。老年人应重视饮食结构，首先通过调整饮食结构及营养配比达到控制体重的目的。老年人平时应该注意主食的粗细搭配，多吃谷类，杂粮，豆类，并且控制摄入量避免过多摄入。多吃蔬菜，建议每日蔬菜摄取量在 500g 左右，同时注意蔬菜种类要多样，如叶菜类：白菜，生菜，菠菜等；根菜类：胡萝卜，白萝卜，莴苣，竹笋等；花菜类：西蓝花，菜花等；水果每日摄入应适量，因为水果中含有糖类，大量摄入会导致高血糖。鱼类，蛋奶类，肉类应限制摄入量，我们饮食所需蛋白质及脂肪大部分来自于我们每日进食的肉类，这些蛋白质及脂肪维持了我们机体的新陈代谢及能量供应，同时也含有较高的胆固醇，因此不可多吃。烹饪方式也十分重要，平时烹饪食材多以蒸煮为主，尽量少食油炸腌渍类食物，油炸腌渍类食物不仅破坏食物中营养成分，同时还会导致脂肪盐糖摄入过多。

二、生活管理

白天应避免过度劳累，尤其是紧张的脑力劳动，情绪波动过大，心情低落等，家庭及子女的关心对老年人心理健康尤为重要，子女的陪伴不仅可以降低老年人抑郁症的发病率，同时可以及时发现老年人睡眠打鼾呼吸暂停，及早进行干预和治疗。平时老年人应当多出门活动，保持良好的社交活动，多与人交谈，多唱歌，声乐发音有助于减轻夜间睡眠打鼾的发病率。多做咽部肌肉的锻炼，比如伸舌，可以锻炼颏舌肌；张口打哈欠，主要训练咽鼓管咽肌；咀嚼训练，主要锻炼咀嚼肌。锻炼方法有，将舌尖抵住上牙龈，左右旋转舌尖带动舌体转动，每天2组，每组30分钟。咀嚼口香糖。养成良好的睡眠习惯，睡前不做剧烈运动或喝含有兴奋神经的饮料，睡眠时保持侧卧位睡眠，侧位睡眠可以预防舌后坠，必要时可以在患者一侧背部垫靠垫或枕头帮助固定姿势。拥有一个安静良好温度适宜的睡眠环境。适当体育锻炼，合理并科学的体育锻炼可以改善老年人睡眠质量，增加幸福指数，降低心理疾病的发生率，建议拉伸运动，睡前拉伸或者运动完拉伸，每次2组，每组持续30~60分钟，同时应保证全身的拉伸。强度适当的活动不仅有助于降低血糖血脂，调节新陈代谢和减肥，还能改善老年人睡眠质量，预防老年人失眠。改掉不良的生活习惯：戒烟，戒酒。

三、自身疾病管理

老年人应当重视可引起或加重呼吸道阻塞的自身疾病的预防及治疗，如患有过敏性鼻炎，哮喘及变态反应性疾病的老年人应注意平时远离过敏原，在变态反应疾病高发季节应佩戴口罩，注意休息及饮食。平时可进行鼻腔冲洗，糖皮质激素喷雾等积极控制疾病。

（刘　洋）

参 考 文 献

[1] 黄选兆，汪吉宝，孔维佳.实用耳鼻咽喉头颈外科学[M].2版.北京：人民卫生出版社，2017.

[2] Gonzaga C, Bertolami A, et a1. Obstructive sleep apnea, hypertension and cardiovascular diseases[J]. J Hum Hypertens, 2015, 29（12）：705-712.

[3] Aiello K D, Caughey W G, Nelluri B. Effect of exercise training on sleep apnea: A systematic review and meta-analysis[J]. Respir Med, 2016, 116: 85-92.

[4] Ralls F, Cutchen L. A contemporary review of obstructive sleep apnea[J]. Curr Opin Pulm Med, 2019, 25（6）：578-593.

[5] Bastier P L, Aisenberg N, Durand F. Treatment of sleep apnea by ENT specialists during the COVID-19 pandemic[J]. Eur Ann Otorhinolaryngol Head Neck Dis, 2020, 137（4）：319-321.

第22章

盆腔器官脱垂

第一节　盆腔器官脱垂基础知识

一、病例摘要

　　王某，女，58岁，阴道包块脱出4年余，加重半年。患者平素月经规律，周期28天，经期4天，经量中等，无痛经，52岁绝经。4年前自触一包块脱出阴道口，约核桃大小，无阴道异常流血，无触痛，患者未予重视。患者近半年自觉包块脱出逐渐增大，遂于昨日就诊于我院门诊行妇科内诊，建议手术治疗。患者今为求进一步治疗就诊于我院，门诊以"子宫脱垂Ⅱ度，阴道前后壁脱垂"收入院。病程期间尿频症状明显，大便正常，无下腹坠痛，体重无明显改变。体格检查：T：36.9℃，R：20次/分钟，P：82次/分钟，BP：120/87mmHg，一般状态良好，生命体征平稳，腹软，无压痛及反跳痛，肝脾肋下未触及，双下肢无水肿，四肢活动自如。妇科查体：外阴良，阴道前后壁轻度膨出，宫颈柱状，略萎缩，脱出于阴道口外，宫体前位，部分脱出于阴道口外，萎缩变小，质软，无压痛，双侧附件区未及异常。诊断：子宫脱垂，阴道前后壁脱垂。

二、概述

　　女性生殖器官由于退化、创伤等因素，导致其盆底支持肌薄弱，使女性生殖器官与其相邻的脏器发生移位，临床上表现为子宫脱垂、阴道前后壁膨出等疾病。如损伤导致女性生殖器官与相邻的泌尿道、肠道间形成异常通道，临床上表现为尿瘘和粪瘘。这些疾病虽非致命性疾病，却严重影响患者的生活质量。

第二节　盆腔器官脱垂诊断与治疗

一、盆腔器官脱垂的诊断

（一）盆腔器官脱垂的定义

　　任何阴道节段的前缘达到或超过处女膜缘1cm被定义为盆腔器官脱垂，同时要考虑其所产生的特定症状。

盆腔器官脱垂（pelvic organ prolapse, POP）也称作盆底功能障碍（pelvic floor dysfunction, pelvic floor disorder, PFD）或盆底缺陷（pelvic floor defects）及盆底支持组织松弛（relaxation of pelvic supports）以往多称为女性生殖器官损伤性疾病。目前，临床上仍缺乏对 POP 的准确定义。2001 年，美国国立卫生研究院（NIH）提出 POP 的定义为：任何阴道节段的前缘达到或超过处女膜缘 1cm，即盆腔器官脱垂定量分期法中的 II～IV 期（pelvic organ prolaspe quantitation, POPQ II～IV）。2002 年国际尿控协会（ICS）将 POP 定义为一个或更多阴道节段的下降：如阴道前壁、后壁以及阴道顶部（宫颈/子宫）或子宫切除后穹隆的下降。没有脱垂则指 POPQ 0 期。采用 POPQ 系统，脱垂可被分为 I～IV 期。多数临床医师的观点为：POP 是阴道壁和（或）宫颈位置的异常或疾病状态。

根据目前的大量数据，POP 应定义为阴道壁或宫颈脱垂至或超过处女膜，并对患者产生困扰。然而，也有专家认为，患者的脱垂可以位于处女膜之上，即患者的宫颈刚好位于处女膜缘之上，但伴有盆腔压迫和膨胀感的症状，因此，POP 定义应包括一旦所有可能引起上述症状的病因被排除，那些阴道壁或宫颈位于处女膜之上，但已有症状的盆底松弛患者，也应诊断为盆腔器官脱垂。

（二）盆腔支持缺陷的病理生理

盆内筋膜是由结缔组织的增厚部分形成，它们所形成的主韧带、骶韧带和盆筋膜腱弓、直肠阴道筋膜腱弓以及阴道黏膜下层对盆腔器官起着强有力的支持作用。

1. 结缔组织对盆腔器官的支持 结缔组织对盆腔器官的支持主要是指"盆内筋膜"。它被分为两层，即壁层和脏层。这两层筋膜具有不同的功能，壁层筋膜对盆底肌和腹腔起支持作用，而脏层筋膜则包绕器官，为器官提供自主神经支配。在盆内筋膜中有一些外科手术中可鉴别的结构，如盆筋膜腱弓（ATFP）进而主韧带、骶韧带。这些韧带不是具体结构，而是结缔组织的增厚部分。主韧带和骶韧带是子宫和阴道上段的主要支持结构。它们起源于坐骨大孔，沿骶骨侧方插入阴道穹隆的侧方。站立位时，这些结缔组织带可在纵向上对子宫穹隆起到支持作用。另外，主韧带、骶韧带还能保持阴道穹隆在提肌板上。如果这些韧带有缺陷或松弛，阴道穹隆可能移位到肛提肌裂孔，由此将增加脱垂的风险。

在盆腔侧方，阴道前壁附着在骨盆侧边的 ATFP 或"白线"上。白线是闭孔内肌筋膜的增厚部分。在阴道壁脱垂的患者中可见到侧壁附着的分离。在后方，阴道壁附着在直肠阴道筋膜腱弓（ATFP）上，后者是肛提肌筋膜增厚形成的。直肠阴道筋膜（Dononvillier）和耻骨宫颈筋膜的构成及作用仍有争论。直肠阴道隔得远端有一层致密的结缔组织，但仅限于阴道下段，在直肠阴道隔的上段无组织学证明的筋膜层。组织学上还不能证明有耻骨宫颈筋膜。阴道前壁的尸体研究提示这个部位的脏层筋膜由一薄的、网状结缔组织将阴道壁与膀胱分开。膀胱和直肠膨出的外科修补长期依赖于盆内筋膜的修复上，但由于此部位缺乏一个支持性、有组织的筋膜层，使对此进行外科修复的理念受到怀疑。在阴道壁修补中使用的筋膜现在多更精确地称为"阴道黏膜下层"或"阴道肌层"，此层为阴道壁的一部分。因此有人认为此层的缺陷导致了膀胱、支持膨出。此理论支持了"缺陷指导"下的膀胱、支持膨出修补术。然而，并不总是能发现缺陷的客观存在。有关盆内筋膜组织在盆腔器官支持缺陷和在这些缺陷的外科修补中的作用仍有争议。

肛提肌通过缩窄生殖裂孔对盆腔器官起到支持作用。骨盆的形状、大小与脱垂有关。

2. 肛提肌和骨盆在盆腔器官支持中的作用 对盆腔器官功能来说，肛提肌是非常重要的结构。肛提肌张力可使肛提肌裂孔保持关闭状态，防止对壁层筋膜的长期张力。另外，在其张力的基础值上，肛提肌对增加腹内压时所起的正常反应，即增加张力可进一步关闭肛提肌裂孔。肛提肌的松弛可导致生殖裂孔变宽，这可能发生于盆腔器官脱垂之前。临床物理和 MRI 检查常发现脱垂的女性生殖裂孔常常是增宽的。

研究表明骨盆的形状、大小与脱垂相关。有两篇研究提示，有脱垂女性的盆腔径线宽于无脱垂的女性。一项研究提示脱垂者的产科结合径线较短。骨盆上的危险因素可解释脱垂患者中的种族差异。脱垂在黑人女性中不太常见，可能与他们中有更多的类人猿形骨盆有关。还有一些其他的骨盆因素影响脱垂，如有些类型的骨盆可能易增加分娩对盆底软组织的损伤，骨盆对盆内筋膜的支持可能受其形态的影响。

3. 盆腔器官脱垂的病理生理 研究表明，脱垂和尿失禁女性的盆腔韧带中不是胶原的含量减少了，就是其组成成分有所改变。有证据显示结缔组织疾病与关节高活动性有关。但目前还不清楚结缔组织与脱垂的因果关系，结缔组织的变异有可能解释一些明显易感性上的差异。

证据表明，分娩是脱垂的促发因素。在分娩、生产当中，支持结缔组织的损害可导致后来发生盆腔器官脱垂。除了分娩损伤，其他增加腹压的力，如长期慢性咳嗽、便秘等也是脱垂的促发因素。一次阴道分娩后，约 20% 的妇女有肛提肌的分离。分娩后短时间内可有一过性的肛提肌裂孔增宽，这也是脱垂中的常见现象。分娩造成的周围神经损伤可导致肛提肌功能异常和肌肉的萎缩。肛提肌肌电图显示脱垂中有 50% 的患者有去神经现象。肛提肌中的去神经化与脱垂密切相关。

环境和个体的生活方式也会对盆腔器官的脱垂产生影响。肥胖可导致或加重脱垂，同时体型也被认为是脱垂的促发因素，这提示不仅力学机制，可能代谢因素也参与了脱垂的发生。慢性腹压增高导致的脱垂可能是长期作用于支持结缔组织的过大压力而造成的。

近来有资料显示子宫切除术与脱垂相关，认为这可能与子宫切除术时子宫的各个支持组织、韧带被切断有关。但其他研究并不能证实保留宫颈的次全子宫切除能减少以后发生脱垂的风险。这说明有可能接受子宫切除的患者在术前已有脱垂，或者存在其他易发生脱垂的危险因素，如多次阴道分娩史，或明显腹压增高史等。

也有人提出膀胱颈悬吊、尿道缝合术以后易发生脱垂，认为这两种术式将使阴道向前移位，使腹腔压力转向后盆腔，进而造成后盆腔脏器的脱垂。对此持不同意见者则认为这部分患者术前就可能存在未被诊断出的脱垂，手术只是复合相加因素之一。

当然，年龄也是脱垂的重要因素，脱垂发生率将随年龄增加而增加。结缔组织的性能和肛提肌的功能将随年龄增加而下降。绝经后的激素改变对脱垂的发生也具有重要作用，尽管还没有证据表明激素补充治疗可阻止脱垂的发生。

（三）盆腔器官脱垂的临床分期

盆腔器官脱垂定量系统为解剖学分期的国际标准方法。全面的盆腔检查可作为基线用于今后检查的对比。

为了比较各种治疗之间的效果及更好地进行学术交流，需要对 POP 进行量化，由此才能客观评价各种治疗之间的优劣。

目前国际上较为广泛接受和采用的评价 POP 的定量系统主要有两种，一种是 Baden-Walker 提出的阴道半程系统分级法（halfway system），另一种是1996年 Bump 提出并得到国际尿控协会、美国妇科泌尿协会、妇外科协会研究、调查和认可的盆腔器官脱垂定量分期法（pelvic organ prolapse quantitation，POPQ）。前一种方法简便易行，临床应用较广，但缺乏客观量化指标；后一种方法则更加客观、准确，有更好的可信性和可重复性，并已在国际文献中得到广泛应用。新近又有人提出了改良的纽约盆腔器官脱垂分期系统，可在一定程度上补充盆腔器官脱垂定量系统的不足。

1. Baden-Walker 的阴道半程系统分级法

（1）膀胱膨出：1级：从尿道口到前穹隆的阴道前壁下降到了距处女膜的半程处；2级：阴道前壁及其下的膀胱脱垂到处女膜；3级：阴道前壁及其下的尿道、膀胱脱垂到了处女膜以外，此程度的膀胱膨出常是第3级子宫脱垂或子宫切除后阴道穹隆脱垂的一部分。

（2）子宫或阴道穹隆脱垂：1级：宫颈或阴道顶端下降到距处女膜的半程处；2级：宫颈或阴道顶端脱垂到处女膜或超过会阴体；3级：宫颈和宫体脱垂到处女膜以外，或阴道顶端外翻并脱出到处女膜以外。

（3）直肠膨出：1级：阴道直肠壁的囊性突出部下降到距处女膜的半程处；2级：囊性突出部脱垂到处女膜；3级：囊性突出部脱垂到处女膜以外。

（4）肠膨出：在患者仰卧和站立位向下用力时，描述肠膨出囊的存在、深度以及距处女膜的距离。

2. 盆腔器官脱垂定量分期法（POPQ）

此分期系统是分别利用阴道前壁、后壁及顶端上的 2 个解剖点与处女膜平面之间的关系来界定盆腔器官的脱垂程度。美国 Bump 教授在分期中以阴道前壁或后壁膨出替代了膀胱、直肠等位于阴道前壁、后壁后面的器官膨出的叫法。女性生殖道解剖上的 6 个点以厘米计算，位于处女膜以上用负数表示，与处女膜平行以 0 表示，处女膜以下则用正数表示。阴道前壁上的 2 个点分别为 Aa 和 Ba 点。Aa 点位于阴道前壁中线距尿道外口 3cm 处，相当于尿道膀胱沟处，Aa 点的变化范围在 −3～+3cm 之间。Ba 点代表阴道顶端或前穹隆到 Aa 之间阴道前壁上段中的最远点。在无阴道脱垂时，此点位于 −3cm，在子宫切除术后阴道完全外翻时，此点将变为正数，其值与阴道顶端外翻的长度值相等。阴道顶端的 2 个点分别为 C 点和 D 点。C 点代表宫颈或子宫切除后的阴道顶端所处的最远端。D 点代表仍有宫颈时的后穹隆（或陶氏窝）的位置，它提示了子宫骶骨韧带附着到近端宫颈后壁的水平，它也用作一个标志来鉴别宫颈延长时子宫骶骨韧带、主韧带悬吊的失败。当 C 点的正数值大大超过 D 点时，提示有宫颈延长。无宫颈时就没有 D 点。阴道后壁的 Ap、Bp 两点与阴道前壁的 Aa、Ba 点是对应的。如在阴道直肠间隙中能触及小肠，应专门注明，此情况下，Bp 点可能变为正数。Bp 点代表从阴道顶端或后穹隆到 Ap 点之间阴道后壁上段中的最远点。无脱垂时为 −3cm，在子宫切除术后阴道完全外翻时，此点的值将变为正数，且与阴道顶端外翻的长度值相等。Ap 点位于阴道后壁中线距处女膜 3cm 处，其变化范围在 −3～+3cm 之间。此系统中还包括其中 3 项需测量的数据，及阴裂大小、会阴体长度及阴道的总长度。尿道外口中线到处女膜后缘部位阴裂的长度，阴裂的后端边缘到肛门开口的中点为会阴体长度，阴道总长度需测量到阴道的最深处，以上测量值均以厘米表示。见表 22-1。

表 22-1　盆腔器官脱垂的定量描述

点	位　　置	数　值　范　围
Aa	阴道前壁中线距处女膜 3cm 处	−3～+3cm 之间（−3cm 为无脱垂）
Ba	阴道前壁最明显的膨出部位	3cm 为无脱垂，最大限度的外翻点影视整个阴道长度的阳性值
Ap	阴道后壁中线距处女膜 3cm 处	−3～+3cm（−3cm 为无脱垂）
Bp	阴道后壁最明显的膨出部位	−3cm 为无脱垂，最大限度的外翻点影视整个阴道长度的阳性值
C	宫颈或阴道顶端所处的最远端	当完全支持时，C 点时整个阴道长度的阴性值，而完全脱垂时，C 点是整个阴道长度的阳性值
D	子宫直肠窝的位置	D 点可以自整个阴道长度的阳性值到阴性值不等，子宫切除后不测定 D 点

二、盆腔器官脱垂的治疗

盆腔器官脱垂影响患者的生活质量，临床症状复杂多样，可同时影响尿道、生殖道和肠道等多个系统功能，故治疗前需对患者病情及症状有全面的了解及仔细评价。治疗包括非手术疗法和手术疗法，以及对症状轻微或无明显症状者的期待疗法。治疗方法的选择依赖于患者症状的类型及严重程度、年龄、是否有内科并发症、是否有生育及性活动要求，以及是否有治疗后复发的危险因素而定。治疗的目的是尽可能地缓解症状，并需在治疗的利弊之间进行认真权衡。以下将按照盆腔器官脱垂有、无症状，保守和手术治疗以及针对不同脱垂部位的治疗而一一列出。

（一）无症状脱垂的治疗

无症状脱垂的妇女一般不需要特殊治疗。辅助检查不能决定哪些无症状妇女可能发展成有症状性脱垂。治疗主要是提出一些可能降低她们发展成症状性脱垂的建议。

一般来说，对于无症状的脱垂不主张积极治疗，因为没有证据支持对脱垂的早期治疗能够有更好的结局。目前我们尚不知道脱垂的自然进展时间，也不能预测哪些患者会加重或会花多长时间进展为有症状的脱垂。因此，一般情况下对于无症状妇女不推荐手术治疗，可给一些可能降低她们发展成症状脱垂的建议，许多建议与健康生活方式的建议是一致的。如这部分患者暂时不愿意接受治疗，也可采取期待疗法。在期待的时间内，可以在半年到一年的时间内定期给患者进行客观的物理和主观的症状检查。如患者在期待的观察时间内，出现了问题，则可按有脱垂症状者进行相应处理。

无症状脱垂诊疗程序：①期待治疗，定期观察；②确认摄入水量足够，并在规律的间隔时间内排空；③调整合适的饮食（如增加水和纤维素的摄入）；④调整排便习惯，以保证肠道蠕动规律而不需过分用力；⑤改变生活方式以避免过度负重和用力，确保负重时身体姿势正确；⑥避免一过性或慢性的腹腔内压力增高；⑦建议适当降低体重和减少吸烟；⑧确保对内科并发症的有效治疗以减少对盆腔的影响；⑨如果盆腔肌肉虚弱或协调性差，考虑预防性的盆底康复训练。

（二）有症状脱垂的治疗

脱垂的治疗是基于它所产生特殊症状，而不只是基于脱垂的临床所见。拟手术治疗前均应行子宫托的试验性治疗。手术的适应证是需要进行治疗的患者不接受子宫托治疗，或子宫托治疗失败时。手术类型的选择应根据阴道各部位脱垂的特殊构成以及是否合并尿失禁。

脱垂患者临床治疗的关键是鉴别和正确识别患者的症状。在不能确定患者的症状是否因脱垂造成时，建议先行子宫托的试验性治疗，看看是否随着脱垂的改善，症状得到缓解。在此情况下，患者可以选择继续应用子宫托，或选择手术治疗，这样成功的机会更高。与上述治疗相比，子宫托的优点：低风险，可在患者的控制下缓解症状。缺点：需要患者的接受，并且连续应用，护理不当有阴道感染和糜烂的风险。症状性脱垂的治疗是经验性的。临床上，子宫托或手术治疗的选择在很大程度上是基于医师的经验以及患者的倾向性。目前还没有关于子宫托和手术治疗的比较性研究。

1. 子宫托治疗

1）子宫托的适应证、禁忌证和优缺点：脱垂是子宫托最常见的适应证。它可作为脱垂的一线治疗方式，也可用于术后症状缓解不满意或复发、失败者。一些设计的能顶起膀胱颈的子宫托可用于治疗尿失禁，尽管不能作为尿失禁的一线治疗方法。子宫托还可作为诊断性的工具，术前短期应用以观察脱垂与哪些症状有关，如是否伴尿失禁，以便决定适当的手术方式。有些子宫托还被用来治疗既往有妊娠期宫颈功能不全的孕妇，防止宫颈扩张、早产。子宫托的优点：是现有唯一治疗脱垂的非手术方式，适于不宜手术的患者，风险低，还可用于症状较轻或间断出现症状的患者，或暂时用于需要推迟手术而需减轻症状、包括保留生育功能的患者。子宫托的缺点：需要持续护理，阴道感染、炎症、溃疡、糜烂的风险，如被遗忘，还可能发生溃疡入膀胱或直肠，故其禁忌证包括不能按要求随诊、痴呆和已有阴道溃疡者。

2）子宫托的类型：上述不同类型的子宫托主要分为两类，即支持型和占位型。支持型托的定义是可利用托的弹性机制使其放置停留在后穹隆，同时顶在耻骨后而起到支撑、提升阴道上段作用类型的托，如圆环形子宫托。占位型托的定义是托与阴道壁之间能产生吸力的，如立方形托，或比阴裂直径大的，如面包圈形托，或两种机制都有的带柄 Gellhorn 型托，从而能使托维持在原位类型的子宫托。最常用和研究最多的两种是圆环形和带柄 Gellhorn 型托。带与不带隔膜的圆环形托适合Ⅰ～Ⅱ期脱垂，带有隔膜的圆环形托对同时伴膀胱膨出者尤其有效。带柄 Gellhorn 型托适于重度或完全的脱垂，它顶端的盘中凹面对着宫颈或穹隆，柄在阴道入口的后方。有凹面的盘通过产生吸力可支撑宫颈或穹隆，柄利于托的取出。放置的原则是使用既能减轻脱垂又能保持在原位的最小子宫托。放置子宫托的技能来自经验，临床尚无可以依赖的循证标准。放置过程及注意事项见放置子宫托表。没有支撑（无隔膜）的环形子宫托适合于有子宫的妇女。环形子宫托需要会阴体有一定的支持。卵圆形子宫托适合于阴道狭窄的妇女。带柄子宫托（Gellhorn）适合于环形托放不住的较重症脱垂者，通常也需要一定的会阴体支撑。带柄子宫托一般不适合于性活跃者。拱形托（Gehrung）是针对膀胱膨出设计的，无柄的 Gellhorn 型托适于子宫脱垂而不伴膀胱、直肠膨出者。面包圈形和立方形托属占位型子宫托，应作为各种子宫托无效的最后选择类型。它对会阴体的支撑不像其他类型子宫托那么重要。见表 22-2。

表 22-2 目前国际上常用的子宫托类型

A. 没有支撑隔膜环形托	H. 带柄形托（Gellhorn）
B. 有支撑隔膜环形托	L. 圆柱体托
C. 不带支撑长方形托（Hodge）	M. 可充气的面包圈形托
D. 带支撑长方形托（Hodge）	I. 立方形托（Gube）
J. 面包圈形托	K. Shaatz 托（无柄的 Gellhorn 托）
G. 拱形托（Gehrung）	

3）放置子宫托步骤：

（1）向患者出示子宫托，通过盆腔模型或图讲解它的放置位置。

（2）患者通过触压子宫托，了解它是如何折叠弯曲的。

（3）客观评估，选择开始放置的子宫托大小。环形子宫托多使用 4 号。Gellhorn 带柄子宫托常用 2~1/2 号。

（4）用水基润滑剂或雌激素霜涂抹子宫托前缘。

（5）环形子宫托（有或没有支撑隔膜）：将其折叠成半月形，前缘朝下，放入后穹隆。如果有宫颈，子宫托的前缘应当超过宫颈的后唇。一旦子宫托通过处女膜，环就可以恢复正常形状送入了。

（6）Gellhorn 带柄形子宫托：①一只手抓住子宫托柄的把，另一只手抓住子宫托的盘。斜着与阴道口平行将子宫托放入阴道。保持向后的压力，以免压迫尿道、尿道口，旋转式动作有利于放入。一旦放入阴道，需将子宫托一端推向后穹隆，或超过宫颈后唇。旋转子宫托，使其另一端位于耻骨联合后方，处女膜处应仅可见子宫托柄的末端。②将示指伸入后穹隆，确认子宫托最远端到达远端顶端或超过了宫颈。如果没有，尝试将其最远端放对位置。如不能将最远端放到正确位置，应取出并换小一号的子宫托重新开始。③子宫托的远端应当位于耻骨联合后方。将一手指置于耻骨联合后，确认远端的位置正确。如果远端不在该位置，应当将其推至耻骨联合后方。如果远端不能被置于耻骨联合后，应取出并换小一号的子宫托再重新开始。④检查者应当将一手指置于阴道壁和子宫托的外圈之间。如果不能将一手指置于阴道壁和子宫托外圈之间应取出此子宫托并更换为小一号的。如果在阴道壁和外圈之间放入不止一手指，则应更换为大一号的。⑤让患者做 Valsalva 动作并咳嗽。如果子宫托下移至处女膜，取出子宫托并换为大一号的再重新开始。⑥询问患者是否感觉不适或疼痛。如果有不适或疼痛，换用小一号的子宫托重新放置。⑦在正确放置子宫托后，告诉患者如果子宫托掉出，应告诉医师。⑧告诉患者如果排尿或排便困难，或者有出血，应立即来门诊随诊。指导患者1个月后随诊。

4）子宫托治疗及注意事项：一般情况下，应每晚取出子宫托，第二天在重新放置。但目前的硅胶子宫托连续放几个晚上，一般不会有不良后果，故可隔日或一周2次取出一次。实际上，硅胶子宫托可以一次在原位安全的放置几个星期甚至几个月。护理子宫托时不需特殊的清洁，用温水清洗即可。多数情况下，可与阴道雌激素联合应用，也可联合使用带有缓释雌二醇的弹性环，将其放在阴道上段，再放子宫托。有阴道分泌物、炎症或出血症状时应复诊。在适当补充了阴道雌激素后，子宫托的使用很少有并发症。如发生炎症，最常见的为细菌性阴道病，可通过增加换置频率及适当加用阴道抗生素治愈。使用子宫托者如有阴道出血，必须向所有异常出血的妇女一样进行系统检查。停止使用子宫托最常见的原因是没有很好地缓解脱垂症状。

5）子宫托的护理指导：Farrel提出的子宫托的护理指导计划如下。

（1）子宫托成功放置后：2周随诊，检查子宫托类型和大小号，检查阴道黏膜，确保阴道无压伤。随后的随诊计划：第1年，每3~6个月；第2年以后，每6个月。患者需学会自己护理子宫托。对于那些能自己取出和放置的患者，推荐她们可一周内有1夜取出，温肥皂水洗净，并需至少每年看1次医师。

（2）子宫托佩戴中遇到的问题和推荐的处理方法：①子宫托掉出：保存好子宫托，到医院就诊，可能要更换托的大小或类型。②带托后盆腔痛：应到医院就诊，如托滑出，可取出，或让医师取出，可需要更换托的类型或大小。③阴道有分泌物或有臭味：温水冲洗，或使用阴道抗菌栓剂每周1~3次。④阴道出血：提示子宫托刺激了阴道上皮。应到医院就诊。⑤漏尿：有时佩戴子宫托后出现漏尿，应到医院就诊。

2. 盆底康复训练治疗　盆底康复或肌肉锻炼可作为年轻、轻症脱垂患者的一线治疗方案，经济、无创、无不良反应。如在正确指导下锻炼，或辅以器械及电刺激，长期坚持者可在一定程度上预防脱垂的进展。

盆底康复（pelvic floor rehabilitation，PFR）主要针对压力性尿失禁，现在也用于脱垂的非手术治疗。虽然还没有证据表明PFR可治疗脱垂，但如果它能部分恢复盆底肌的功能，在轻度脱垂患者中就有恢复或预防POP进一步发展的作用。严格说来，PFR对脱垂的治疗无绝对禁忌证，对无症状及有轻微症状或行脱垂手术后的患者通过连续有规律的PFR，有较好的疗效。据报道统计，PFR后的症状改善率大于50%。PFR包括自主的和用不同方法加以帮助的康复性训练，目前主要有以下几种。

（1）盆底肌肉锻炼（pelvic floor muscle exercise or training，PFME/PFMT）：

是指患者有意识地对盆底的肛提肌进行自主性收缩以加强盆底肌的支撑力，又称 Kegel 锻炼或运动。因其简易、无创、无不良反应、经济，且不妨碍以后的治疗，故可作为轻症脱垂的一线治疗方案。有资料表明，PFM 主要锻炼的是肛提肌和尿道、肛门外括约肌。PFM 主要由横纹肌组成，其中肛提肌由 70% 的 I 型纤维，即慢反应纤维和 30% 的 II 型纤维，即快反应纤维组成。维持盆底正常功能需要两种类型肌肉均能正常收缩。肌肉的厚度与其收缩力明显相关，会阴部超声已显示脱垂患者盆底的肌肉要薄于无脱垂者。盆底肌按照其静息时的张力和收缩的强度、持续时间、移动度和重复性来评价。PFM 收缩时，闭孔内肌和其他使髋关节外转的肌肉也同时收缩，可利用这些机制设计 PFM，以最大限度地锻炼所有盆底肌。

盆底肌肉治疗第一步是要提高患者对盆腔肌肉的认知和了解。在处女膜内侧按摩 3 点和 9 点位置的耻尾肌，嘱患者对抗检查的手指进行收缩，如指尖受到来自侧方的压力，则说明有效。同时将另一只手放于腹部，感知腹部肌肉是否处于放松状态，要避免患者在收缩盆底肌肉时收缩腹肌和臀大肌，而专注于训练阴道、肛门周围的肌肉力量。然后让患者按照盆腔肌肉锻炼的时间表开始锻炼。已有数种时间表可供应用，但有关肌肉收缩的最佳强度还无定论，每次收缩肛门不少于 3 秒，然后放松，连续 15~30 分钟，每日 2~3 次；或每天做 150~200 次，6~8 周为一个疗程。Burgio 等设计的时间表采用的是每日 3 次，每次收缩盆底肌肉 15 次。在第一次诊疗时，就要根据其盆底肌肉收缩力来确定治疗中肌肉收缩的持续时间，治疗中可逐渐延长，至最大值 10 秒，并保持在两次收缩间隔有相同的放松时间。还可以通过阴道压力计、阴道重物、阴道的球形导管等方法提高阴道的敏感性，增强 PEM 效果。另一种方法为：俯卧位，两腿分开，每天早晚锻炼，午饭或上厕所时再做 24 次收缩运动。如患者有关节炎，可坐在椅子边或锻炼用的橡皮球上，两腿分开进行锻炼。也可在腿中放一小球或蹲或坐在用于锻炼的橡皮球上进行锻炼，总之需找出最容易操作的姿势，每天至少做 20 分钟慢运动的盆底锻炼。无膀胱膨出的患者，在教她收缩的同时，还应教她猛地放松，放松与 Kelgel 缩肛锻炼交替，每天 3 次。向下放松的动作能加强盆底所有 3 个方向的快速反应纤维的强度，已达到盆底肌肉放松的目的。盆底肌肉锻炼需要患者的认真配合，如患者不能遵循方案进行锻炼，治疗就不能成功。同样，患者还必须坚持长期锻炼，即使症状已经改善，仍需坚持。肛提肌属于骨骼肌，用则生长、不用则萎缩。如果终止锻炼就会丧失锻炼的效果。如参照全身其他部位骨骼肌的锻炼计划，则 PFM 应每周 3~4 次，并至少 15~20 周。PFM 时同时加入其他肌肉如腹肌、脊柱周围肌肉的锻炼也是有益的。因可能导致膀胱排空不全、感染，已不推荐采用自主中断排尿的方法进行锻炼。盆底肌锻炼指导人员须非常敬业，愿意花时间指导患者进行锻炼，仍有 30% 的患者不能正确收缩盆底肌肉，这说明指导与监测在治疗中的重要性。理论上，训练强度越大，疗效越好，但患者的依从性会降低。也就是说，患者接受这种治疗的决心越大，其依从性越好，疗效越满意。在PFM 的同时，可给予适量雌激素，以增厚阴道上皮，减少胶原的丢失，有助于增强疗效。Kegel 锻炼后 3 个月，可进行一次评估，决定是否手术或继续 PFM。大量研究显示，PFM 的治愈率或改善率在 30%~80%。产妇在医师指导下产后即行 PFM8 周,可有效预防脱垂的发生,其作用可持续一年,PFM 几乎没有不良反应,少数患者可能有下腹不适和阴道出血。

鉴别理想 PFM 收缩的建议：①观察肛门的皱褶；②观察阴蒂的上下运动；③患者通过镜子看到有效收缩动作；④通过触摸可感到坐骨粗隆近中线侧表面肌肉的运动和张力；⑤手指在阴道内可感到环绕手指的挤压；⑥能感到阴道后壁的向上或向前抬起；⑦应几乎见不到臀肌、内收肌和腹直肌的收缩；⑧腹壁有轻度的向内凹（腹横肌的收缩）；⑨脊柱、骨盆不动。

（2）生物反馈：它是一种行为方面的治疗方法，可更好地指导 PFM，多用在患者不能正确地进行 PFM 的情况下。它是将正常的无意识的生理程序的信息传递给患者，使之成为视觉、听觉及触觉的信号。这种信号能够从测定的省力型参数中获得，例如盆底肌肉活性等。信号以量化方式表达，通过指导患者如何改变信号而获得对这种生理过程的调控。目前的生理反馈仪有直接测量压力及测量机电图两种，其参数通过阴道或直肠传感探头获得，有阴道或直肠放置传感探头禁忌证是可用坐骨粗隆内侧、肛门旁侧的表面电极来测量。肌电图描记系统分两通道或多通道型号。两通道肌电图仪用于一般 PFM，一个通道连接会阴部，监测 PFM 收缩，另一个通道连接腹部，确定无放松。而多通道系统能同时监测膀胱、括约肌以及腹部肌肉的活动。通过生物反馈法，患者可经过指导从难以自主或正确的收缩盆底肌肉到能正确掌握正确地收缩盆底肌肉的方法。作为一种成功的治疗手段，生物反馈治疗也需要患者的良好认知与配合，而且多需和其他干预方法联合应用。多数治疗方案需要 6~8 周时间和多次的就诊检查。

（3）电刺激：电刺激曾被提出用来刺激 PFM 以治疗尿失禁。盆底电刺激可通过阴道探头或放置在耻骨上和骶前表面的电极进行。高频电刺激通常（50~100Hz）可引起盆底的平滑肌和横纹肌收缩，进而增强盆底肌肉力量，因此可对 PFM 的主动锻炼提供帮助。盆底电刺激对盆底肌肉极度虚弱或很难有 PFM 自主收缩的患者最有帮助。电刺激可以配合 Kegel 运动，也可和生物反馈治疗一起进行。那种方式对 PFM 更有效尚有争论。有人认为如患者能正确进行自主PFM，则单独 PFM 对 PFM 的增强作用强于电刺激。但也有人认为 PFM 加电刺激对 PFM 的作用更强。对于前盆腔缺陷，电极可放置恰在阴道口内的位置，隔日 1 次，或放在后穹隆，每 2~3 天 1 次，同时刺激耻尾肌和肛提肌。对于单纯后盆腔缺陷，电极应置于后穹隆。这种刺激能够抑制逼尿肌和增加膀胱容量。

同时，这种治疗也能够提高盆底肌肉的静息张力，促进随意控制排尿反射的能力。目前用于临床的神经肌肉刺激设备有固定式和便携式两种。便携式家庭装治疗仪使用方便，可以穿戴于下腹部，无须脱去贴身衣物，每天 1~2 次，每次 20 分钟。但目前国内还是以在医院门诊用固定式治疗仪进行为主，每次 20 分钟，1 周 2 次，6~8 周为一个疗程。有人推荐前 4 周每天 20 分钟，以促进局部的神经肌肉传递。盆底电刺激可能的不良反应主要为下腹部及下肢疼痛不适，但发生率很低。

（4）阴道圆锥：阴道圆锥是在 1985 年发明的，用于增加盆底功能。开始由 9 个从 20~100g 不同重量的圆锥组成。圆锥是一种通过感觉的自我治疗的生物反馈形式。这种治疗方式的机制使将有重量的圆锥放入阴道形成反射性或自主的 PFM 收缩，在放置圆锥滑出的同时，达到锻炼盆底肌肉的目的。研究已表明，在站立的姿势下，通过肌电图来监测阴道内放置圆锥后耻骨尾骨肌情况，发现在放入圆锥后肌肉的活动有轻微增加，呈不同的肌肉活动类型，如患者保持在站立位，肌肉活动有不断强弱活动的交替。

（5）实时超声：实时超声也可作为 PFM 训练的有用形式。可用超声图像来研究肌肉收缩的功能。通过超声可识别收缩提升的那部分肌肉和抵抗腹内压升高时 PFMs 的功能。患者可通过实时超声观察到 PFM 的收缩结果。研究表明在要求下无法正确收缩盆底肌肉的患者通过实时超声生物反馈有 57% 最后可做到正确收缩盆底肌肉。在患者行盆底肌肉收缩和 Valsalva 动作时，超声可提供有关膀胱尿道角、尿道活动性、直肠肛管角、肛提肌带角度移动的客观评价。对于盆底肌肉功能的检查，在常规妇科泌尿系统疾病患者的检查中至多再需要加 5 分钟的检查，PFM 功能即可通过会阴，也可通过腹部探头检测。放置于坐骨粗隆近中侧的会阴探头可提供下尿道的矢状图像。腹部探头可提供膀胱壁后下段的矢状旁切面或横切面。对于矢状旁切面，探头应放置在耻骨联合上中线稍偏旁侧，打出上侧到中下方的矢状面。经腹探头在中线、耻骨上方横切与直线呈 60° 角时可显示膀胱壁的下后方。理想的 PFM 收缩可使盆内筋膜紧张，肌肉收缩由此导致一种膀胱后下壁逐渐突起、孤立的凹陷，同时伴侧的移动由膀胱向头侧。膀胱壁的这种移动在会阴部探头的矢状面和矢状旁切面显示最清楚。在腹压增高如咳嗽时，膀胱壁向头腹侧移动对盆腔器官支持、维持膀胱颈在适当的位置都是至关重要的。经腹图像可使检查者能同时评价 PFMs 的左右侧，以保证运动时盆底肌肉的对称性，因在盆底功能障碍患者中，盆底的收缩经常是非对称性的。膀胱向骶背侧移动或移动时在膀胱后壁无凹陷被认为是异常的。膀胱壁上缺乏清楚可见的凹陷提示盆底筋膜张力和 PFMs 的缺陷、缺失，或者盆底肌肉神经的损害。膀胱向骶背侧移动常发生在 Valsalva 向下用力时。实时超声作为 PFM 时的一种生物反馈方法在教会患者正确锻炼盆底肌肉上是有价值的。

3. 手术治疗　手术是 POP 治疗中重要的，通常也是最后的一种治疗手段。

选择术式时应针对脱垂部位、症状，以及患者的年龄、是否有生育、性要求等予以综合考虑。手术成功与否应有解剖、功能主观、客观等多种标准加以评价。手术原则为修补缺陷组织，恢复解剖结构，同时应尽量减少创伤、充分体现个体化，适当、合理应用替代材料。

治疗POP的盆底重建手术（reconstructive pelvic surgery，RPS）术式繁多，不仅有众多的传统经典手术方法，也在不断涌现新术式、新技术。传统手术复发率在25%~52%之间，显然不能适应人们的预期要求，而新术式、新技术尚缺乏大宗病例、前瞻随机对照研究和长期随访研究。如何选择合适术式，改善手术效果，降低复发率仍是临床需要研究解决的问题。

（1）手术原则、适应证和目的：美国Shull等于1999年提出POP在很多方面类似外科疝，外科学亦称其为会阴疝。所不同的是，它脱出的脏器无皮肤或腹膜掩覆，囊口、囊颈宽大，一般不造成疝内容物的嵌顿、绞窄，但它常伴有严重、广泛的盆底肌肉、筋膜缺陷，以及神经的损伤，修补困难，复发率高。此外，POP还常伴有泌尿生殖、肠道以及性功能异常，故损伤治疗应针对具体缺陷部位及症状予以综合考虑。手术成功与否应有解剖、功能、主观、客观等多种标准加以评价。RPS的损伤原则与其他外科修补术一致，即修补缺陷组织，恢复解剖结构。但针对POP的复杂性和高复发率，以及患者年老体弱特点，还需强调应尽量减少损伤创伤、充分体现个体化，适当、合理应用替代材料。在上述原则指导下，术前应充分了解病史、相关症状，并予以量化分期。此外，DeLancey提出盆腔支持组织的3个水平面及盆腔垂直方向划分的前、中、后3个腔室可作为诊断和术式选择的重要参考。

（2）手术途径和类型：手术途径主要有经阴道、经腹和腹腔镜下三种，以及不同途径之间的联合术式。手术途径的选择取决于多种因素，如脱垂的病因、类型、部位和程度；医师的训练、经验；患者的年龄，生育要求，以及患者对手术途径的偏好和对手术结果的期望值等。多数情况下RPS手术将涉及多个区域，如阴道前、后壁、穹隆、会阴，甚至膀胱颈或肛门括约肌故常需数种手术一次性完成。一般情况下，阴道后壁脱垂常采用经阴道途径，偶用经肛门途径。穹隆和阴道前壁的手术则既可采用经阴道途径，也可采用经腹途径。毋庸置疑，从并发症和患者的短期恢复情况上，经阴道途径明显优于开腹手术。阴道手术出血、并发症少，术后疼痛轻，住院时间短，花费低。经腹修补脱垂是否比经阴道途径更有效、更持久的问题上，存在较大争议。与前两种途径相比较，腹腔镜下RPS手术可能带来的益处也在争议中。腹腔镜抗尿失禁术因住院时间短所带来花费少的益处常常被增加的手术时间和腹腔镜器械的花费所抵消。目前文献还缺乏比较不同途径RPS治疗POP的资料。

治疗POP的手术大致可分为3类：①恢复解剖型：运用患者自身的支持组织

结构完成,适于自身组织和盆底筋膜正常且希望保留性功能者;②补偿或替代型:采用不同种类的移植物来替代自身极度薄弱的支持组织,包括合成材料、同种材料、异种材料以及自体材料等,适于仍存在脱垂病因、盆底组织薄弱及复发者;③封闭型:手术将阴道关闭,适用于因医学指征不能耐受长时间手术、麻醉,和将来无性生活要求者。移植物可用来加强阴道前壁、后壁修补效果,替代缺失的支持连接结构,如在经腹穹隆骶骨术中它既可起到连接阴道穹隆与骶骨,从而起到悬吊穹隆的作用,又可达到增强阴道壁修补的效果。除了缓解与脱垂相关的症状外,在选择手术治疗途径及类型是,还应考虑泌尿生殖道的相关功能。

（3）手术方法:阴道前壁修补术,阴道后壁修补术,阴道顶端修补术。

第三节 盆腔器官脱垂健康管理

对于盆底器官脱垂的女性来说,生活方式调整尤为重要。这主要包含两个方面,一是经常注意避免大的腹压,二是建立适合自己的健康的饮食和作息习惯,避免便秘。尽量避免增加盆底负荷的运动:如跑步、跳跃、跳绳、拳击、蹲起、仰卧起坐、蹲马步、提举抬重物、高抬、踢腿运动、高强度的一些需要跑跳的运动。应进行安全适宜的一些锻炼:如走路散步、游泳、瑜伽、正确练习健身房的汽车训练、低强度的有氧操、低强度的普拉提、低强度的其他一些训练课程。

如何保护盆底?

一、运动管理

（1）当你用手举物时（如哑铃锻炼）,坐在健身球上,可以帮助承托盆底。

（2）平时也可以选择坐在健身球上做肛提肌锻炼（选择大小合适的球,小心控制,避免从球上跌下来）。

（3）坐在圆凳上,捡起地面的物品,而不是蹲下或俯身捡起物品。

（4）做推、拉、提、放低物品的动作时,呼气放低腹部锻炼的水平和强度。

（5）尽量减少蹲的机会,能半蹲不要全蹲,减少弓步或箭步姿势。

（6）锻炼或活动时,两腿尽量并紧而不是分开,活动时多做身体向上的,放松的姿势。

二、日常生活及饮食管理

（1）多吃水果蔬菜,减少和避免便秘;苹果是最好的膳食纤维来源,有条件的话,每天吃 1~2 个苹果,谷物粗粮类纤维可以帮助胃肠蠕动、促进排便。

（2）每天饮用 6~8 杯水，1500~2000mL，饮水要采用每天少量多饮，达到 6~8 杯，而不是一下子喝大量的水，每天清晨起床后，空腹饮水一杯，有利于促进排便。

（3）养成良好的如厕习惯，不要经常憋尿，感觉尿意，应及时排尿，而不是等实在憋不住了才去厕所。对于憋不住尿和大便的女性来说，不应该一有点尿意或便意便冲向厕所，在那时应该站着或坐下来尽量收紧盆底，憋住，稍等放松后，再如厕。

（4）尿排空困难，或者大便排空困难者，尝试调整坐在马桶上的大小便姿势（如身体前倾），避免过度用力。

（5）每当咳嗽，打喷嚏，提起物品时，收紧盆底，遇到感冒发烧或者哮喘，尽早吃药，避免打喷嚏，咳嗽。

（6）每天锻炼，人体需要活动，每天抽出 30 分钟做做运动，走路散步是最好的锻炼。

（7）减少穿紧身衣（如紧身牛仔裤）的机会，减少穿非常高的高跟鞋。

（8）保持适宜的体重，保持体重指数 BMI 在 19~24 之间。

三、预防措施

（1）孕期保健：在怀孕时适当地进行运动，如果身体情况不佳要通过剖宫产等分娩方式，防止因为难产的出现，增加了日后患上盆腔脏器脱垂的概率。

（2）预防便秘：便秘会造成腹部压力增大，长期便秘的女性发生盆腔脏器脱垂的概率会明显增加，除此之外，久坐不动，长期咳嗽也会导致盆腔脏器脱垂的发生。

（3）补充雌激素：中老年妇女在绝经后，可以适当补充雌激素，有研究证实，如果能坚持服用雌激素 5 年以上，就能够有效降低盆腔脏器脱垂的发生率。

（4）增强体质：运动是预防疾病最有效、最经济的方法，不管何种运动都可以增强肌肉的韧性，促进血液循环。女性朋友可以通过专门的运动方式锻炼盆底肌肉，如腹部瑜伽，盆底肌肉练习等方式，对预防盆底肌肉松弛都能收到很好的效果。

（邱　爽）

参 考 文 献

[1] 鲁永鲜，王建六．女性盆底功能障碍性疾病治疗进展．盆地重建手术新观念 [M]．北京：人

民军医出版社，2007.

[2] Gabriel B, Denschlag D, Gobel H，et al. Uterosacral ligament in postmenopausal women with or without pelvic organ prolapse[J]. Int Urogynecol J Pelvic Floor Dysfunct, 2005, 16: 475~479.

[3] Handa V L, Garrett E, Hendrix S, et al. Progression and remission of pelvic organ prolapse[J]. a study of mennopausal women. Am J Gynecol, 2004, 190: 27~32.

[4] Handa V L, Jooes M. Do posteories porrment the progression of pelvic organ prolapse[J]. Int Urogynecol J Pelvic Floor Dysfunct, 2000, 219~222.

[5] Karrem M, Goldwaster S, et al. High uterrosacral vaginal wault suspension with fascial reoonmstaction for vaginal repair of enterocele and vaginal waultprolapse[J]. Am J Obstet Gynecol, 2001, 185: 1339~1342.

第23章

牙 周 炎

第一节　牙周炎基础知识

一、病例摘要

患者，男，62岁。刷牙出血、口腔异味2年余。患者2年前出现刷牙、咬食硬物牙龈出血，自述吸烟30余年。口腔检查见：牙颈部有较多的软垢，牙龈呈鲜红色，点彩消失，松软，牙龈乳头肿大。患牙探诊有 >3mm 的牙周袋，并有探诊后出血，溢脓，可探及龈下牙石，牙齿Ⅰ度松动，叩诊阴性，X线见牙槽嵴顶水平吸收至根上1/3，牙周膜增宽，硬骨板消失。诊断：慢性牙周炎。

二、概述

牙周炎（periodontitis）是发生在牙支持组织上的炎症性感染性疾病，是一种多因素的复杂性疾病，口腔细菌为其发病的始动因素，宿主的遗传基因及后天获得性因素是牙周炎发展、加重的决定因素。始发部位是从牙龈的边缘龈的龈沟处开始，逐步向深部发展，可破坏牙周膜、牙槽骨及牙骨质，导致牙齿松动、脱落，是破坏人类咀嚼器官的最主要疾病。

牙周炎一般侵犯多个牙齿，患牙的牙周袋壁为炎症溃疡面，多个牙齿的溃疡面面积总和可达数十平方厘米，如此大面积的慢性化脓性感染灶很容易成为病灶感染源，近年来很多研究表明牙周炎与心血管病、糖尿病、消化道疾病、肺炎和慢性阻塞性肺炎、早产及低出生体重儿等全身疾病有密切关系。牙周炎可以成为某些全身疾病的危险因素，也可能与某些全身疾病有共同的危险因素，防治牙周炎对保持全身健康，减少重大疾病的发生具有重要的意义。

三、流行病学

多数成年人罹患的牙周炎为轻及中度。重症牙周炎仅累及少数人群，重症者可能只占人群的5%~20%。牙周炎的患病率和严重性随着年龄增高而增加，35岁以后牙周袋检出率明显增高，50~60岁时达到高峰（69.3%），此后牙周袋的检出率下降可能是一部分牙周破坏严重，牙齿拔出有关。因为牙周附着丧失检出率随着年龄增高而增加，老年组的牙周丧失检出率最高，达 74.2%。失牙是未经治疗牙周炎的最终结局。全国流行病学调查资料表明，1986 年牙周病占拔牙总数的 44%，1995 年 65~74 岁的人群中无牙颌占 10.5%，人均失牙数为 9.86个。2015~2017 年全国第四次口腔健康流行病学调查结果显示，65~74 岁老年人中，平均存留牙数为 22.5 颗；全口无牙颌比例为 4.5%；缺牙已修复治疗比例为63.2%。与 2005 年相比，老年人存留牙数平均增加了 1.5 颗，全口无牙颌的比例下降了 33.8%，缺牙已修复治疗比例上升了 29.5%。

第二节　牙周炎诊断与治疗

一、病因

牙周炎的病因十分复杂，其本质是一种感染所致的慢性炎症，感染源是堆积在龈牙结合部的牙菌斑生物膜。牙菌斑生物膜是牙周病的始动因素，没有菌斑就不会有牙周炎。

（一）牙菌斑生物膜

牙菌斑生物膜是口腔中不能被水冲去或漱掉的细菌性斑块，是由基质包裹的互相黏附或黏附于牙面、牙间或修复体表面的软而未矿化的细菌性群体，它们构成较多相互有序生长的建筑式样生态群体，是口腔细菌生存、代谢和致病的基础。

牙菌斑生物膜的形成和堆积是牙周疾病的直接原因，其形成过程可大致分为以下 3 个基本阶段。

1. 获得性薄膜的形成　最初由唾液蛋白或糖蛋白吸附至牙面，形成一层无结构、无细胞的薄膜。获得性薄膜能为细菌黏附提供特殊受体，具有选择性吸附细菌至牙面的作用，可促进早期细菌的黏附和定植，还为其他细菌附着提供表面，能决定细菌附着的顺序，又可作为细菌的营养，因此，获得性薄膜是牙菌斑生物膜形成的基础。

2. 细菌黏附和共聚　获得性薄膜一旦形成，口腔内细菌便陆续地定植于薄膜，细菌表面与宿主组织表面间存在高度选择性，首先附着的主要是一些革兰氏阳性球菌，附着机制十分复杂，有的细菌能将食物中的碳水化合物转化为胞外多糖，如葡聚糖、果聚糖和杂多糖，这些长多糖纤维可包在细菌表面，形成黏性的糖液，构成菌斑的基质，将细菌黏合在一起；还有些细菌可通过综合的识别系统，如菌体表面的菌毛，绒毛等附件，含有称为黏附素的蛋白样大分子物质，与获得性膜上相应的糖蛋白或糖脂受体结合。不同属（种）细菌表面分子间的特异性识别黏附称为共聚。近年来发现口腔微生物共聚关系相当复杂,除细菌外，螺旋体及真菌也参与了共聚。

3. 牙菌斑生物膜的成熟　细菌通过黏附和共聚相互连接，使菌斑成为有规则的细菌群体，定植菌迅速繁殖、生长或扩散，导致菌斑细菌数量和种类增多，形成复杂菌群。早期菌斑增长较快，一般 12 小时菌斑便可以被菌斑显示剂着色，9 天后便形成各种细菌的复杂生态群体，约 10~30 天的菌斑成熟达高峰。

牙菌斑中绝大多数细菌为口腔正常菌丛，是人类与微生物长期共存进化过程中形成的微生物群，仅有少数细菌（约 30 种）与牙周炎的发生、发展密切相关，其中主要的牙周致病菌为伴放线聚集杆菌、牙龈卟啉单胞菌、福赛坦纳菌、具核梭杆菌、中间普氏菌、变黑普氏菌、黏放线菌和齿垢密螺旋体等。

（二）局部促进因素

局部促进因素是指影响牙周健康的局部因素。这些因素会促进或有利于牙菌斑的堆积，或造成牙周组织的损伤，使之容易受细菌的感染，或对已存在的牙周病起加重或加速破坏的作用。

局部促进因素包括牙石、牙体或牙周组织的发育异常或解剖缺陷、牙齿位置异常、拥挤或错颌畸形、创伤、充填体悬突、不良修复体、正畸治疗、食物嵌塞等。

（三）全身促进因素

牙周致病菌的存在是牙周病发生的必要条件，但单有微生物尚不足以引起病损，宿主易感性也是基本要素。全身促进因素或称易感因素、危险因素，它们与牙周炎之间构成复杂的相互关系，而非简单的因果关系。全身促进因素包括遗传因素、性激素、吸烟、糖尿病、艾滋病、骨质疏松症、吞噬细胞数目减少和功能异常、精神压力等。

二、发病机制

（一）牙菌斑致病机制

牙菌斑微生物大致可以通过以下三种途径使牙周组织患病。

1. 细菌及其产物通过上皮进入牙龈沟或牙龈组织内，可作为抗原，引发系列复杂的免疫反应。免疫反应一方面有保护作用，如白细胞、补体、抗体等可杀灭细菌；另一方面也会通过被激活的防御细胞产生各种细胞因子和致炎介质，产生炎症，同时也损害牙周组织。

2. 细菌毒性产物直接刺激和破坏牙周组织。很多细菌可以产生多种酶，如透明质酸酶、胶原酶、多种蛋白水解酶等，这些酶能是牙龈、牙周膜和牙槽骨中的胶原成分和蛋白质溶解和破坏，有利于炎症和细菌的扩散。

3. 细菌及其产物可以抑制和削弱机体的防御功能。如有的细菌毒素可以抑制白细胞移出到感染处或抑制其杀菌功能，有的甚至能杀死白细胞，破坏免疫球蛋白等。

（二）局部和全身因素的发病机制

当口腔卫生不良，牙面堆积大量的菌斑，以及有牙石、软垢、食物嵌塞、不良修复体等局部刺激因素存在时，细菌及其产物引发牙龈炎症肿胀，有利于细菌的滋生。当微生物数量增多，毒性增强或机体防御能力削弱时，可能会出现牙周炎。另外，全身系统性疾病会增加宿主的易感性，加重或促进牙周炎的发生。

（三）牙周袋形成的机制

牙周袋形成始于牙龈结缔组织中的炎症以及炎症所引起的胶原纤维破坏和结合上皮的根方增殖。在炎症牙龈的结合上皮结缔组织中，有较多的炎症细胞及渗出，中性粒细胞、巨噬细胞及成纤维细胞所释放的溶酶体酶和胶原酶等，以及细菌所产生的胶原酶和透明质酸酶等，均可使沟底附近的结缔组织中的胶原纤维和基质溶解破坏。结合上皮由于炎症刺激而向根方增殖，出现钉突，大量的中性粒细胞侵入结合上皮，使上皮细胞之间连接疏松，有利于结合上皮从牙面剥离，使龈沟底移向根方形成牙周袋。

（四）牙槽骨吸收的机制

菌斑细菌释放脂多糖和其他产物到龈沟，刺激组织内的免疫细胞及成骨细胞释放炎性介质（IL-1、IL-6、TNF-α 等），激活的巨噬细胞和成纤维细胞分泌细胞因子和前列腺素，诱导大量的破骨细胞形成，造成牙槽骨吸收。

三、临床表现

牙周炎临床上常表现为牙周袋形成并有出血、附着丧失和牙槽骨吸收。随着病变逐渐向根方发展加重，会出现牙松动移位、牙龈退缩、咀嚼困难、急性肿胀疼痛等症状，最终可导致牙齿丧失。

牙周炎主要分为慢性牙周炎、侵袭性牙周炎和反映全身疾病的牙周炎三类。

（一）慢性牙周炎

慢性牙周炎是一种最为常见的一类牙周炎，约占牙周炎患者的95%。患者可有刷牙或进食时的牙龈出血或口内异味，牙龈可表现为鲜红或暗红色，水肿并松软，并可有不同程度的肿大甚至增生。患牙探诊有 >3mm 的牙周袋，并有探诊后出血，甚至溢脓。炎症程度一般与菌斑和牙石的量以及局部刺激因素相一致。探诊牙周袋内有龈下牙石，牙周袋内壁常有上皮溃疡和结缔组织炎症。严重的患者可见附着丧失，牙槽骨吸收，牙齿松动和病理性移位，多根牙发生根分叉病变。

根据牙周袋深度、结缔组织附着丧失和骨吸收的程度可将慢性牙周炎分为轻、中、重度。

1. 轻度 牙龈有炎症，探诊出血，牙周袋 ≤4mm，附着丧失 1~2mm，X 线片显示牙槽骨吸收不超过根长的 1/3。可有或无口臭。

2. 中度 牙周袋 ≤6mm，附着丧失 3~4mm，X 线片显示牙槽骨水平或角型吸收超过根长的 1/3，但不超过根长的 1/2。牙齿可能有轻度松动，多根牙的根分叉区可能有轻度病变，牙龈有炎症和探诊出血，也可有溢脓。

3. 重度 牙周袋 >6mm，附着丧失 ≤5mm，X 线显示牙槽骨吸收超过根长的 1/2 甚至根长的 2/3，多根牙有根分叉病变，牙多有松动。炎症较明显或可发生牙周脓肿。

慢性牙周炎患者晚期常可出现其他伴发病变或症状，如牙齿移位、倾斜；由于牙齿松动、移位和龈乳头退缩造成的食物嵌塞；由于牙周支持组织减少，造成继发性创伤；牙龈退缩使牙根暴露，对温度刺激敏感，还可发生根面龋；深牙周袋内脓液引流不畅是，或身体抵抗力降低时，可发生急性牙周脓肿；深牙周袋接近根尖时，可引起逆行性牙髓炎；牙周袋溢脓和牙间隙内食物嵌塞，可引起口臭。

（二）侵袭性牙周炎

1. 局限性侵袭性牙周炎 发病一般开始于青春期前后，早期无明显症状。本病一个突出表现就是牙周组织破坏程度与局部刺激物的量不成比例。患者的菌斑、牙石量很少，牙龈表面炎症轻微，但却已有深牙周袋和牙槽骨吸收。牙周袋内有牙石，而且探诊后出血，晚期还可以发生牙周脓肿。好发于第一恒磨牙和上下颌切牙，多为左右对称。X 线显示牙槽骨吸收局限于第一恒磨牙和切牙，第一磨牙多表现为垂直吸收，切牙多为水平吸收。病程进展快，早期就可以出现牙齿松动和切牙的扇形移位。

2. 广泛性侵袭性牙周炎 临床上常以年龄 35 岁以下和全口大多数牙的重度牙周破坏，作为诊断的标准。患者常有严重而快速的附着丧失和牙槽骨破坏，牙龈有明显的炎症，呈鲜红色，并可伴有龈缘区肉芽性增殖，可有溢脓。多数患者可见大量的菌斑和牙石。

（三）反映全身疾病的牙周炎

1. 掌跖角化 - 牙周破坏综合征 其特点是手掌和脚掌部位的皮肤过度角化，皲裂和脱屑，牙周组织严重破坏，有的病例还伴有硬脑膜的异位钙化。本病为常染色体隐性遗传疾病，患者智力和身体发育正常，较为罕见。皮肤及牙周病变常在 4 岁前共同出现，牙周病损在乳牙萌出不久即可发生，有深牙周袋，炎症严重，溢脓口臭，牙槽骨迅速吸收，约在 5~6 岁时乳牙即相继脱落，创口愈合正常。待恒牙萌出后，又按萌出顺序相继发生牙周破坏，常在 10 岁左右自行脱落或拔除。

2. Down 综合征 是一种由染色体异常所引起的先天性疾病，患儿有发育迟缓和智力低下，常有上颌发育不足，萌芽较迟，错颌畸形、牙间隙较大，系带附着位置过高等。患者均有严重的牙周炎，其牙周破坏程度远超过菌斑、牙石等局部刺激的量。全口牙齿均有深牙周袋及炎症，下颌前牙较重，有时可有牙龈退缩，病情迅速加重，有时可伴有坏死性龈炎，乳牙和恒牙均可受累。

3. 家族性和周期性中性粒细胞减少症 是一种罕见的血液系统疾病，患者的牙周病损可累及乳牙列和恒牙列。典型的病例表现为快速破坏的牙周炎，牙龈红肿出血，牙周袋形成、牙槽骨广泛吸收、牙齿松动，最终导致牙齿早失。

4. 粒细胞缺乏症 又称恶性中性粒细胞减少症，是继发性粒细胞减少症，主要见于 25 岁以上成人，由循环粒细胞突然减少引起。口腔病损是粒细胞缺乏症的重要诊断症状。牙龈可出现多处溃疡或坏死病损。本病损与坏死性龈炎不同，并不局限于龈乳头或附着龈，可见于口腔其他部位如扁桃体和腭。口腔病损伴有剧烈疼痛，存在坏死组织时呼吸有恶臭，非特异性的系统反应有寒战、不适、高热、喉痛和头痛。

5. 糖尿病 临床对照研究表明，在局部刺激因素相似的情况下，有糖尿病者的牙周病发病率及严重程度均大于无糖尿病者。有人提出将牙周炎列为糖尿病第 6 个并发症。糖尿病本身不引起牙周炎，但是由于该病基本病理变化可使牙周组织对局部致病因子的抵抗力下降，因而破坏加重、加速。血糖控制不好的患者，牙周组织炎症较重，龈缘红肿呈肉芽增生，易出血和发生牙周脓肿，牙槽骨破坏迅速，导致牙齿松动。

6. 艾滋病 患者在 3~4 个月内牙周附着丧失可达 90%。目前认为与艾滋病有关的牙周病损有：线形牙龈红斑、坏死性溃疡性龈炎和坏死性溃疡性牙周炎。

四、牙周炎的病理变化

牙周炎根据组织病理学改变特点，将其分为活动期与静止期牙周病理变化两种类型。

（一）活动期牙周炎的病理变化

1. 牙面上可见不同程度的菌斑、软垢及牙石堆积。

2. 牙周袋内有大量的炎性渗出物，免疫球蛋白及补体等成分。

3. 沟内上皮出现糜烂或溃疡，一部分上皮向结缔组织内增生呈条索状或网眼状，有大量炎症细胞浸润，并可见一部分炎性细胞及渗出物移出至牙周袋内。

4. 结合上皮向根方增殖延伸，上皮附着与根面剥离，形成深牙周袋，其周围有密集的炎症细胞浸润。

5. 沟内上皮及结合上皮下方的胶原纤维水肿、变性、丧失，大部分已被炎症细胞取代，牙槽嵴顶骨吸收明显。

6. 牙槽骨出现活跃的破骨细胞性骨吸收陷窝。牙槽嵴顶及固有牙槽骨吸收、破坏。

7. 牙周膜的基质及胶原变性、降解，由于骨的吸收、破坏，导致牙周膜间隙增宽。

8. 深牙周袋致使根面的牙骨质暴露，可见牙石与牙骨质牢固地附着。

（二）静止期牙周炎的病理变化

1. 沟内或袋壁上皮及结合上皮周围炎症明显减少，在牙周袋与牙槽骨之间可见大量新生的纤维结缔组织，或见粗大的胶原纤维束增生，其间可见少量的慢性炎症细胞浸润，还可见新生的毛细血管。

2. 牙槽骨的吸收呈静止态，一般看不到破骨细胞。常可见原有的骨陷窝区有新的类骨质形成。牙槽嵴部位的吸收亦可见有类骨质或新骨形成。

3. 牙根面被吸收的牙骨质也出现新生现象。增生的粗大胶原纤维束附着在根面的牙骨质上，常呈棘状增生像，被吸收的牙骨质也见类骨质或新形成的牙骨质。

五、牙周组织检查和诊断

（一）牙周组织检查

1. 菌斑指数 应用菌斑显示剂涂布于牙面，漱口后检查着色的菌斑在牙面的分布部位和范围。本指数主要体现口腔卫生状况，检查患者自我菌斑控制的措施是否有效以及临床观察某些抗菌斑剂的效果，患者自己也能对镜检查，应用比较方便。

2. 牙龈指数 按牙龈病变程度分级，检查是将牙周探针放到牙龈边缘龈沟开口处，并沿龈缘轻轻滑动，牙龈组织只被轻微触及。共分为 4 级：0= 正常牙龈；1= 牙龈略有水肿，探针探之不出血；2= 牙龈水肿并探诊出血；3= 牙龈有自发出血倾向或溃疡。

3. 出血指数 用钝头牙周探针轻探入龈沟或袋底，取出探针 30 秒后，观察有无出血及出血程度。以 0~5 级记分：0= 牙龈健康，无炎症及出血；1= 牙龈颜色有炎症性改变，探针不出血；2= 探诊后有点状出血；3= 探诊出血沿龈缘扩散；4= 出血流满并溢出龈沟；5= 自动出血。

4. 探诊出血 根据探诊后有无出血，记为阳性或阴性。

5. 牙周附着水平 是指龈沟底或牙周袋底至釉牙骨质界的距离，能客观反映出牙周组织的破坏程度。

6. 牙齿松动度检查 ①Ⅰ度松动：松动超过生理动度，但幅度在 1mm 以内。②Ⅱ度松动：松动幅度在 1~2mm 间。③Ⅲ度松动：松动幅度在 2mm 以上。

（二）影像学检查

X 线影像学检查是牙周病临床中一项重要而基本的检查方法，是关键性硬组织评测指标，尤其对牙周炎的诊断和疗效的评价有重要的意义。主要通过拍摄根尖片和曲面断层片观察硬骨板的连续性、牙槽骨的高度和骨小梁结构等。

（三）微生物学检查

牙周炎是以厌氧菌为主的感染性疾病，对一些重症患者或常规治疗效果不佳的患者，可检测牙周袋内优势微生物，然后选择敏感的药物治疗。

（四）龈沟液检查

牙龈有炎症时，龈沟液的成分也发生变化。对龈沟液的成分和量进行检测，对于牙周炎的诊断、疗效的观察和预测疾病的发展有重要的意义。

六、牙周炎的伴发病变

1. 牙周 – 牙髓联合病变 牙周炎和牙髓根尖周病的发病因素和病例过程虽然完全不同，但牙周袋内和感染的牙髓内都存在以厌氧菌为主的混合感染，它们所引起炎症和免疫反应有许多相似之处，两者的感染和病变可以互相扩散和影响，导致联合病变的发生。

2. 牙周脓肿 牙周脓肿并非独立的疾病，而是牙周炎发展到晚期，出现深牙周袋后的一个较常见的伴发症状。它是位于牙周袋壁或深部的牙周结缔组织中的局限性化脓性炎症。

3. 牙龈退缩 是指牙龈边缘向釉牙骨质界的根方退缩导致牙根暴露。多是由与菌斑滞留、机械创伤、正畸力或咬合力过大等造成，属于病理变化，非增龄性变化。

4. 牙根面敏感 由于牙根暴露导致的敏感症，多见于牙龈退缩或牙周组织广泛吸收的患者。

七、牙周炎的危险因素评估

牙周炎是多因素引起的牙周组织慢性炎症病变，局部的、全身的、行为和社会心理的诸多因素都是牙周炎的危险因子。在制订治疗计划之前，对每位患者进行危险因素评估，对牙周炎的治疗和预后都有重要的意义。

（一）不可改变的危险因素

1. 遗传因素　牙周炎家族聚集性，尤其是重度牙周炎家族史、易感基因携带者。

2. 老龄　老年人牙周炎患病率和严重程度都要高于年轻人，是牙周病常年累积效应的结果。老年人牙周组织血运、细胞的数量以及功能降低，牙周组织防御和修复能力也下降。

3. 发育异常或解剖缺陷　先天牙根短小或根形态异常，牙骨质缺乏等缺陷。

（二）可改变的危险因素

1．牙菌斑生物膜　牙菌斑生物膜中的牙周致病菌及其产物是引发牙周炎的使动因子，菌斑微生物的堆积和牙周炎致病菌的大量增加是牙周炎发生和发展的直接病因。

2. 牙石　牙石对牙周组织的主要危害来自其表面的菌斑生物膜。

3. 咬合创伤　力如超过牙周组织的支持潜能，便可以造成牙周组织创伤。当长期的颌创伤伴随牙周炎症时，会加快、加重牙周组织破坏。

4. 食物嵌塞　由于食物嵌塞的机械刺激和对细菌定植、生长繁殖的促进作用，食物嵌塞是导致局部牙周组织炎症和破坏的常见致病因素。

5. 其他局部刺激因素　如充填体悬突，修复体边缘过低破坏了生物学宽度，修复体边缘不密合、表面粗糙、不适当的正畸治疗等。

6. 糖尿病　尤其是血糖控制不佳的患者具有牙周组织感染不容易控制，组织愈合能力差及再感染的高风险。

7. 骨质疏松症　骨密度的下降增加了牙槽骨丧失和牙周病的风险。

8. 艾滋病　出现明显的伤口延期愈合。

9. 吸烟　吸烟的危害程度和吸烟的量成正比，吸烟不仅提高了牙周炎的发病率，还会加重牙周炎的严重程度。

10. 心理压力和精神紧张　会增加肾上腺皮质激素的分泌，将抑制机体的免疫防御功能，从而影响牙周炎的发生发展。

11. 患者的依从性差　患者的依从性虽然与牙周炎的发生发展不直接相关，但是患者的依从性差是影响牙周炎治疗预后的最重要的因素之一。

八、治疗

牙周治疗最终目标是创造一个在健康牙周组织的条件下能行使良好功能的

牙列。它包含下列几个方面：有效清除和控制菌斑及其他局部致病因子；消除炎症及不适、出血、疼痛等症状；使牙周支持组织的破坏停止，促使组织不同程度的修复和再生；恢复牙周组织的生理形态，以利于菌斑控制；重建有稳定的良好功能的牙列；满足美观方面的需求。

牙周病的治疗针对具体疾病类型的治疗只是对症，而教育患者树立正确的口腔健康意识才是对因和最关键的。牙周病具有个体特异性和牙位特异性。每位患者的病情表现和进展情况不同，各个牙的病变程度不同，所需治疗的难度和疗效也不同。因此牙周治疗计划应是针对不同患者而单独设计的个性化方案，其实施是一个比较长期的过程。

（一）第一阶段——基础治疗

本阶段的目的在于首先帮助和指导患者建立起正确的口腔健康意识，并培养和掌握正确的口腔保健措施。运用牙周病常规治疗方法消除致病因素，控制牙龈炎症。此阶段亦呈病因治疗。

（1）教育并指导患者自我控制菌斑的方法，如建立正确的刷牙方法和习惯，使用牙线、牙签、间隙刷等辅助工具保持口腔卫生等。

（2）施行洁治术、根面平整术以消除龈上和龈下菌斑、牙石。

（3）消除菌斑滞留因素及其他局部刺激因素，如充填龋洞、改正不良修复体、治疗食物嵌塞等，还应做必要的牙髓治疗、纠正口呼吸习惯等。

（4）拔除无保留价值或预后极差的患牙，对临床病损程度极为严重、或者不利于整体口腔健康而有较大潜在危害、或者不利于整体修复治疗，效果长期稳定性的患牙，应在适当时机拔除。

（5）在炎症控制后进行必要的咬合调整，以建立平衡的咬合关系，必要时可做暂时性的松牙固定。有些牙周炎患者在炎症消除后，牙齿位置能有轻度的自行调整，调颌治疗需慎重。

（6）药物治疗：有明显的急性炎症以及对某些重症患者可以辅佐以药物短期治疗；在经上述治疗，特别是消除菌斑、牙石等局部刺激物后，如果病情仍改善不显著，还可以服用补肾固齿的中成药或汤剂等，也可在刮治后进行袋内冲洗，并置入抗菌药物，并给以漱口剂。

（7）尽可能纠正全身性或环境因素，如吸烟、用药情况、全身病的控制等。在第一阶段治疗结束后 4~12 周，应复诊再评估前一阶段的疗效以及患者的依从性。根据情况决定下一阶段的治疗计划。因此基础治疗阶段时间较长，并需要多次反复评估疗效。

（二）第二阶段——牙周手术治疗

在第一阶段治疗结束后的 4 周内，牙龈的炎症已基本消退。评估后如果仍有 5mm 以上的牙周袋，且探诊仍有出血，或牙龈及骨形态不良、膜龈关系不正常时，则一般须进行手术治疗。其目的是能在直视下进行彻底的根面平整和消除感染组织，而且可以纠正牙龈及骨的外形，植入自体骨或骨替代材料以及生物膜以期获得牙周组织的再生。手术主要包括下列内容。

（1）翻瓣术是最常用、最基本的牙周手术，将袋内壁切除并翻开黏膜骨膜瓣，在直视下进行根面及软组织清创，然后将瓣复位缝合，以恢复牙周组织的生理形态和功能。

（2）植骨术，在根分叉病变或垂直吸收处，通过移植自体骨、异体骨或骨的替代品达到牙槽骨病损的修复。

（3）引导性组织再生术是在常规翻瓣手术清创的基础上，通过植入生物屏障膜材料，选择性保证和促进再生性牙周细胞能优先贴附在根面生长；使原已暴露在牙周袋中的病变牙根面上形成新的牙骨质，并且有新生的牙周膜纤维埋入附着，即实现真正的牙周组织再生。

（4）膜龈手术是用以改正附着龈过窄、牙龈退缩及唇颊系带附着位置不佳等的手术，以巩固牙周治疗的效果，解决美观问题。

（5）牙种植术，用外科手段将人工牙根植入牙槽骨内，以支持其上部结构的义齿修复体。临床研究表明，牙种植术对于缺牙患者，尤其是无牙患者能够解决总义齿固位不良，而且能够更理想地恢复功能、语言和美观。

（三）第三阶段——修复治疗阶段

修复治疗一般在牙周手术后 2~3 个月开始进行。此时牙龈外观和龈缘位置已基本稳定，可进行永久性固定修复或可摘式义齿修复。对于牙列排列不齐的患者也可进行正畸治疗，以建立稳定的平衡。

（四）第四阶段——牙周支持治疗

牙周支持治疗也叫牙周维护治疗，是牙周系统性治疗不可缺少的部分，也是牙周疗效得以长期保持的先决条件。主要包括以下内容。

（1）定期复查：根据患者剩余牙的病情以及菌斑控制的情况，确定复诊的间隔期。

（2）复查内容：检查患者菌斑控制情况及软垢、牙石量、牙龈炎症及牙周袋深度、附着水平、牙槽骨高度、咬合情况及功能、牙松动度及危险因素的控制情况等。

（3）复治：根据复查发现的问题制订治疗计划并进行治疗，并针对患者在执行口腔卫生措施中存在的问题给予指导。

第三节 牙周炎健康管理

2001年WHO公布一个口腔健康的硬指标：80岁人的嘴里至少还有20颗健康的牙齿，被称作"8020"。根据第四次全国口腔健康流行病学调查资料显示，我国是牙周炎的高发国家，老年人群牙周健康者仅为9.3%，牙周炎已成为老年人牙齿丧失的主要因素之一，不仅造成咀嚼功能降低，还会影响美观和发音。牙周病还与糖尿病、心血管病等全身系统性疾病密切相关，是影响口腔健康和全身健康的重要因素。随着我国进入老龄化社会将日益严重，牙周炎造成的社会经济负担也日益增加。

一、牙周炎的医院健康管理

牙周炎的医院健康管理是基于对患者个体以往的病情、牙周病的危险因素、临床状况评估、口腔卫生以及牙菌斑控制水平，因人而异地做出相应的决定。

（一）主要目的

（1）通过定期复查，对其进行诊断性监测，尽早发现口腔内炎症，使其损害最小化，及时采取必要的恰当治疗，预防和减少牙周再感染和牙周炎的复发。

（2）避免或延迟自然牙或种植牙的脱落，并控制因牙脱落而出现的一系列生物学、心理学及医疗费用上的损失。

（3）给临床医师提供一个早期发现和治疗口腔中疾病和不良状况的机会，进而使前期治疗获得一个长期稳定疗效。

（二）主要内容

（1）对病情的评估：包括患者全身健康状况的了解，如糖尿病等疾病的控制情况、用药情况、是否已戒烟等。对牙周组织的评价包括菌斑指数、探诊深度、附着水平、牙龈退缩程度、炎症情况等，并与上次复查结果比较。

（2）强化与患者的沟通和菌斑控制：在行之有效的预防和控制牙周炎的方法中，机械性菌斑控制仍是首选的方法。它直接去除了疾病的始发因子－菌斑生物膜。医师与患者的沟通非常重要，对于牙周炎患者，从初诊开始就应该逐步提高患者对牙周病的认识，激发其维持口腔卫生的主观愿望，建立起主动保持口腔卫生的习惯。在此基础上，进行各种治疗和口腔卫生指导，纠正个人的口腔卫生行为，如牙膏的选择、刷牙方法和牙线使用。

（3）实行必要的治疗：根据检查所见，进行相应的治疗，其中全口洁治和口腔卫生指导是必不可少的。对于口腔卫生良好的患者，也可进行预防性洁治。及时治疗龋病、去除充填体悬突和不良修复体。

（4）复查间隔期和治疗时间的确定：对于大多数患者，每 6~12 个月一次维护治疗即可达到良好的效果。牙周积极治疗后的第一年是重点时期，定期复查并在医师指导下强化口腔卫生措施是十分必要的，戴可摘义齿的患者，定期对余留牙的牙周进行维护，可以有效地预防基牙的松动和脱落。

（5）牙周炎患者的依从性及长期疗效：临床工作中，患者经过积极治疗后，症状消失，病情明显好转，他们往往认为病已经彻底治愈，不愿意定期复查，依从性差。医师有责任在治疗前、治疗中和治疗后向患者反复强调牙周支持治疗的重要性，以提高和保持疗效。

二、牙周炎的社区健康管理

牙周炎是可防可控的疾病，早发现、早治疗、早预防，是干预牙周炎的重点。口腔健康是国家"健康中国 2030 规划纲要"中的重点内容，社区作为居民健康守卫最前沿的岗哨，以社区为中心辐射的家庭医师防治模式，是牙周炎社区健康管理的重要方式。

按照第四次全国口腔健康流行病学调查的标准对社区人员进行口腔健康检查。对一般人群要加强口腔卫生宣教工作，提高人们的口腔保健意识。为儿童、青少年、孕妇、老年人、糖尿病、心血管病、肿瘤、肥胖等高危人群建立健康档案，进行疾病危险性评估，监测其全身健康及口腔健康状况，积极预防牙龈炎，早发现、早治疗。对于牙周炎患者，要重视患者的情绪，消除患者的紧张情绪，积极面对治疗，建立战胜疾病的信心，还要监测危险因素的变化。

三、牙周炎的个人健康管理

（一）掌握正确的刷牙方法

刷牙是自我清除菌斑的主要手段，设计合理的牙刷和正确的刷牙方法能有效地清除菌斑，一般主张每天早晚各刷一次，也可午饭后增加一次，但与次数相比，更应强调刷牙的质量。

刷牙的方法很多，对于牙周炎患者清除菌斑的重点为龈沟附近和邻间隙，以龈沟刷牙法（亦称 Bass 法）较为适宜。

Bass 法的要点为：

（1）将牙刷头放于牙颈部，毛束与牙面呈 45°角，毛端向着根尖方向，轻轻加压，使毛束末端一部分进入龈沟，一部分在沟外并进入邻面。

（2）牙刷在原位作近、远中方向水平颤动 4~5 次，颤动时牙刷移动仅约为

1mm，这样可将龈缘附近及邻面的菌斑揉碎并从牙面除去。

（3）刷上、下颌前牙的舌面是，可将牙刷头竖起，以刷头的前部接触近龈缘处的牙面，作上下的颤动。

（4）依次移动牙刷到邻近的牙齿，重复同样的动作。

（二）牙刷和牙膏的选择

牙刷头部宜小些，要在口腔内便于转动，且能清洁各个部位的牙面，刷毛端应加工磨圆，以减少对牙龈和牙齿的刺激。毛束以 3~4 排为宜，牙刷柄应有足够的长度，以利握持，有的呈一定角度，使用时较为方便。刷毛分为软、中、硬三种规格，使用 Bass 法刷牙时，应选择软毛牙刷，以避免损伤牙龈。电动牙刷清洁力较大，效率高，但因视个人情况选择合适的电动牙刷。

牙膏可以增加刷牙的效果，牙膏中的摩擦剂和洁净剂可以加强牙刷的机械清洁作用。牙膏仅起到辅助作用，特别注意防止夸大效应和滥用的弊端。

（三）邻面清洁措施

一般刷牙只能清除颊舌面和咬合面的菌斑，占菌斑的 40%~60% 左右，牙周炎患者、牙列不齐或带有各种固定装置或矫治器等时，除刷牙外，还需要辅以牙线、间隙刷、牙签、冲牙器等，才能彻底清除菌斑。

（四）全身健康与口腔健康

患有高血压、高血脂、糖尿病等全身系统性疾病的患者，必须控制好血糖、血压和血脂后才能减缓或阻止牙周炎的发生发展。牙周炎患者还需要戒烟、控制体重。备孕或孕期的妇女要注意口腔卫生保健，最好在怀孕前进行洁治，防止激素变化引起牙周炎。

（施 磊）

参 考 文 献

[1] 中华口腔医学会牙周病专业委员会. 重度牙周炎诊断标准与特殊人群牙周病治疗原则的中国专家共识 [J]. 中华口腔医学杂志，2017，52（2）：67-71.

[2] 孟焕新. 中国牙周病防治指南 [M]. 北京：人民卫生出版社，2014.

[3] 林琼琼，陈露. 2 型糖尿病伴慢性牙周炎患者牙周炎症程度与血糖水平的关系 [J]. 中国医药科学，2020，10（7）：295-297.

[4] 王兴. 第四次全国口腔健康流行病学调查报告 [M]. 北京：人民卫生出版社，2018.

[5] 曾晓娟，高学军. 共同危险因素策略下的口腔疾病防控 [J]. 中华口腔医学杂志，2019，54（11）：721-726.

第24章

慢性粒细胞白血病

第一节　慢性粒细胞白血病基础知识

一、病例摘要

患者李某,男性,32岁,乏力3个月,加重1周。患者3个月来自觉乏力明显,近1周上述症状加重。否认其他既往史。查体:结膜苍白,周身皮肤无出血点。脾大平脐。辅助检查:血常规:WBC $526.24 \times 10^9/L$, Hb 86g/L, PLT $270 \times 10^9/L$。肝胆脾胰彩超:肝大(右斜径约154mm,门静脉主干内径10mm)脾大(厚径约64mm,长径约350mm到达脐水平)。骨髓穿刺术结果回报:骨髓增生极度活跃,中性粒细胞比例增高,以中性中、晚幼粒细胞及以下阶段为主,嗜酸、嗜碱性粒细胞比例增高,红系统受抑制,全片共50个巨核细胞。外周血:白细胞增多,中性幼稚粒49%,淋巴比例减低,可见成簇的血小板。诊断:符合慢性粒细胞性白血病。

二、概述

慢性髓性白血病(chronic myelogenous leukemia, CML)是一种主要涉及髓系的获得性造血干细胞恶性克隆性疾病,是骨髓造血干细胞克隆性增殖形成的恶性肿瘤。该病病程缓慢,脾脏多肿大,骨髓和血液中各期粒细胞都明显增多,尤以白细胞、中性中、晚幼粒及成熟粒细胞、嗜酸性粒细胞、嗜碱性粒细胞增多为著。在疾病早期,这些细胞尚具有分化的能力,且骨髓功能是正常的。本病常在数年内保持稳定,最后转变为恶性程度更高的疾病,大多以急性变而死亡。在受累的细胞系中,95%以上的患者具有Ph染色体,所有的CML都有BCR和(或)ABL1基因重排。根据骨髓中白血病细胞的数量和症状的严重程度,CML自然病程分为慢性期、加速期和急变期。

三、流行病学

慢性粒细胞白血病是一种是骨髓造血干细胞克隆性增殖形成的恶性肿瘤。

男性患者略高于女性患者，在各年龄组均可发病。随着年龄增加，CML发病率有逐步升高的趋势，婴儿和儿童较少见，60岁以上老年人有增多趋势。CML是一种相对少见的恶性肿瘤，大约占所有癌症的0.3%，占成人白血病的15%，全球年发病率为1.6/10万~2/10万，我国年发病率为（0.39~0.99）/10万。亚洲其他国家（如日本、印度等）慢性白血病中也以慢粒占多数，这一点和中国相似；但西方国家却以慢性淋巴细胞白血病多见于慢粒。该病起病缓慢，患者早期常无自觉症状。患者可因健康检查或因其他疾病就医时才发现血象异常或脾大而被确诊，95%的患者初诊时为慢性期，每年3%~4%慢性期进展为急变期。慢性期平均生存期3年，个别可长达10~20年，近几年由于采取有效治疗手段，可使急变期回到稳定期。一旦发生急变，第二次完全缓解率<30%，中数生存期2~6个月。多数患者中数生存期3~4年。

第二节　慢性粒细胞白血病诊断和治疗

一、病因及危险因素

CML致病的病因比较复杂，迄今仍未完全明了，是物理化学遗传等多因素性疾患。较为公认的因素是电离辐射，暴露于辐射的人群有较高的CML发病率。没有证据表明其他因素与CML的相关性。

二、发病机制

外界的放射线、化学污染或体内的易感基因使得骨髓造血干细胞内的第9号和第22号染色体在细胞分裂过程中发生错配易位，两条染色体交换了一部分的基因，形成了「费城染色体」。细胞遗传学慢粒患者有特异的细胞遗传学异常，即伴标记染色体ph已得到公认，有90%~95%的患者出现费城染色体。「费城染色体」上携带的BCR-ABL融合基因会转录合成具备酪氨酸激酶活性BCR-ABL融合蛋白，激活多条信号通路，诱发造血干细胞的异常增殖并最终导致慢性髓性白血病。

慢粒的克隆性质为GPD同工酶的研究所证实，目前主要已知GPD的基因密码子定位在X染色体上，在女性体细胞中两个GPD调节参加基因仅其中之一处于活动状态，作为GPD杂合子的女性体内应存在着二种细胞群体，即GPDA和B同工酶。研究指导发现携带有GPD同工酶的杂合子女性慢粒中其粒细胞单核细胞红细胞及淋巴细胞仅有一种A型或B型的GPD同工酶，更进一步地提示慢粒的病变起源于多能干细胞水平上细胞动力学。

三、病理生理

血细胞的成熟过程分为三个阶段：原始阶段、幼稚阶段和成熟阶段。只有成熟的细胞才能发挥它的正常功能。慢性粒细胞白血病患者全身粒细胞（包括已成熟的和幼稚阶段的粒细胞）总量有明显增加，这些白细胞在骨髓内聚集，抑制骨髓的正常造血；并且能够通过血液在全身扩散，导致患者出现贫血、容易出血、感染及器官浸润等。而这种数量的增加并非由于白血病细胞的迅速分裂和增殖，亦不是因成熟障碍所致是白血病细胞。而是通过增殖池以及血中的时间延长，以白血病化的干细胞池扩大、正常造血干细胞池缩小导致大量细胞的积聚脾脏因素。虽然脾脏在慢性粒细胞白血病发病机理中所起的作用虽尚未阐明，但许多实验和临床知名观察表明脾脏在白血病细胞移居增殖和急变中起重要推动作用。

四、临床表现

（一）症状

CML 起病缓慢，在早期一般没有特异性的症状，常常表现就是头晕、乏力、腹胀、体重减轻等，很容易被忽视。70% 的患者是在症状出现之后方去就诊并得以诊断。部分患者因在体检或其他原因检验血细胞计数时才发现血液异常而就诊进而确诊为慢性粒细胞白血病。该病早期多数没有明显体征或者症状，并可数年内保持稳定，但如果不及时治疗，通常在 3~5 年内可能进展至终末急性期而导致死亡。

慢性期患者以贫血和脾脏肿大相关的症状为主要临床表现。包括疲乏无力、消瘦、萎靡不适、食欲缺乏、早饱感、左上腹或腹部的疼痛不适等。疾病晚期约有 1/3 的患者表现不同程度的鼻出血、齿龈出血、皮肤瘀斑、消化道出血、视网膜出血等出血症状，疾病早期较少发生出血现象。部分患者存在痛风性关节炎及消化道溃疡等情况。少数患者出现血小板及白细胞显著增高导致血小板及白细胞在血管内"阻滞"或栓塞而诱发的栓塞及其相关症状，例如脾梗死引起的左上腹急性剧烈疼痛、阴茎异常勃起、视力模糊、呼吸窘迫等。在这些病例中，其白细胞计数常远远高于 $500 \times 10^9/L$。尽管 CML 慢性期患者白细胞显著升高，但患者出现气短、嗜睡、头晕等心肺血管白细胞淤滞的相关症状并不常见。

CML 疾病进展包括加速期和急变期，其临床表现是一个循序渐进、逐渐加剧的过程，难以绝对分开，并且约有 1/4 的患者不经加速期而直接进入急变期。多数急粒变，少数为急淋变或急单变，偶有食核细胞及红细胞等类型的急性变。

进展期患者出现发热、乏力、盗汗、消瘦等消耗性症状，伴有与白细胞不成比例的脾脏迅速肿大伴压痛，淋巴结突然肿大，贫血常进行性加重。急变期患者表现出急性白血病的相关症状，约 50% 的患者以发热为早期表现，其热型不规则，体温可在 37.5~38° 之间，亦可高达 39~40°，伴有畏寒，出汗等症状。发热的原因与成熟粒细胞减少、免疫功能低下引起的继发感染及白血病细胞的过度增生、浸润有关；口腔和皮肤多见口腔黏膜及皮肤浸润，如齿龈肿胀、增生或巨舌变等。皮肤浸润表现为淡紫色小丘疹，结节，斑块和溃疡。心脏的表现多见于心包的浸润，偶有心肌炎及心力衰竭。白血病细胞浸润致脑膜或脑实质出现相应的临床表现，如头痛、恶心、呕吐、视盘水肿、口眼歪斜、晕眩或大小便失禁等。严重者可出现昏迷，甚至死亡。临床上常出现单侧或双侧睾丸弥漫性肿大，质稍硬，有轻压痛。个别白血病患者有阴茎异常勃起，可能与海绵体内白血病栓子有关。眼眶、头颅以及乳房和其他软组织可出现无痛性肿块（绿色瘤）。此外白血病细胞还可浸润其他器官，如消化道、泌尿道、甲状腺、胰腺等，引起相应的临床症状。

（二）体征

脾脏肿大和面色苍白是最常见的临床体征。常以脾大为最显著体征，往往就医时已达脐或脐以下，质地坚实，平滑，无压痛。腹部触诊通常无触痛，如有脾周围炎可有触痛或摩擦感。胸骨压痛也是常见的体征。肝脏肿大患者少见，比例不超过 10%。慢性期患者淋巴结肿大、皮肤及其他组织浸润少见，淋巴结肿大以颈部、锁骨上窝及腋窝多见，但通常不大，只有少数患者直径在 1cm 以上。进展期患者出现淋巴结等组织器官浸润的相关体征。

五、辅助检查

1. 外周血细胞分析　白细胞数升高是本病的显著特征，通常在 25×10^9/L 以上，可达 100×10^9/L 以上，未治疗的患者白细胞进行性升高，白细胞数增加与脾脏肿大呈正相关性。分类中可见到各阶段原始及幼稚粒细胞，嗜酸性粒细胞、嗜碱性粒细胞比例/绝对值增加。血涂片中可以见到少量有核红细胞，尤其是合并骨髓纤维化的患者。网织红细胞正常或偏高，临床溶血罕见。红细胞早期可正常，疾病发展过程可出现血红蛋白下降，部分患者晚期出现贫血，贫血多为正细胞正色素性。血小板多数增高或正常，50% 的患者血小板在诊断时升高，部分可达 1000×10^9/L 以上，增高程度与白细胞水平无相关性。血小板形态正常，少数患者血小板可逐渐减少。CML 患者诊断时淋巴细胞总数升高，主要是 T 辅助和 T 抑制细胞数增加，脾脏的 T 淋巴细胞亦增加，B 淋巴细胞数无明显增加。

2. 骨髓细胞形态学 骨髓增生明显至极度活跃，造血细胞占骨髓细胞的 75%~90%，以粒系增生为主，粒细胞形态可异常，表现为核浆发育不平衡，颗粒多少不一，粒红比例明显增高，粒∶红常为 10~30∶1，甚至 50∶1（正常情况下粒细胞∶红细胞为 2~4∶1），其中中性中幼、晚幼及杆状核粒细胞明显增多，原始细胞 <10%。嗜酸性、嗜碱性粒细胞增多。红细胞相对减少。偶见 Gaucher 样细胞。巨核细胞正常或增多，晚期减少，巨核细胞数可增高也可正常，巨核细胞形成血小板良好，涂片中血小板不少，可成堆分布。进展期患者骨髓出现原始细胞比例显著增多。

骨髓活检：非必须检测项目。部分患者活检可见骨髓纤维化，以病程长并且未进行有效治疗的患者以及进展期患者多见。

3. 中性粒细胞碱性磷酸酶（NAP） 外周血或骨髓的中性粒细胞碱性磷酸酶（ALP）活性减低或呈阴性反应，约 90% 左右 CML 患者粒细胞缺乏此酶。NAP 减低与 Ph 染色体阳性无相关性。治疗有效时 NAP 活性可以恢复，疾病复发时又下降，病情进展到急变期或合并细菌性感染时可略升高。

4. 细胞遗传学 遗传学证据是确定 CML 诊断的必备条件。细胞遗传学检查发现 Ph 染色体或 BCR、ABL1 基因重排（bcr/abl1 融合基因）存在均可确定 CML 的诊断。常规细胞遗传学检查是最常用的检测手段。95% 以上的 CML 细胞中出现 Ph 染色体（小的 22 号染色体），显带分析为 t（9；22）（q34；q11）。9 号染色体长臂上 C-ABZ 原癌基因易位至 22 号染色体长臂的断裂点簇集区（BCR）形成 *BCR-ABL* 融合基因。其编码的蛋白主要为 P_{210}，具有酪氨酸激酶活性。Ph 染色体可见于粒、红、单核、巨核及淋巴细胞中。部分患者可检测到 Ph 染色体以外的核型异常。

5. 分子学 9 号染色体 ABL1 基因 3'端片段易位至 22 号染色体并与 BCR 基因 5'端片段融合形成 bcr/abl1 融合基因，转录为 8.5kb 的 RNA 转录本，翻译成 210kDa 并具有酪氨酸激酶活性的融合蛋白 p210 BCR/ABL。绝大多数 CML 患者融合蛋白为 p210 BCR-ABL，可同时表达 p190 BCR-ABL，少数患者单纯表达 p190 BCR-ABL 或 p230 BCR-ABL。bcr/abl1 具有三种长度的转录本，p210BCR-ABL、p190 BCR-ABL 和 p230 BCR-ABL。定量反转录－聚合酶链反应（RT-PCR）是检测融合基因的常见手段，可以检测出 10^{-6}~10^{-4} 水平的残留白血病细胞，不仅是确定诊断，也是治疗反应评价的重要手段。

6. 血液生化检查 血清及尿中尿酸浓度增高。血清 LDH 增高。合并肝肾损害时，可出现相关指标异常。血清维生素 B_{12} 浓度及维生素 B_{12} 结合力显著增高为本病特点之一，增高的幅度与白细胞增多程度成正比。

六、诊断

（一）诊断标准

凡有不明原因的持续性白细胞数增高，根据典型的血象、骨髓象改变，脾大，及典型的临床表现，合并 Ph 染色体和（或）BCR-ABL 融合基因阳性即可确定诊断。

（二）CML 的分期诊断

1. 慢性期 ①外周血或骨髓中原始细胞 <10%；②没有达到诊断加速期或急变期的标准。

2. 加速期 ①外周血或骨髓中原始细胞占 10%~19%；②外周血中嗜碱性粒细胞 ≥20%；③对治疗无反应或非治疗引起的持续血小板减少（<100×10^9^/L）或增高（>1000×10^9^/L）；④治疗过程中出现 Ph 染色体基础上的克隆演变；⑤进行性脾脏增大或 WBC 增高。

3. 急变期 ①外周血或骨髓中原始细胞 ≥20%；②骨髓活检原始细胞集聚；③髓外原始细胞浸润。

慢性期一般持续 1~4 年。患者有代谢亢进的症状，如疲乏无力、低热、多汗或盗汗、体重减轻、疲乏无力、萎靡不适等。患者常以脾大为最显著体征，40%~70% 患者在初诊时脾脏肿大，脾脏肿大程度不一，轻则肋下刚及，重则达脐部，甚至于盆腔，质地坚实，平滑，无压痛。脾肿大程度与患者病情、病程及白细胞数密切相关。由于脾大患者自觉有左上腹坠胀感、食欲缺乏、早饱感、左上腹或腹部的疼痛感。患者常常在就医时脾已达脐或脐以下。若脾区压痛明显，并伴有摩擦音，则发生脾梗死的可能性大。出现明显肝脏肿大的患者较为少见。部分患者可伴有胸骨中下段压痛，通常局限于胸骨体，因触痛而拒绝按压。早期患者一般无出血症状，约有 30% 患者于疾病后期表现不同程度的出血，如鼻出血、齿龈出血、皮肤瘀斑、消化道出血、视网膜出血等。女性可有月经过多。颅内出血少见。出血原因与血小板减低（少见）或血小板功能异常有关。眼底充血及出血常发生于白细胞显著增高的患者。当白细胞极度增高时，可发生白细胞淤滞症，如肺动脉淤滞导致的气短、脑血管淤滞引起的嗜睡、运动协调能力减低或丧失、头晕症状等。此类患者白细胞显著升高，部分大于 100×10^9^/L，但患者出现心肺血管白细胞淤滞相关症状并不常见。部分患者存在尿酸增高导致的痛风性关节炎，嗜碱性粒细胞增多导致组胺释放过多引起消化道溃疡。慢性期患者淋巴结肿大、皮肤及其他组织浸润少见，淋巴结肿大以颈部、锁骨上窝及腋窝多见。

进展期（包括 CML-AP 和 CML-BP）其临床表现是一个循序渐进、逐渐加剧的过程。AP 可维持几个月到数年，急变可发生在慢性期的任何阶段，有 20%~25% 的患者不经 AP 而直接进入 CP。进展期患者消耗性症状增加，部分患者常有发热、虚弱、进行性体重下降、骨骼疼痛，逐渐出现贫血和出血；部分出现头痛、骨关节疼痛，伴有与白细胞不成比例的脾脏迅速肿大伴压痛，淋巴结持续或进行性肿大；对原来治疗有效的药物包括酪氨酸激酶抑制剂（tyrosine kinase inhibitor, TKI）无效。BP 为 CML 的终末期，临床与 AL 类似。急变以急髓变多见，大约占 60%，急淋变大约占 30%，10% 的患者急变为急性巨核细胞白血病或未分化急性白血病。急性变预后极差，往往在数个月内死亡。患者除伴有上述症状外还可出现髓外浸润表现，如皮肤结节、睾丸浸润、阴茎异常勃起、眼眶浸润出现绿色瘤等，也可累及乳腺、胃肠道、泌尿道等，骨骼及中枢神经系统，但骨髓及外周血仍然显示出典型的慢性期状态。CML-BP 患者可出现严重感染、出血症状，危及生命。

七、鉴别诊断

1. 其他原因引起的脾大　CML 的脾肿大还应与肝硬化、血吸虫病、黑热病、霍奇金病、肝糖原累积病、脾功能亢进等引起的脾大相鉴别。CML 合并脾梗死引起的左上腹剧痛应与相关急腹症相鉴别。但各病均有各自原发病的临床特点，并且血象及骨髓象无 CML 的典型改变。Ph 染色体及 BCR-ABL 融合基因均阴性，鉴别并不困难。

2. 类白血病反应　粒细胞类白血病反应是机体应激而发生的类似于白血病的血象变化。常并发于严重感染、恶性肿瘤、中毒、大出血、急性溶血、休克和外伤等基础疾病，并有相应原发病的临床表现。类白血病反应者粒细胞胞质中常有中毒颗粒和空泡，缺乏白血病细胞异型性、核浆发育不平衡等特征。嗜酸性粒细胞和嗜碱性粒细胞不增多。白细胞增多型类白血病反应白细胞可超过 $50 \times 10^9/L$。一般在 $100 \times 10^9/L$ 以内，超过 $200 \times 10^9/L$ 罕见。NAP 反应强阳性。Ph 染色体及 BCR-ABL 融合基因阴性。无胸骨压痛，脾不大或轻度肿大。血小板和血红蛋白大多正常。原发病控制后，白细胞恢复正常。

3. 骨髓纤维化　原发性骨髓纤维化脾大显著，血象中白细胞增多，并出现幼粒细胞等，易与 CML 混淆。原发性骨髓纤维化时患者多有贫血，脾多肿大，且肿大程度与白细胞数不成比例，即脾肿大显著而白细胞仅轻度增多，或因脾功能亢进白细胞反而减少，骨髓纤维化外周血白细胞数一般比 CML 少，多不超过 $30 \times 10^9/L$。NAP 阳性。此外幼红细胞持续出现于外周血中，成熟红细胞形态显著异常，有泪滴样改变或月牙形及盔甲形等。其中以泪滴状红细胞易见。Ph

染色体及 BCR-ABL 融合基因阴性。患者可存在 JAK2V617F、CALR、MPL 基因突变，约 50% 患者检测到 JAK2V617F 突变。多次多部位骨髓穿刺干抽。骨髓活检有确诊价值。骨髓活检网状纤维染色阳性。

4. 真性红细胞增多症 真性红细胞增多症以红细胞增多为突出表现，伴有红细胞增多所致高粘血症，并多有脾肿大等临床表现；白细胞轻度增多，但一般不超过 $50×10^9$/L；血小板也有轻度增加，红细胞容量明显超过正常值。N-ALP 高，Ph 染色体或 bcr/abl 融合基因为阴性，95% 患者检测到 JAK2V617F 突变。

5. 原发性血小板增多症 原发性血小板增多症以血小板增多为主（＞$450×10^9$/L）同时伴有血小板功能异常。白细胞轻度增多，多在 $50×10^9$/L 以下；嗜酸性粒细胞、嗜碱性粒细胞不增多。脾脏轻度肿大，中性粒细胞碱性磷酸酶增高，无 Ph 染色体或 bcr/abl 融合基因，约 50% 患者检测到 JAK2V617F 突变。

6. 其他慢性白血病 CML 还应与慢性中性粒细胞白血病（CNL）、慢性嗜酸性粒细胞白血病、嗜碱性粒细胞白血病、慢性粒单核细胞白血病（CMmL）、不典型 CML 相鉴别。主要以有无 Ph 染色体或 BCR-ABL 融合基因、是否会发生急性变及中性粒细胞碱性磷酸酶水平的改变为鉴别点。

八、并发症

慢性粒细胞白血病的并发症主要为出血、脾梗死、呼吸窘迫综合征、全身衰竭等。

九、治疗

慢性粒细胞白血病治疗依赖于疾病的分期、年龄和健康状况等。CML 治疗经历了放疗、化疗、免疫治疗、骨髓移植、分子靶向治疗等一系列治疗措施，疗效逐渐提高。放疗、化疗以改善症状为主，无法改变 CML 自然病程。CML 治疗的主要目标是达到细胞遗传学甚至分子生物学反应、预防疾病进展、延长生存期、提高生活质量和治愈疾病。

（一）慢性期患者的治疗

慢性期治疗的目的是控制疾病进展和维持血细胞在正常范围，可以使用羟基尿、干扰素或格列卫等。某些年轻患者可以考虑干细胞移植以获得治愈的机会。

1. 酪氨酸激酶抑制剂（TKI）治疗 伊马替尼 400mg，每日 1 次；尼洛替尼 300mg，每日 2 次；氟马替尼 600mg，每日 1 次，达沙替尼 100mg，每日 1 次。在开始 TKI 治疗后的第 3 个月，6 个月，12 个月，18 个月进行疗效监测，对判定为治疗失败的患者需进行 ABL 激酶区基因突变检查，并根据突变形式以及患者对药物的反应更换 TKI 或考虑造血干细胞移植。治疗期间应定期监测血液学、细胞遗传学及分子生物学反应，随时调整治疗方案。服药的依从性以及严密监测对于获得最佳疗效非常关键。TKI 治疗期间可发生白细胞、血小板减少和贫血的血液学毒性以及水肿、头痛、皮疹、胆红素升高等非血液学毒性。

2. 白细胞瘀滞症紧急处理　当循环血液中白细胞数 $>100\times10^9$/L，患者可产生白细胞淤滞症（leukostasis），表现为呼吸困难、低氧血症、反应迟钝、言语不清、颅内出血等。此时需紧急处理高白细胞血症。病理学显示白血病血栓栓塞与出血并存，高白细胞不仅会增加患者早期死亡率，也增加髓外白血病的发病率和复发率。可使用羟基脲，有条件行血细胞分离术。同时水化碱化尿液，预防白血病细胞溶解诱发的高尿酸血症、酸中毒、电解质紊乱、凝血异常等并发症的出现。

3. 化学治疗　①羟基脲（常用剂量为 3g/d，分 2 次口服，待白细胞减至 20×10^9/L 左右时，剂量减半。降至 10×10^9/L 时，改为小剂量（0.5~1g/d）维持治疗。根据血象调整药物剂量）；②白消安（根据血象调整药物剂量）；③其他化疗（可选择高三尖杉酯碱、阿糖胞苷等）。

4. α- 干扰素　结合中国的实际情况，以下患者可考虑干扰素为基础的方案：① TKI 耐药、不耐受且不适合造血干细胞移植的 CML 慢性期患者；②各种原因暂时无法应用 TKI 治疗或无法坚持长期使用 TKI 的慢性期患者。常用剂量 300 万 ~500 万 U/（m-d），皮下或肌内注射，每周 3 ~7 次，坚持使用，推荐和小剂量阿糖胞苷（cytarabine, Ara-C）合用，Ara-C 常用剂量 10~20mg/（m^2-d），每个月连用 10 天。有效者 10 年生存率可达 70%，约 50% 的有效者可以获得长期生存。

5. 异基因造血干细胞移植　造血干细胞移植应在慢性粒细胞白血病慢性期待血象及体征控制后进行。在 TKI 治疗时代，allo-HSCT 作为二线 TKI 治疗失败后的三线的治疗选择，应当严格掌握适应证。

（二）进展期患者的治疗

发展为加速及急变期患者的治疗较困难或者无法治疗，慢粒一旦急变，化疗反应极差，完全缓解率低，生存期短，病死率高，为了尽量延长生存期，稳定期治疗显得重要。故控制疾病进展和维持白细胞在正常范围是我们需要采取的治疗措施。

CML 进入进展期之后，需要评估患者的细胞遗传学、分子学 BCR-ABL 水平以及 BCR-ABL 激酶区的突变。参照患者既往治疗史、基础疾病以及 BCR-ABL 激酶突变情况选择适合的 TKI。AP 患者，如果既往未使用过 TKI 治疗，可以采用加量的一代或者二代 TKI（甲磺酸伊马替尼 600~800mg/d 或尼洛替尼

800mg/d 或达沙替尼 140mg/d），病情恢复至慢性期者，可继续 TKI 治疗，如果患者有合适的造血干细胞供者来源，可考虑行 allo-HSCT。存在 T315I 突变或二代 TKI 不敏感突变的患者应尽早行 allo-HSCT。BC 患者，明确急变类型后，可以在加量的 TKI 基础上，加以联合化疗方案使患者回到 CP 后，立即行 allo-HSCT 治疗。移植后需辅以 TKI 治疗以减少复发，并可以行预防性供体淋巴细胞输注以增加移植物抗白血病效应。移植后复发可以用供体淋巴细胞输注联合或不联合 TKI 治疗以求再缓解。进展期患者有条件者均可进行新药临床试验的单位可行新药试验。

TKI 治疗过程中急变者：需进行骨髓形态学检查、流式细胞术检查、细胞遗传学检查及细胞化学检查，如过氧化物酶，TdT 等评估骨髓情况。确定为急淋变或急髓变后，分别采用不同的方案进行联合化疗。缓解后即行 allo—HSCT 或新药试验治疗。

（三）并发症及不良反应的观察

造血系统不良反应主要表现为中性粒细胞减少、血小板计数减少。血小板计数 $<20\times10^9$/L，均有出血倾向。如鼻衄，牙龈出血，皮肤紫癜等，需给予输注血小板及升血小板治疗。非造血系统不良反应主要表现为：发热、乏力、食欲不振、恶心、呕吐等消化道反应。

因此，在治疗过程中，观察患者是否出现感染与药物不良反应，定期行肝、肾功能及心肌酶、心电图检查。

十、预后

TKI 出现前，CML CP 患者中位生存期为 39~47 个月，3~5 年内进入 BC 终末期，少数患者 CP 可延续 10~20 年。影响 CML 预后的因素包括：患者初诊时的风险评估；疾病治疗的方式；病情的演变。干扰素治疗的 OS 较化疗有所提高，对干扰素的反应对预后有预示作用。TKI 应用以来，生存期显著延长。CML 治疗应着重于慢性期早期，避免疾病转化，力争细胞遗传学和分子生物学水平的缓解，一旦进入加速期或急变期（统称进展期）则预后不良。

第三节　慢性粒细胞白血病健康管理

近年来，随着分子靶向治疗药物酪氨酸酶抑制（TKIs）的面世，越来越多的 CML 患者能达到长期无病生存。但大多数 CML 患者需要终身服药。因此，患者的自我管理行为对其疗效有重要影响，良好的自我管理行为可帮助有效控制疾病，自我管理行为与疾病的控制直接相关。患者健康教育是向患者传授知识，培养健康行为，以使患者达到最佳健康状态的一种有计划、有目的的教育活动。对自身疾病有正确认识的患者，能主动寻求健康行为，配合治疗，护理与保健。

一、心理管理

慢性粒细胞白血病患者病程长，常常会产生焦虑恐惧心理。选择合理切入点进行心理疏导，锻炼患者在面对逆境、创伤、悲剧、威胁或其他重大压力时的良好适应过程。通过热情的态度、温情的照顾、专业的操作和健康指导，依据个性特点和阶段性心理变化，采用共情、支持、倾听等方法进行沟通，消除负面情绪，达到平衡。患者出院前的健康评估、病例查阅、与责任医师的沟通能够深入了解患者的健康问题，从而开展有针对性的健康指导，尤其关注患者服药依从性和用药后疗效监测的指导。病情好转，及时反馈，增强战胜疾病的信心，密切随访和疾病监测，及时发现患者现存和潜在的健康问题，并及时予以干预，因此使患者躯体健康状况有所改善。强调在整个治疗过程中有舒适、温暖的感受，使患者能够获取足够的安全感、满足感，从而改进患心理健康状况。

二、运动管理

随着 CML 患者随着症状的改善，适当的体育锻炼可以促进机体功能恢复，提高机体免疫力，还可以促使患者形成乐观积极的态度，在今后的健康教育中，应继续强调躯体活动管理的重要性。

三、饮食管理

养成良好的饮食习惯，及时调整饮食结构，进食富含高蛋白，高维生素，高热量的清淡食物，有利于疾病的改善与恢复。对于普通人来说，适量饮酒可以预防血栓、降低冠心病的发生概率。慢性粒细胞白血病患者饮酒不但不利于病情的改善，还会对影响药物发挥药效，对治疗进程造成影响。就目前临床研究表明，没有明确的研究证明保健品对慢粒疾病有利，也不明确排除保健品影响所服药物的正常功效，或会增加药物不良反应的可能性，因此不可私自服用保健品。

四、生活指导及复查

长期规范服药和定期门诊复查是患者获得长期生存的重要因素，任何的随意减量停药、少服、漏服药物和不按时门诊复查都可能直接导致疾病进入加速期。保持良好的生活方式,生活要有规律,保证充足的休息,预防便秘,保持乐观情绪。指导患者注意个人卫生,少去人多拥挤的地方,外出戴口罩保护自己,经常检查口腔,咽部有无感染,学会自测体温,预防和避免各种创伤,定期回医院复查和巩固治疗。

医护人员通过科学的健康教育管理,提高患者的生活质量,努力使有限的医疗资源获得最大的健康效益,加强健康教育与健康促进,培养健康的生活方式,不断提高血液病患者健康水平,这才是开展健康教育管理的最终目的及意义。

(廉 欣)

参 考 文 献

[1] 张之南,沈悌.血液病诊断及疗效标准 [M].北京:科学出版社,2007:135.

[2] 马军,罗建民,闻艳,等. 国产甲磺酸伊马替尼治疗初诊慢性髓系白血病慢性期的临床研究 [J]. 临床血液学杂志,2018,31(11):841-845.

[3] 裴卫竑.慢性粒细胞白血病治疗进展 [J]. 世界最新医学信息文摘,2015,15(19):11-12.

[4] 王兴丽,杨文华,史哲新,等.慢性粒细胞白血病分子靶向治疗研究进展 [J].浙江中西医结合杂志,2012,22(3):241-242.

[5] 李菲,张晓洁,张荣艳,等.伊马替尼一线治疗慢性粒细胞白血病慢性期患者——单中心十年回顾性分析 [J].中国肿瘤临床,2016,43(10):432-437.

[6] 黄林,石庆之.老年慢性粒细胞白血病慢性期患者酪氨酸激酶抑制剂治疗进展 [J].中国老年学杂志,2016,36(17):4382-4384.